JN091534

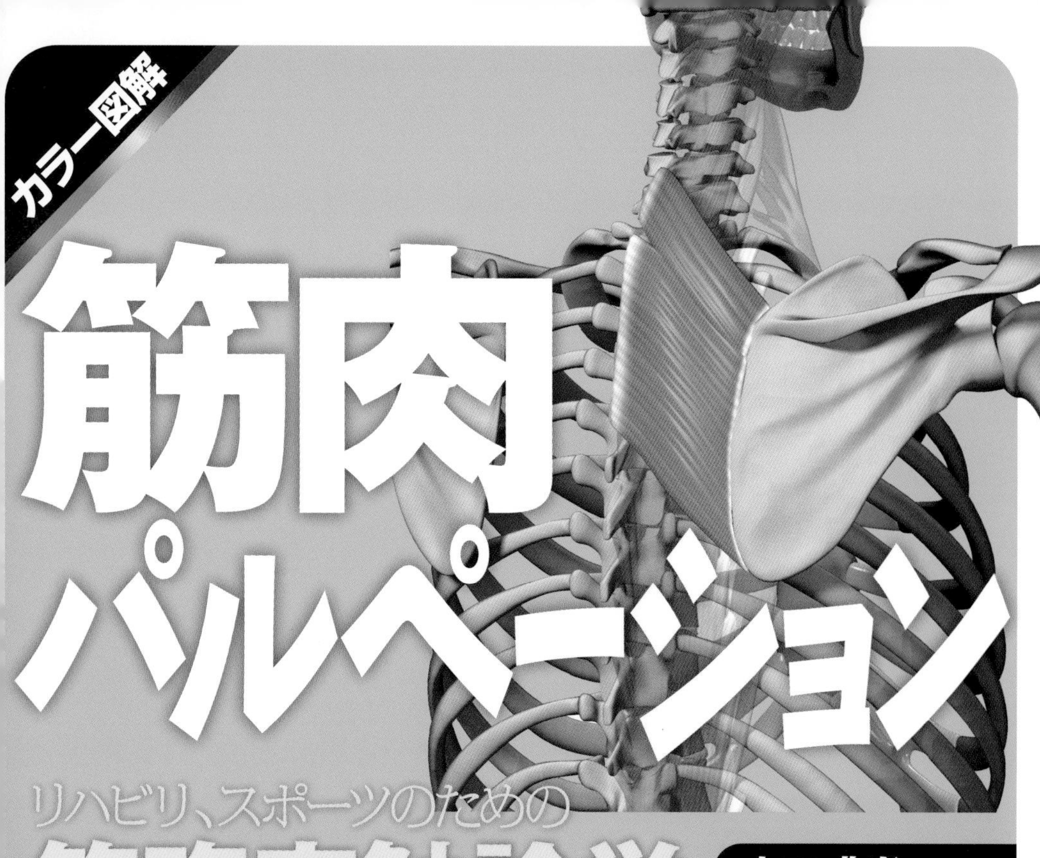

カラー図解

筋肉パルペーション

リハビリ、スポーツのための

筋臨床触診学

山口 典孝 著
中塘二三生 監修

CGイラスト 佐藤眞一

秀和システム

はじめに

理学療法士、作業療法士、柔道整復師、鍼灸師などのコ・メディカルやスポーツトレーナーなどは、対象となる筋骨格系を充分に理解した上で観察・評価・治療を行うべきである。対象となる組織は多種にわたるが、筋力トレーニング、関節可動域訓練、ストレッチングおよびマッサージは、刺激を入力する対象が筋肉であることが多い。したがって、筋肉に対する緻密で幅広い解剖学的・体表解剖学的知識と、それに基づく精度の高い触察能力が必要となる。

一方、約四世紀半前に解剖書が出版されて以来、多くの解剖書が出版され、人の身体を詳細かつ立体的に表現しようと尽力されてきた。しかし個々の筋を体表から触察する方法を詳細に記載したものは近年においても多くない。

そこで本書は、臨床で必要な筋の形状や走行、起始停止などについてコンピューターグラフィックスを使って表現するとともに、できるだけ多くの人が簡単に個々の筋を触診できるようその方法を紹介した。そのためにイラストと写真を多用し、触診している写真の上に筋の透視図を加えた。ただし、それらは正確な解剖図ではなく、いわゆるイメージ図だと捉えて頂けると幸いである。

本書がこれから体表解剖学や触察を学ぶ学生はもとより、卒業し臨床現場に携わるフレッシュな医療関係者の方々にとって、骨格筋の理解を深めるためのお役に立てれば幸いである。

最後に、本書の出版につながる機会を与えて頂いた秀和システム編集部の方々、そして写真のモデルとなって頂いた日本クラス別60キログラム級ボディビルチャンピオンの豊島悟氏に改めて感謝いたします。

2020年11月　山口典孝

Contents 目次

Chapter 2 肘の痛みに関与する筋

Chapter 3 手関節、手指の痛みに関与する筋

Chapter 4 股関節周辺の痛みに関与する筋

Chapter 5 膝関節周辺の痛みに関与する筋

Chapter 6 足関節および足部の痛みに関与する筋

Chapter 7 腹部周辺の痛みに関与する筋

Chapter 8 頚部、肩上部、胸背部領域の痛みに関与する筋

顎関節周辺、前頚部、喉領域の痛みに関与する筋

資料 筋の起始・停止・支配神経

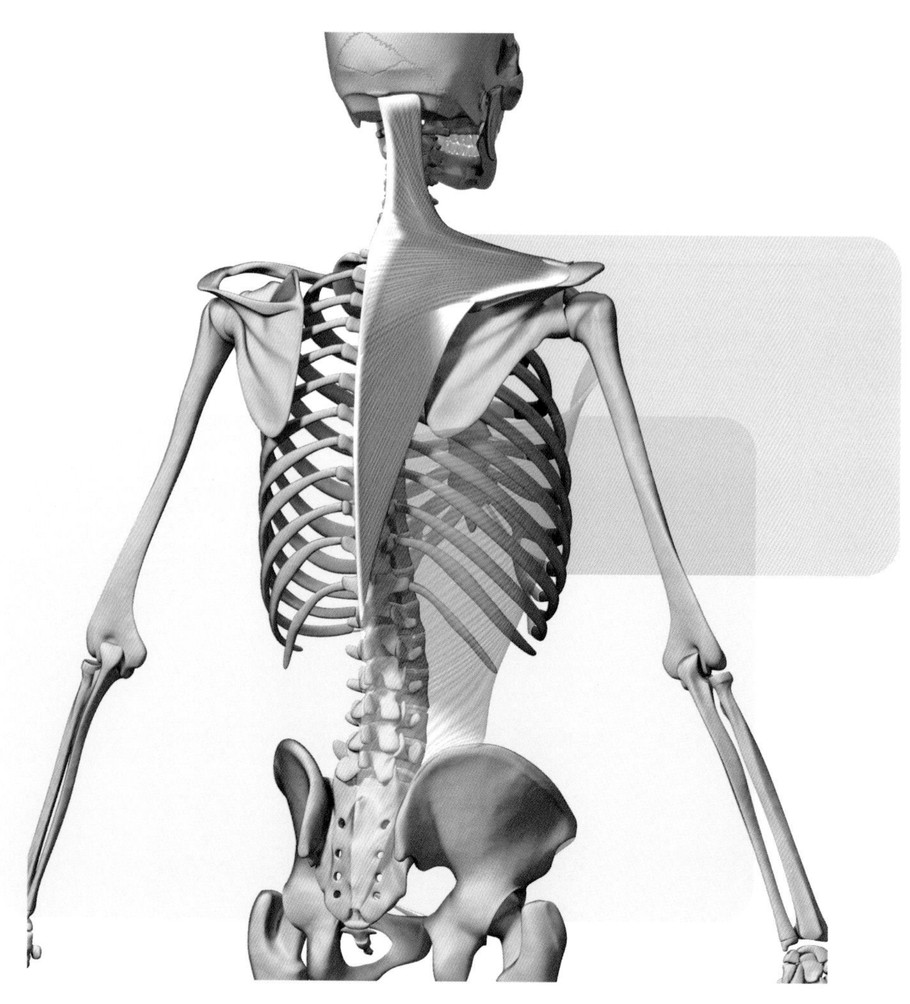

序章

触診とは・触診と観察の手順

解剖学的基本姿勢

解剖学的基本姿勢とは、顔は正面に向け、下肢はわずかに開いて直立し、上肢は下垂させ（下に向かって垂れ下げる）、手指を伸ばして手掌（しゅしょう）（手のひら）を前方に向けた状態をいう。

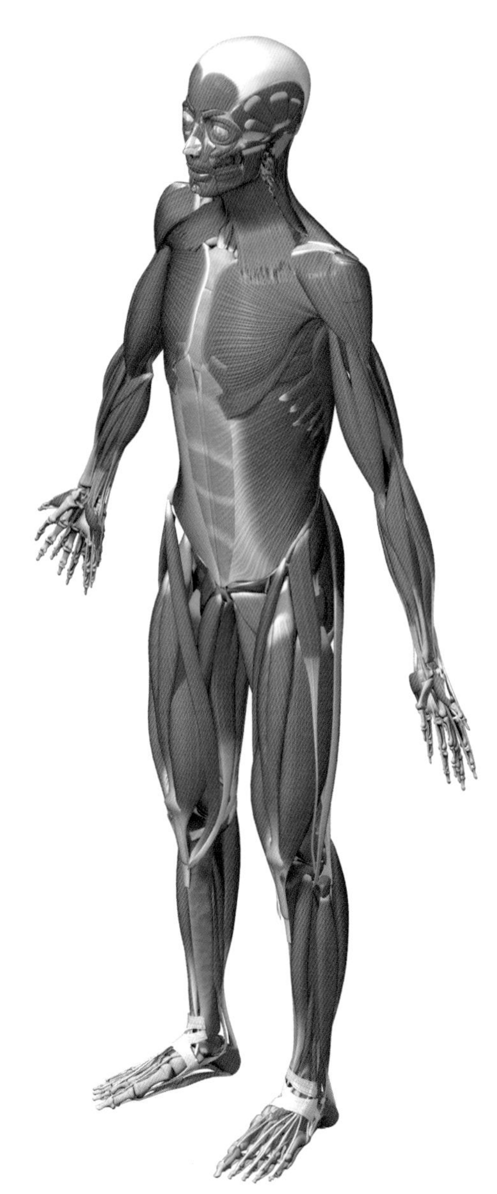

体表解剖学図

筋肉の解剖学的な解説の前にCGモデルで体表をありのままに再現し、見てすぐにそれぞれの筋肉のおおよその位置が分かるように、身体の表裏を掲載した。体表の大きな筋肉を中心に紹介する。

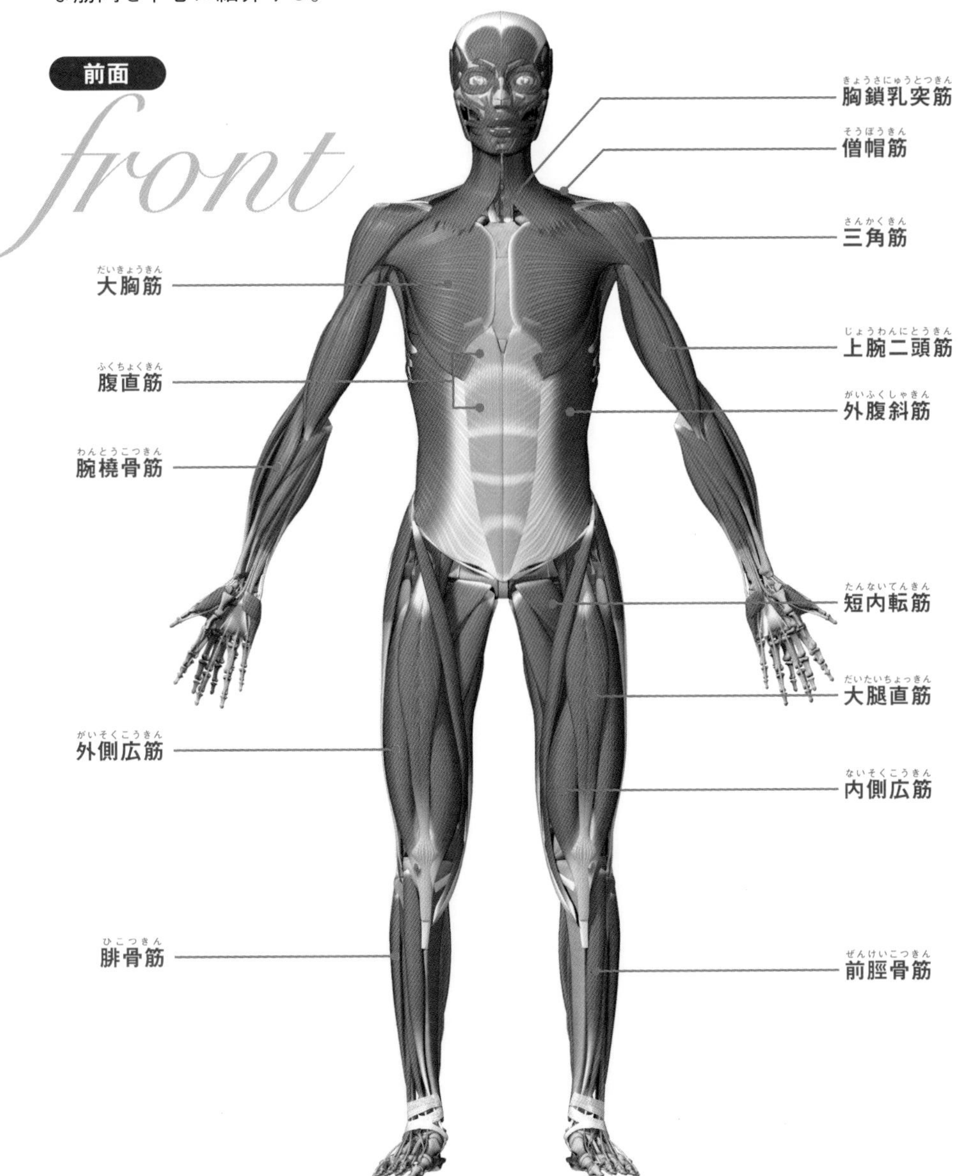

後面

back

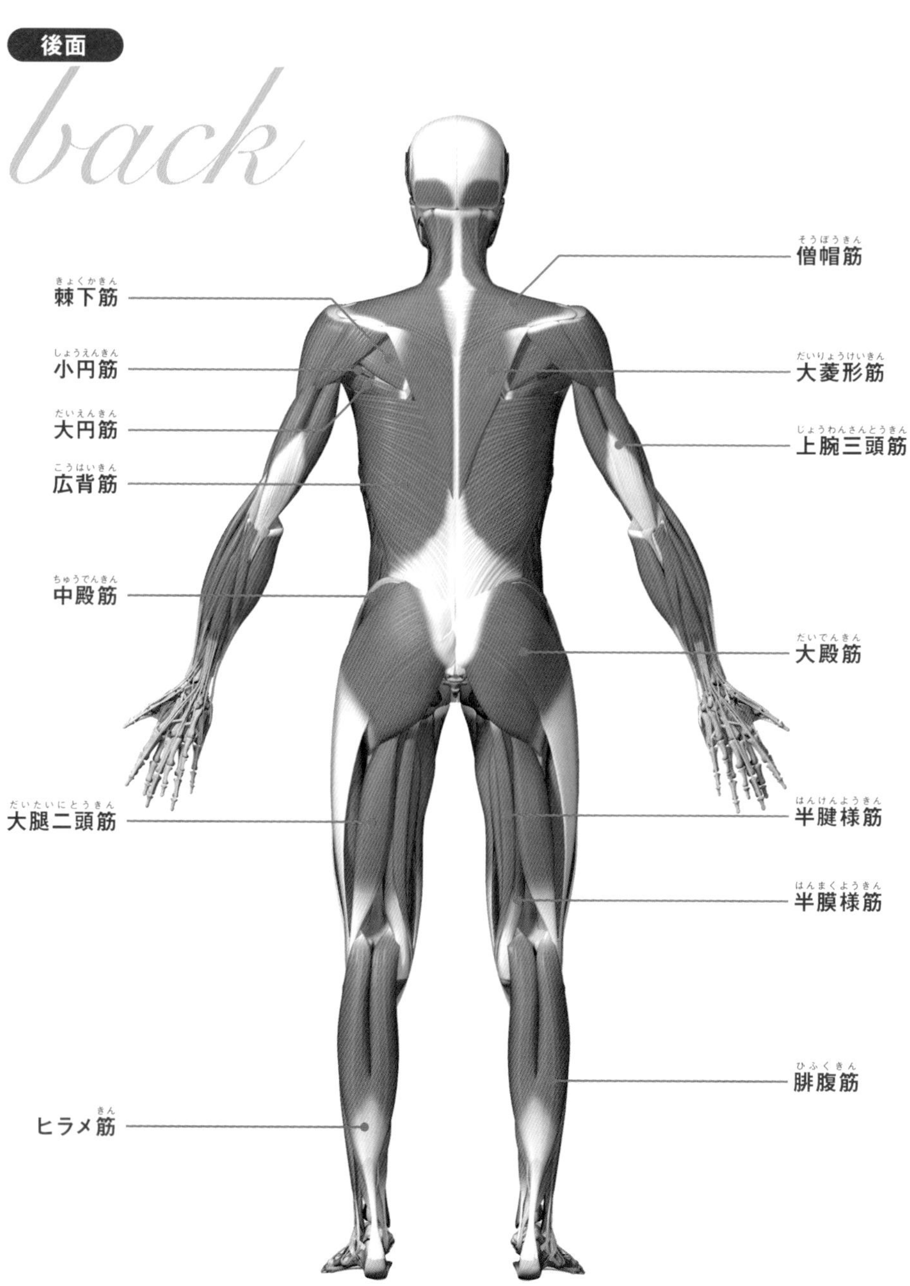
棘下筋
小円筋
大円筋
広背筋
中殿筋
大腿二頭筋
ヒラメ筋
僧帽筋
大菱形筋
上腕三頭筋
大殿筋
半腱様筋
半膜様筋
腓腹筋

筋肉の名称と機能

骨格筋の各部の起始・停止

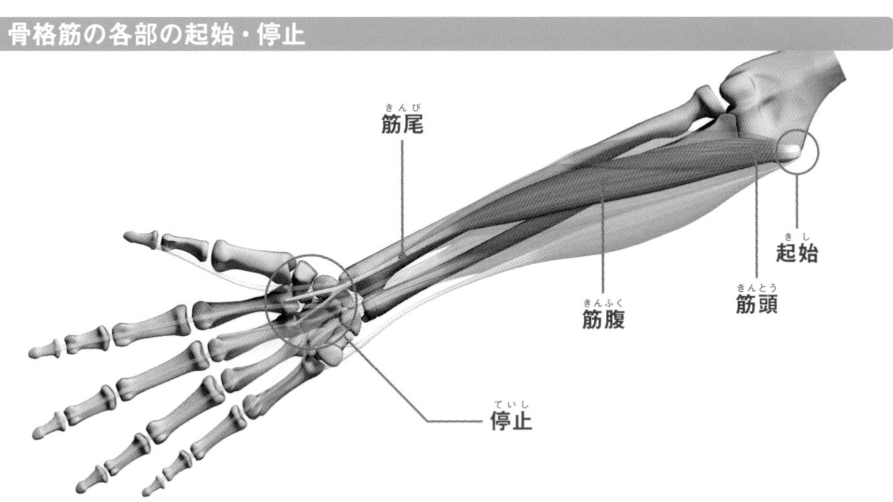

骨格筋の構造

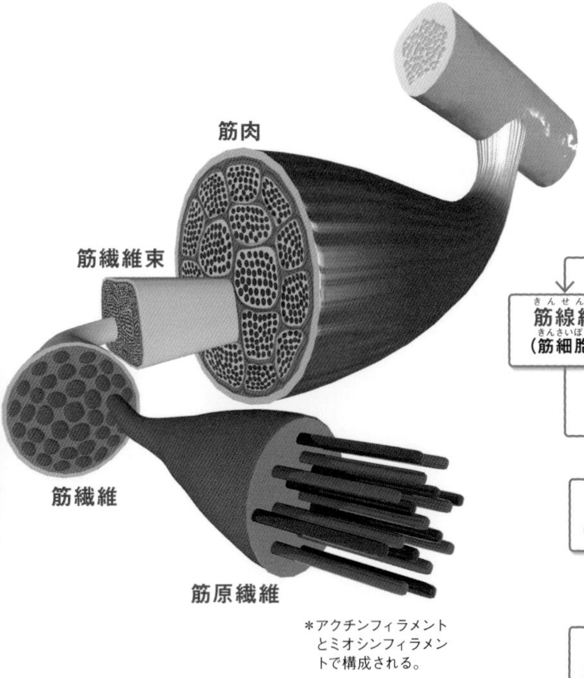

筋肉

筋繊維束

筋繊維

筋原繊維

＊アクチンフィラメントとミオシンフィラメントで構成される。

骨格筋の微細構造

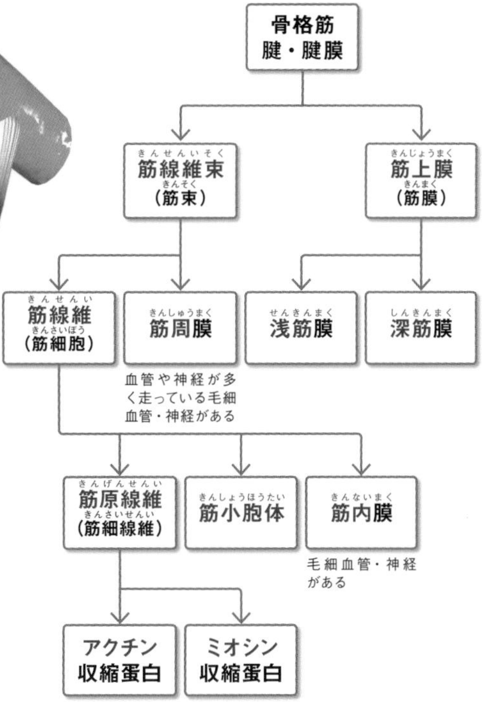

骨格筋
腱・腱膜

- **筋線維束（筋束）**
  - **筋線維（筋細胞）**
    - **筋原線維（筋細線維）**
      - **アクチン収縮蛋白**
      - **ミオシン収縮蛋白**
    - **筋小胞体**
    - **筋内膜**
      毛細血管・神経がある
  - **筋周膜**
    血管や神経が多く走っている毛細血管・神経がある
- **筋上膜（筋膜）**
  - **浅筋膜**
  - **深筋膜**

運動を表す面と軸

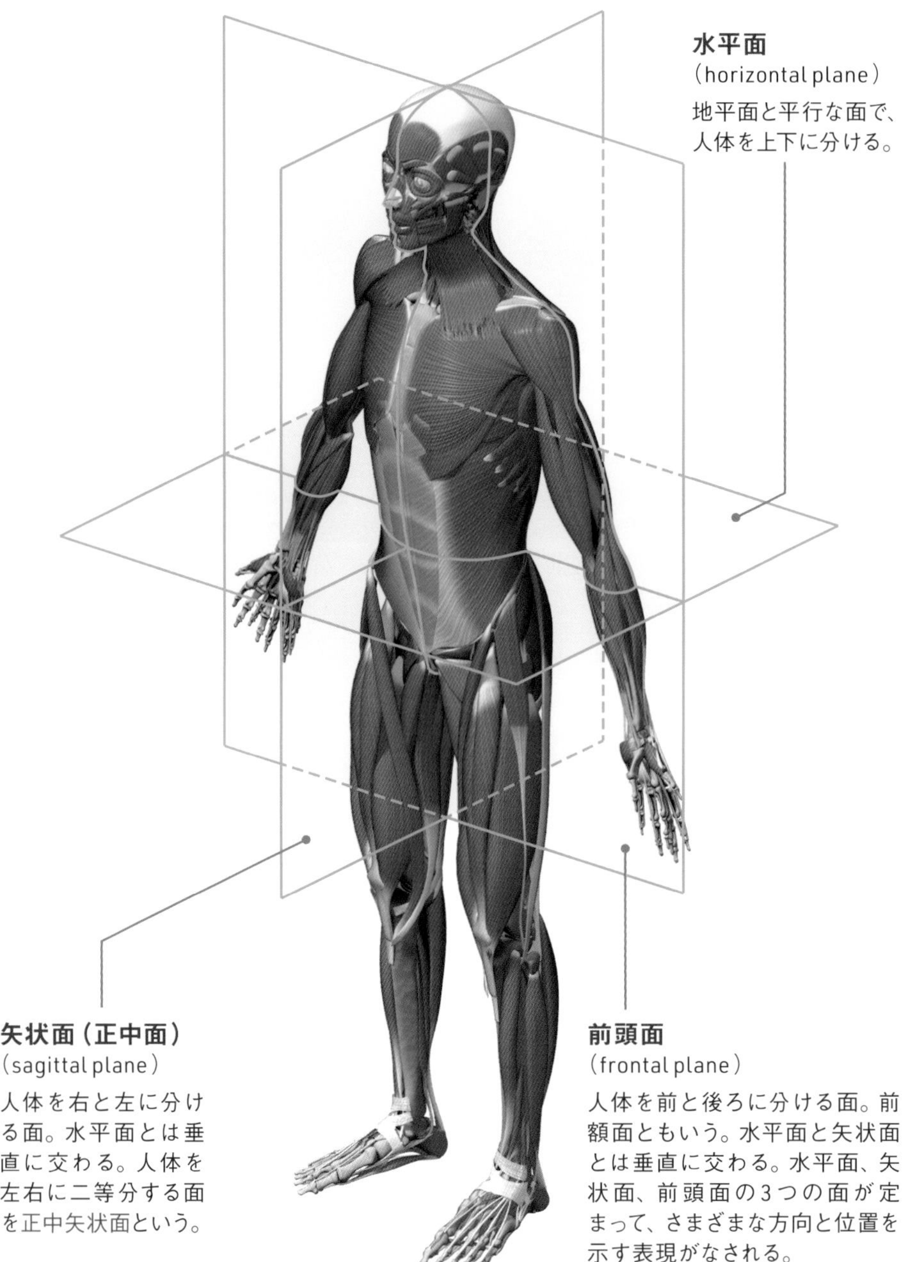

水平面
(horizontal plane)
地平面と平行な面で、
人体を上下に分ける。

矢状面(正中面)
(sagittal plane)
人体を右と左に分ける面。水平面とは垂直に交わる。人体を左右に二等分する面を正中矢状面という。

前頭面
(frontal plane)
人体を前と後ろに分ける面。前額面ともいう。水平面と矢状面とは垂直に交わる。水平面、矢状面、前頭面の3つの面が定まって、さまざまな方向と位置を示す表現がなされる。

体位の種類

体位には、背臥位、腹臥位、長座位などがある。また、上肢、下肢の位置によりさまざまな名称がある。

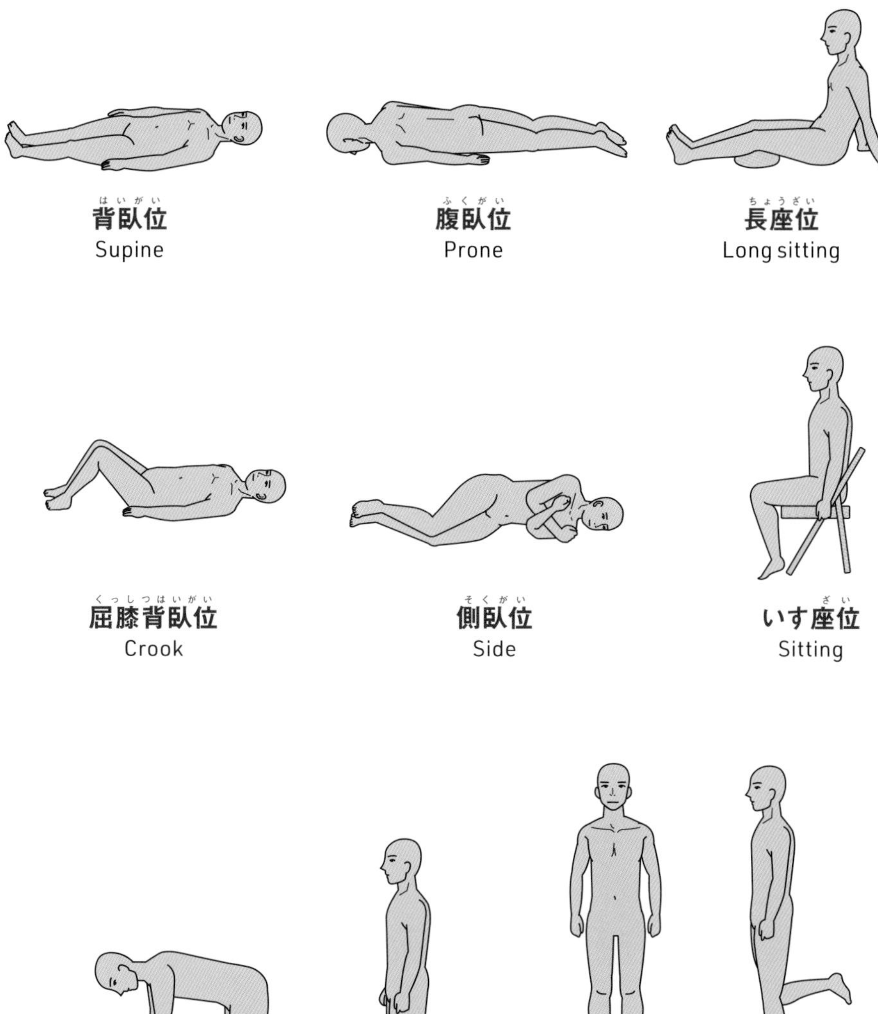

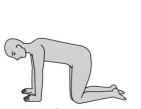

四つ這い位
Prone kneeing

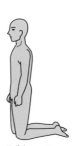

膝立ち位
Kneeing

立位
Standing

片膝立位
One leg standing

筋と骨格の触診術の基本

触診とはどのようなことか？

医療職、特にリハビリテーションに携わる理学療法士や作業療法士、柔道整復師、鍼灸師やスポーツトレーナーなど身体にかかわる従事者にとって、人体の構造と機能を理解することは大切である。そのために身体の状態を観察し、直接触って身体各部の状態を知ることを触診（palpation：パルペーション）という。触診の対象となる組織には骨、関節・関節周囲の組織、筋・筋膜、神経、血管などが挙げられる。

筋肉の触診は、評価・治療において欠かせないものといえる。また臨床能力が優れている方ほど触診能力が優れていることはいうまでもない。

観察の手順

最初に全体の形態や皮膚の状態を観察する。そして体表面の観察は患者様の訴えに応じて局所的に行う。もちろん訴えがない場合も、患者の表情や顔色を観察すること、検温時に患者の手や腕の皮膚を見たり（視診）することも、局所的な体表面の観察となる。そして骨指標を観察して位置を確認し、筋・神経・血管の走行に配慮して触診に移行する。

触診を学ぶには実際に触れて確認すること

触診を身につけるためには、次の1～4の過程を繰り返すことが必要である。

1. 解剖学的なイメージを持つ
2. 実際に触ってみる
3. 確認して修正する
4. 1～3を繰り返し練習する

観察と触診のポイント

①全体の観察

触診の前に全体の形態や動き、皮膚や組織の状態、左右差を観察する。

②骨指標の触診

表層から触れることのできる骨を確認し構造を理解する。

③関節の触診

関節を構成する骨に触れ、その間隙の位置を確認する。また直接触れられない場合も、動かした時の骨の動きによりその位置を確認する。

④筋の触診

その筋肉の起始と停止を考えて骨指標に触れ、そこから筋線維の走行にそって軽く直角に圧迫しながら確認する。

⑤筋束の触診

筋を圧迫している指を軟部組織の深部で筋の走行に対して直角に軽く滑らすように動かすと筋線維の束（筋束）の緊張に触れることができる。

⑥筋膜

皮下組織の深部で筋膜の表層に緊張した膜状の組織に触れられる。

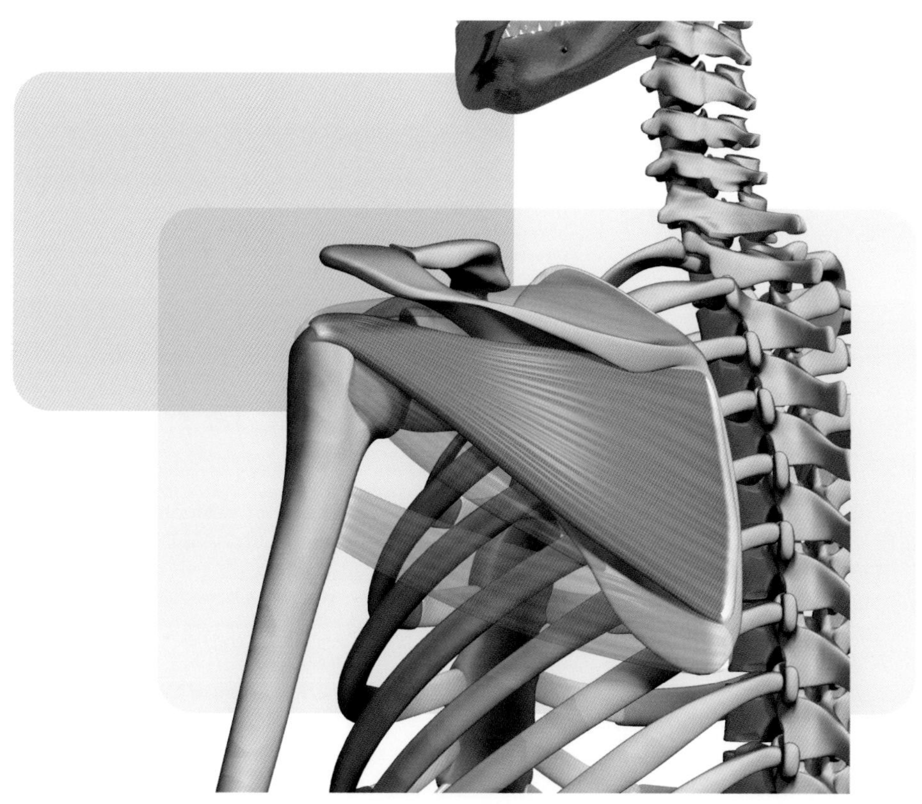

筋硬結が発現する様々な症候（筋性疼痛症候）

筋骨格系疼痛症候の中で筋に由来するものは“筋性疼痛症候”と呼ばれている。現在、筋に起因する筋痛症（muscle pain syndrome）の疾病分類については、文献上Travellらのいう筋・筋膜性疼痛症（Myofascial Pain）と、Yunusらの線維筋痛症（Fibromyalgia）の二つに大別される。そして、これらに基づき発現する症候は、筋骨格系疼痛だけではなく、運動や感覚障害、内科的な症状など様々な臨床症状を現すことが徒手療法施行による臨床的観察から確認されている。以下に代表的な症候を示す。

1. 疼痛（運動痛、自発痛）
2. 関節可動域制限（有痛性、無痛性）
3. 筋力低下
4. 固有感覚障害（平衡障害、めまい、運動協調障害など）
5. 呼吸機能異常
6. 内蔵機能異常（胃腸、心藏など）
7. 関連領域の血管収縮及び免疫機能低下（皮膚感染、鼻炎、口内炎など）
8. その他諸々の自律神経機能異常（発汗異常、手足の冷えなど）
9. 睡眠障害
10. 精神的抑うつ状態（短気や気力の減退など）

Travell & Simons（1942 ～ 1999）, Yunus（1981）他

Column 関節リラクゼーション療法とは？

関節リラクゼーション療法とは、必要最小限度の刺激にとどめながら、拘縮を起こしている関節を無理なく自然に開くためのテクニックである。関節の動きが制限されている原因、すなわち関節周囲の筋肉の萎縮を改善することで、結果として関節拘縮の改善を図る。

関節リラクゼーションを継続することで筋肉に弾力が生じ、関節部に今までなかった遊びが生じる。この遊びを利用して関節を動かすことで、関節を構成しているすべての組織を動かすことができるようになる可能性がある。

関節リラクゼーションにおいては、関節を他動的に動かすことによりその周囲の筋肉は収縮・弛緩・収縮を繰り返すことになり、その結果、血行促進が図られることとなる。関節に遊びができれば関節可動域は無理なく広がり、筋肉はより血行促進が図られることとなり、筋力が増すと考えられる。

筋の中に触知される硬い部位の様々な名称

1. Froriep（1843）が提唱　：筋仮骨（Muscle callus）
2. Schade（1919）が提唱　：筋膠症（Muscle gelling）
3. F.Lange（1925）が提唱：筋硬結（Muscle hardening）
　：筋硬結（Muscular indurations）
4. M.Lange（1931）が提唱：筋硬結（Muscular indurations）
5. Kraus（1937）が提唱　：筋硬結（Muscular indurations）
6. Travell & Simons（1942～1999）が提唱
　：トリガーポイント（Taut band, Palpable band）

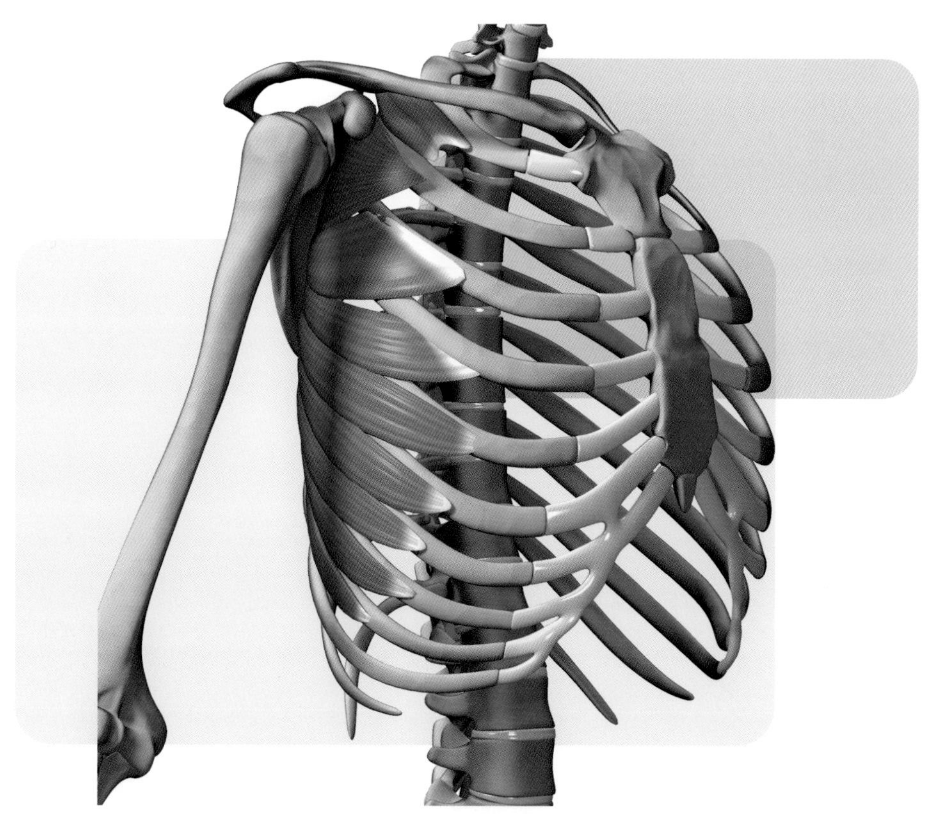

筋性疼痛“発現筋”の触診感

①コードのような触感

1. 前腕部や大腿部の長管骨に沿って長い走行を示す筋に見られる。
2. 起始部から停止部まで強く緊張した筋として触れられる。
3. 手指で弾くと硬くてコロコロしたコードのような感触を示す。
4. 筋の中に部分的な過緊張線維束（筋硬結）を見つけることができないことも多い。
5. 関節可動域検査の際、伸張痛の発現によるこの筋の短縮がみられる。
6. 筋伸張反射の亢進が認められる。

（例）長・短機側手根伸筋、半健様筋など。

②ゴムまりのような触感

1. 筋容積の大きい筋をその筋長のほぼ中間位の肢位で触察される。
2. 手指での圧迫にて軟式テニスボールのような、あるいはそれよりも強い弾力感の反応を示す。
3. “硬い物”という感触が欠如するために、中に過緊張線維束（筋硬結）は存在しないように感じられる。
4. しかし筋をかなりの伸張位に設定すると、①の感覚から極めて硬く、かつ強く張った過緊張筋の感覚に変化する。
5. 有効刺激による徒手療法あるいは鍼治療などの後に、やっと筋中に含まれる過緊張線維束（筋硬結）が触知される。
6. ゴムまりのような弾力抵抗感は、過緊張状態に筋全体の浮腫が加わり構成されていると推察される。
7. 筋伸張反射の亢進が認められる。

（例）三角筋、大殿筋、下腿三頭筋など

施術の手順

	施術の手順	実施すべきこと
観察	「主訴の確認」	「何に困っているのか、悩んでいるか？」 ラポール・リスニング
分析	STEP1 「視診」	「筋性痒痛緩和肢位」の発見 筋運動学的観察・考察 症状発現筋・関連筋の推定
	STEP2 「問診」	「受傷機転・既往歴」の確認 痛みの部位・程度・種類 筋運動学的観察・考察 症状発現筋・関連筋の推定
	STEP3 「運動学的検査」	自動運動での「収縮痛」の確認 他動運動での「短縮痛」の確認 筋運動学的観察・考察 症状発現筋・関連筋の推定 トリガーポイントの推定 治療範囲の確定"
分析	STEP4 「触診」	症状発現筋を丁寧に触診し トリガーポイント及び過緊張線維束を探す 筋スパズム、筋浮腫の確認 筋運動学的観察・考察
判断	STEP5 「柔捏手法」 「圧迫手法」 「筋圧迫伸張手法」 「ストレッチング」	症状発現筋・関連筋群の筋病態に 応じたアプローチ方法 「筋スパズムの軽減」 「筋浮腫の軽減」 「筋硬結の軽減」
	「治療計画」	今後の治療計画を作成 来院頻度の決定

筋性疼痛症候とは？

筋性疼痛症候はわが国では「筋痛症」と言われることもある。筋肉が寒冷刺激やストレスを受けたり、あるいは筋肉の虚血や反復動作による疲労、過度の使用などにより、筋肉が原因となって痛みや痺れを引き起こす症状である。その痛みは軽度のものから激痛まであり、耐え難い痛みであることも多い。重症化すると、軽微の刺激（爪や髪への刺激、温度・湿度の変化、音など）で激痛が走り、自力での生活が困難になることもある。

現代医学では筋肉が原因で痛みや痺れが出るという理解は進んでおらず、病院などの診断では「骨や関節、神経が原因でその症状が出ているのではないか？」と結果的に誤診されやすいのが現状である。それらの要因の一つとしては画像診断が挙げられる。日本における画像診断の技術は素晴らしく、逆にその結果「見えるものが原因」「見えないものは原因とならない」という現代医学の弱点になってしまう場合も散見される。

ある程度の年齢になると、精密に検査を行えば関節は狭くなっていたり、骨には変形が多少は診られることもある。だからこそ「それがこの痛みの原因ではないのではないか？」と考え、筋肉に対する徒手での触診やコリに対する知識を増やさなくてはならないといえるであろう。

現在わが国には人口の1.66％、つまり約200万人の患者がいるのではないかと疫学的に発表されており、男より女性に多い病気で、割合は1：4と推定されている。年齢としては50歳代が多いが、10代でも発症する例もあり、全年齢層にわたっている。

どのような症状を引き起こすか？

主な症状に「痛み」「痺れ」がみられる。筋肉に筋硬結ができると、痛みや痺れが起こる場合が多い。しかしここでの注意点は「痛みや痺れが起こっている箇所が悪い箇所ではない可能性もある」ということである。

たとえば中殿筋という殿部の筋肉に筋硬結ができると、足の外側に痛みや痺れが起こる。大殿筋では足の後面に痺れが起こることもある。これらの痛みや痺れが起きたときに整形外科に受診すると「坐骨神経痛」と言われるであろう。あるいはMRIを撮り「椎間板ヘルニア」「変形性腰椎症」「脊柱管狭窄症」などの診断となるかもしれない。

しかし筋性疼痛症候群の知識があるドクターや理学療法士が観察、触診、診察を行えば、「これは殿筋の筋硬結が原因かもしれない」と疑うかもしれない。筋性疼痛症候群による痛みや痺れの範囲は全身であり、全身の筋肉が原因となる可能性がある。悪い筋肉は限定的ではなく、複合的に症状を出していることもある。そのため日常生活で痛みの箇所が移動することも散見される。

①痛み

筋性疼痛症候の痛みは耐え難い痛みが多く、広範囲かつ慢性的である。痛みの強さも様々で、部位も一部であったり全身であったりする。その痛みは様々に表現され、「ズキズキとする痛み」「鈍い痛み」「ヒリヒリする痛み」「刺すような痛み」「焼けるような痛み」など多肢にわたる。また天候の変化や肉体的・精神的ストレスなどの要因は、痛みの強さや箇所を変化させる。

②疲労感・倦怠感

筋性疼痛症候の疲労感や倦怠感は個人差があるが、日常生活を困難にするほどの極度のものもある。寝ているしかない人や、または動いた後しばらく休まなければならない人もいる。

③こわばり感

関節のこわばりを感じることが多いのも特徴であるが、リウマチとは違い関節の腫れや変形などではない。動いてると少しずつ良くなることも散見される。

④睡眠障害

痛みの為に眠ることができなかったり、浅い睡眠状態が多い場合がある。また起床時に痛みやこわばりを強く感じることもある。

⑤その他の症状

しびれ、感覚異常、微熱、抑うつ状態、不安感、自律神経失調症、慢性的な頭痛、過敏性腸炎、ドライアイ、記憶障害、集中力欠如、耳鳴りなどがある。

筋性疼痛症候群の原因は？

原因は筋硬結の発生の要因を考えると多々存在する。日常的な動作や筋肉の反復動作、過度の使用による微細な筋損傷などを挙げることができる。

このとき注意すべき点は、筋肉に対する負荷を自覚できていないことも多く、累積した症状が出現してくることも多いことである。たとえば庭の掃除をして急に腰が痛くなったとか、スポーツをしていたら足に痺れが出てきたなど、原因が明確であればわかりやすいが、必ずしも原因が思い当たらないことの方が多いのが治療を遅らせる要因の一つと考えられる。

筋硬結は寒冷刺激、ストレス、虚血、圧迫、反復動作、筋の過度の使用などにより形成される。それが活性化すれば自覚症状として出現する。現在感じていない症状でも、気がついていない日常生活の反復により筋硬結が潜在化しており、いつ症状が出てもおかしくない状態になっているかもしれない。

トリガーポイントとは？

「トリガーポイント」とはトリガー（＝引き金）という意味で、痛みの引き金になるシコリ、すなわち硬結のことである。このシコリが発生源となり、痛みや痺れ感を離れた場所にも広げる。この広がりを関連痛と呼ぶ。トリガーポイントが発生する箇所によっては、発汗やめまいなどの自律神経症状を引き起こす場合もある。このようにトリガーポイントを起点とし、様々な症状を呈することを筋性疼痛症候群と呼ぶ。

シコリと聞くと筋肉を思い浮かべるが、トリガーポイントは筋肉自体だけでなく、筋肉と骨の接合部や隣接する筋肉間などのほか、靭帯や腱などにも発生する。

これらの筋肉以外の部位にトリガーポイントが発生するのは、筋肉ではなく結合組織である筋膜に原因があることもある。筋膜は筋肉だけでなく骨・関節・内臓などすべてを包み込み連結している膜であるため、身体のどの部分にトリガーポイントが発生しても不思議ではない。

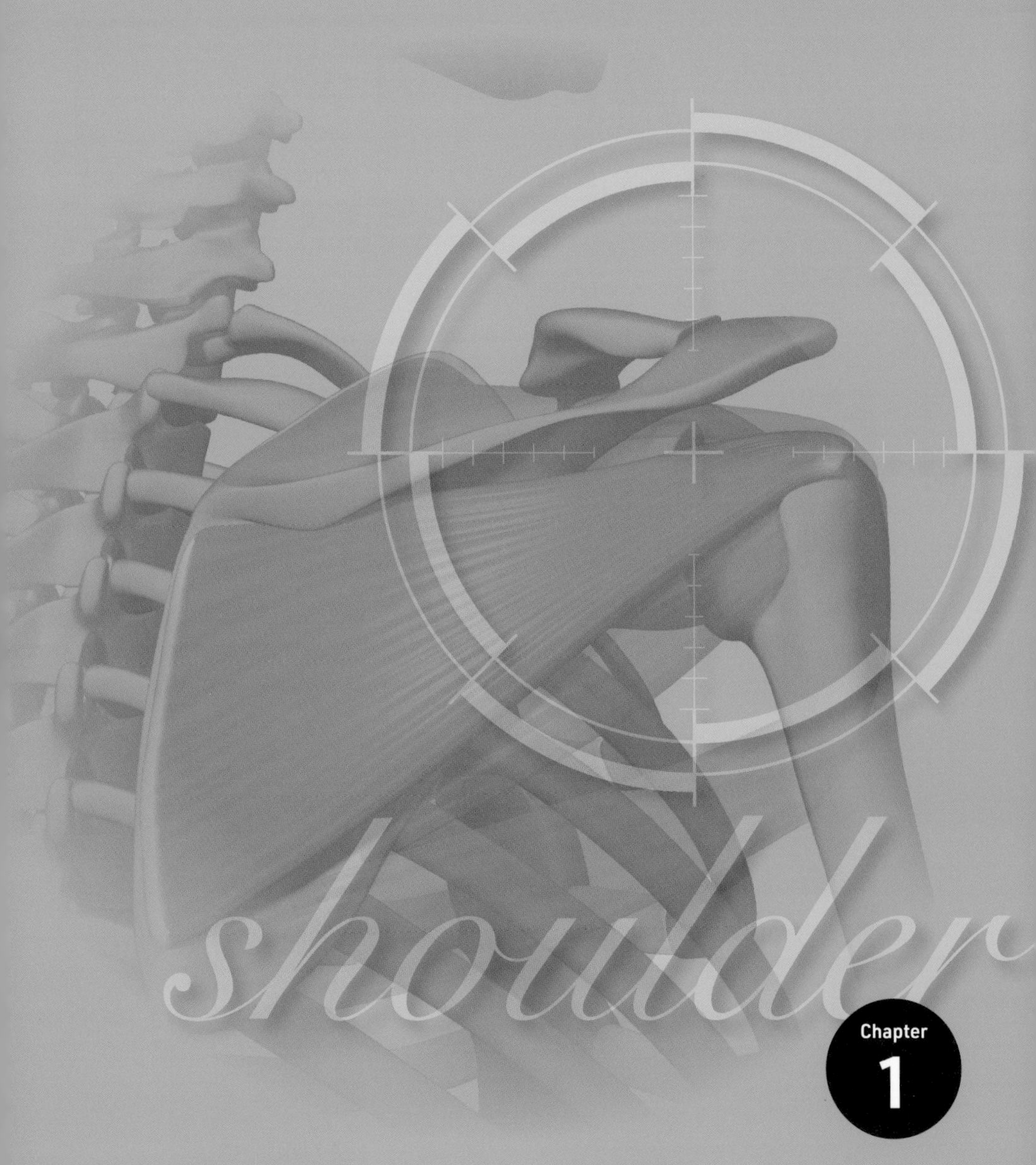

Chapter 1

肩の痛みに関与する筋

筋の概略図

肩関節の筋肉は位置や機能によって筋肉を分類するとよい。肩甲骨と鎖骨に起始があるすべての筋肉は肩関節の内在性の筋肉として分類され、三角筋、烏口腕筋、大円筋およびローテーターカフの筋群（肩甲下筋、棘上筋、棘下筋、小円筋）が属する。一方、肩関節の外在筋は大胸筋と広背筋である。

大胸筋、烏口腕筋、肩甲下筋は前方に位置し、三角筋と棘上筋は上方に位置し、広背筋、大円筋、棘下筋、小円筋は後方に位置している。

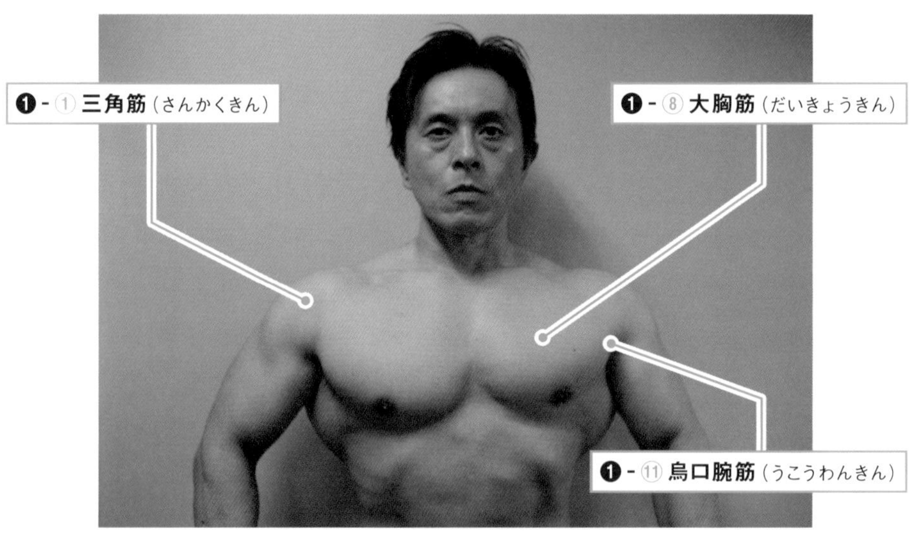

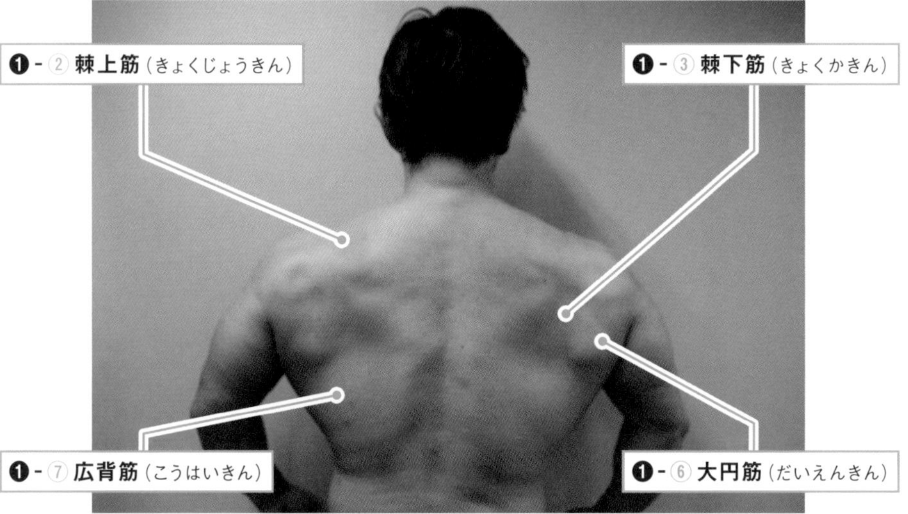

運動の和英表現

肩　Shoulder

肩甲帯の屈曲・伸展
Shoulder flexion / extension

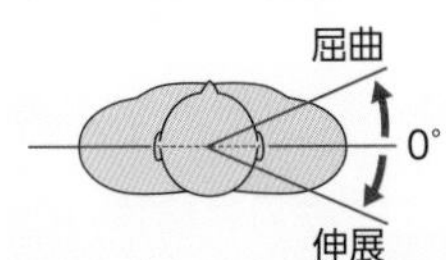

肩甲帯の挙上・引き下げ（下制）
Shoulder elevation / depression

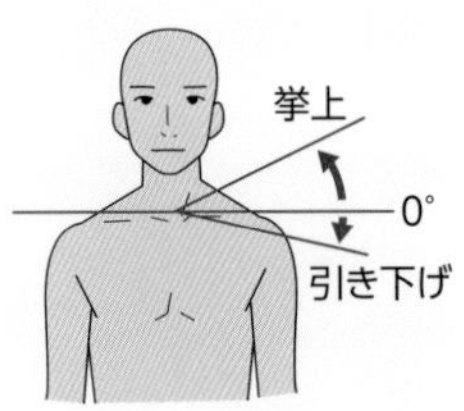

肩の外旋・内旋
External / Internal rotation of shoulder

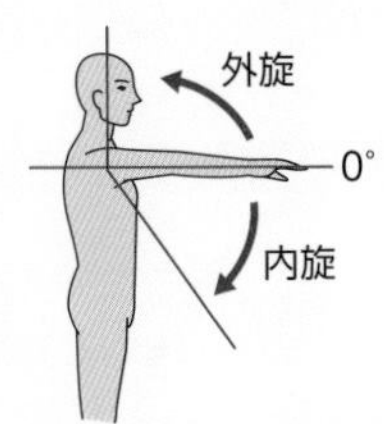

肩の内転
Shoulder adduction

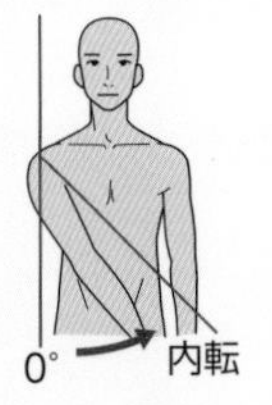

肩の側方挙上・内転
Shoulder abduction / adduction

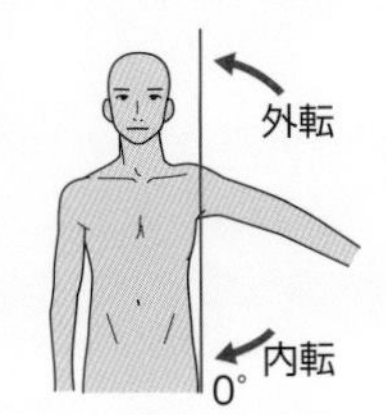

肩の前方挙上・後方挙上
Forward flexion of shoulder / Backward extension of shoulder

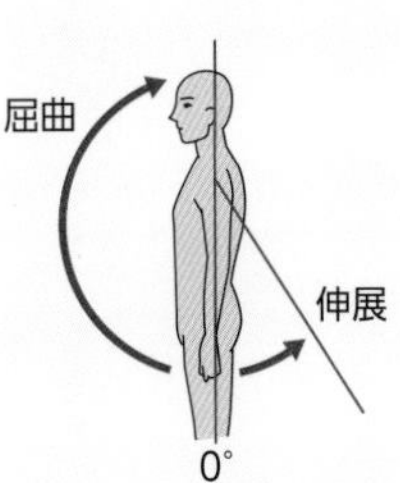

肩の水平屈曲・水平伸展
Horizontal flexion (adduction) of shoulder
Horizontal extension (abduction) of shoulder

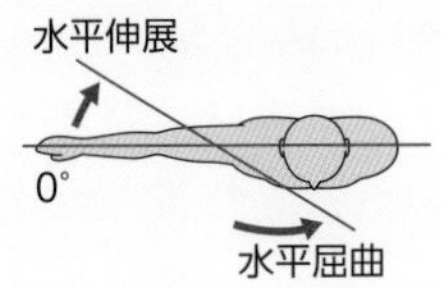

Section

1-1 三角筋（さんかくきん）

deltoid（デルトイド）

上腕骨頭を覆う三角形の筋であり、前部線維（鎖骨部）、中部線維（肩峰部）、後部線維（肩甲棘部）の3部に分けられる。肩関節運動において、強力な回転モーメントを与える重要な筋肉。その微細構造は、中部線維のみ羽状構造であり、他の2筋の構造と異なっている。

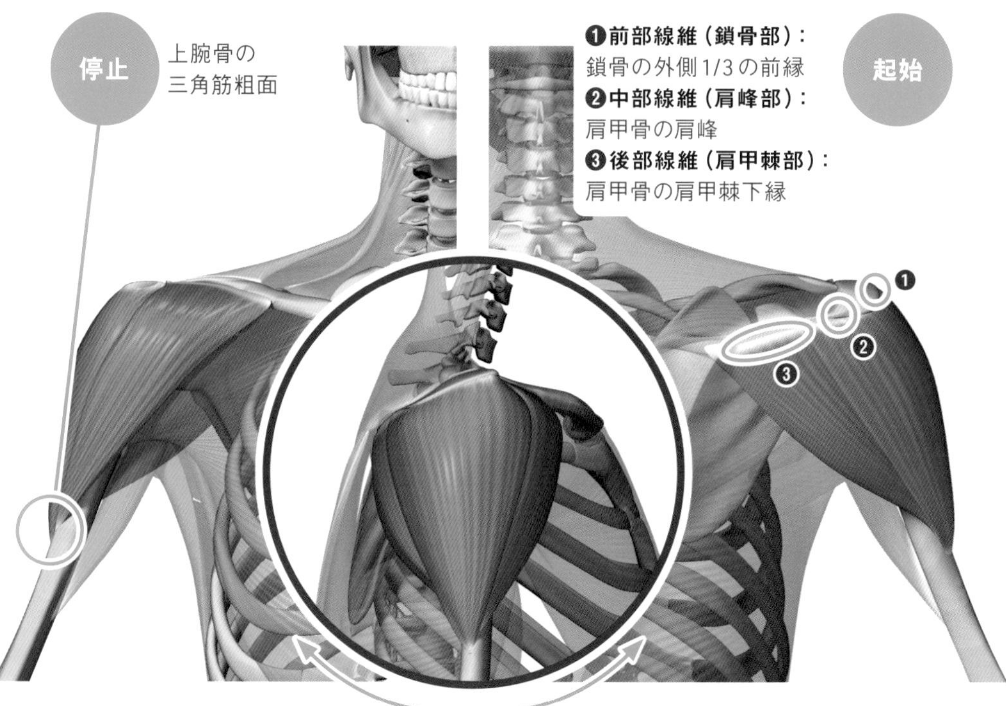

支配神経

腋窩神経（C5 ～ 6）

主な働き

前部線維（鎖骨部）：肩関節屈曲・内旋・外転・水平屈曲

中部線維（肩峰部）：肩関節外転

後部線維（肩甲棘部）：肩関節伸展・外旋・水平伸展

該当するADL

腕を前方や側方に持ち上げる、側方の物に手を伸ばす、物を上へ持ち上げるときなどに働く。

該当するスポーツ動作

ウェイトリフティングや陸上競技の投擲種目、およびラケット競技などで強く働く。

触診方法

前部線維（鎖骨部）：肩関節屈曲あるいは水平内転において抵抗をかけると筋の収縮が観察できる。

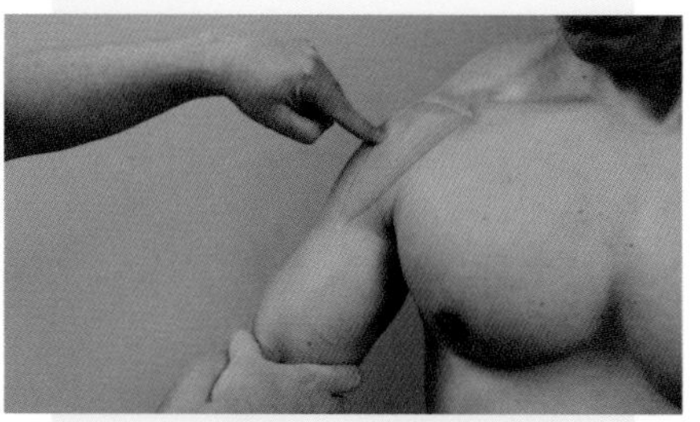

中部線維（肩峰部）：肩関節外転において抵抗をかけると筋の収縮が観察できる。

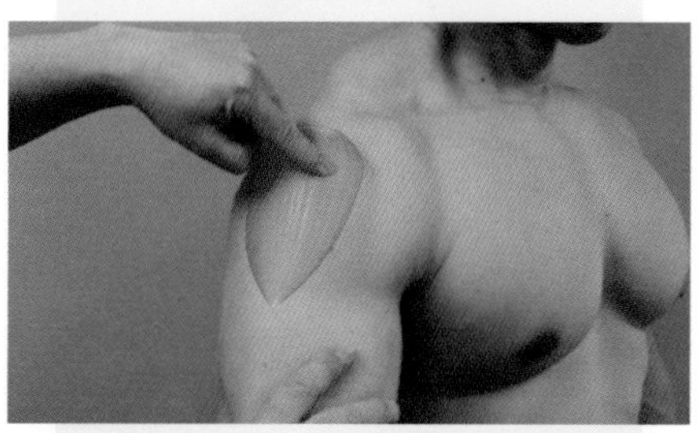

後部線維（肩甲棘部）：肩関節90°外転位から水平外転について抵抗をかけると筋の収縮が観察できる。

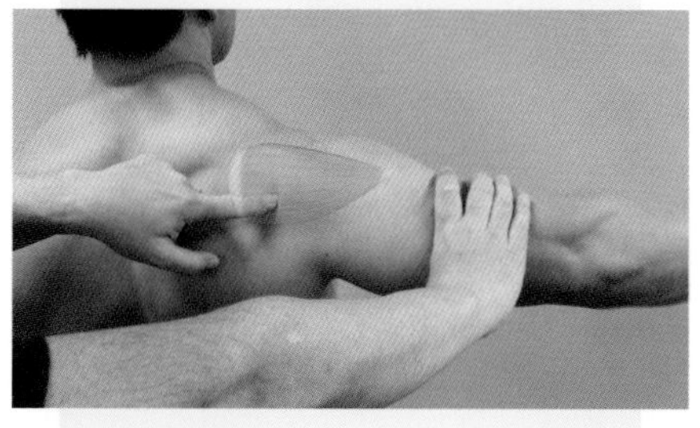

筋性疼痛による発現部位の触診感

前部線維（鎖骨部）：

- 小指大の数本の過緊張線維束が触診できる。
- 中部や後部線維と比較して、筋の厚みも薄く圧痛も強い。
- 上腕骨小結節や肩甲骨烏口突起などの骨構造を確認しながら触診してみる。

中部線維（肩峰部）：

- 前部線維よりは太い数本の過緊張線維束が触診でき、それらが末端で合流する。
- 慢性の肩痛症候ではゴムボールのような浮腫がみられ過緊張線維束が存在しない場合がある。
- 長期の五十肩では筋委縮がみられる。

後部線維（肩甲棘部）：

- 肩甲棘から三角筋粗面まで長いコードのような過緊張線維束として触知される（前部線維や中部線維より太い）
- 外側で触診される筋腹は棘下筋の上部と重なり、より厚くなる。

筋性疼痛による症状

前部線維（鎖骨部）：

- 五十肩などの肩痛症候において、背中に手を回す動作での肩前面の痛み
- 上肢前方挙上時に前面に痛みと可動域制限
- 肩関節水平屈曲動作（反対側の肩を洗うような）において前面に詰まるような痛みと可動域制限

中部線維（肩峰部）：

- 上肢を側方挙上する（肩関節外転）での痛み

後部線維（肩甲棘部）：

- 洗髪など後頭部後頚部に手を持っていく動作での痛み
- 棘下筋と共に肩関節外旋での痛みや可動域制限

関連する疾患

- 三角筋拘縮症
- 腋窩神経麻痺
- リュックサック麻痺　など

Section

1-2 棘上筋

きょくじょうきん

supraspinatus（スープラススパイネイタス）

僧帽筋と三角筋におおわれる三角形の筋で、回旋軸を前後にまたぐ筋。ローテーターカフ（回旋筋腱板）の1つとして、機能上最も重要な筋肉であり、肩関節の下方脱臼を防止する。しかし、ローテーターカフ（回旋筋腱板）の中で最も損傷を受けやすいとされている。

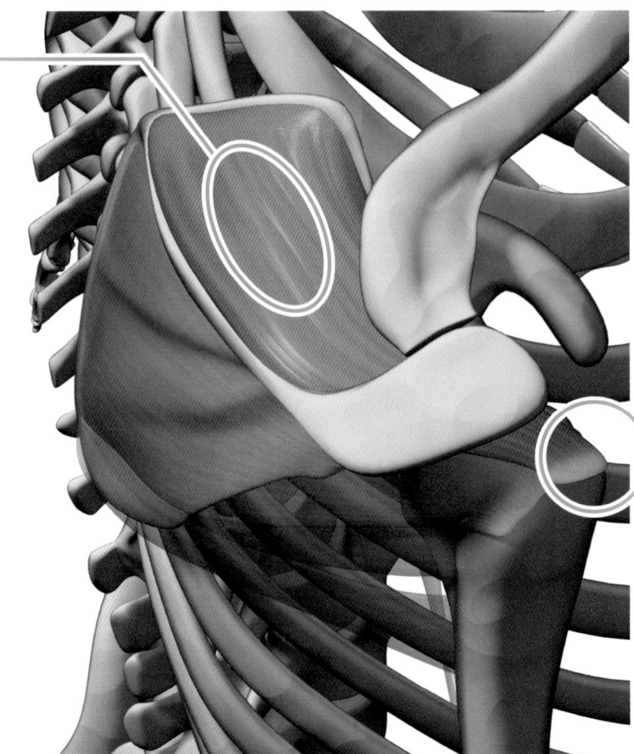

支配神経

肩甲上神経（C5～6）

主な働き

肩関節の外転（三角筋の協力筋）。上腕骨を関節窩に引き寄せて、肩関節を安定させる

該当するADL

体の横でカバンや荷物を保持する動作で働く。

該当するスポーツ動作

野球のピッチング・バッティング動作やゴルフのスィングなどで働く。

触診方法

❶肩甲棘の上方に示指・中指・環指を当てる。

❷僧帽筋上部線維の筋腹を探るように棘上窩を圧迫する。

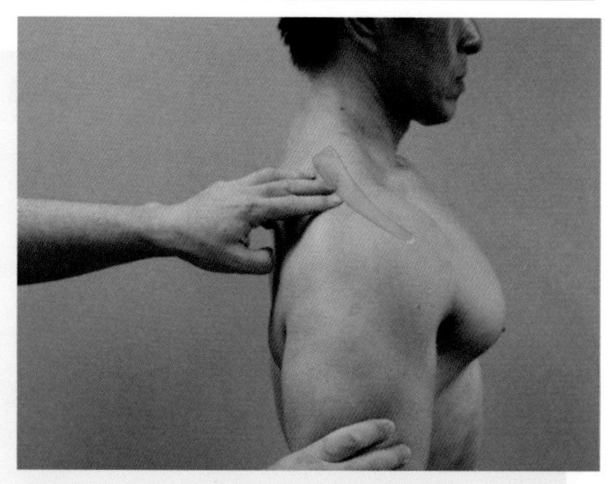

Check!
僧帽筋横行部とは深さや筋線維走行の違いを観察する。

❸他方の手で上肢外転に抵抗をかけると筋の収縮が観察できる。

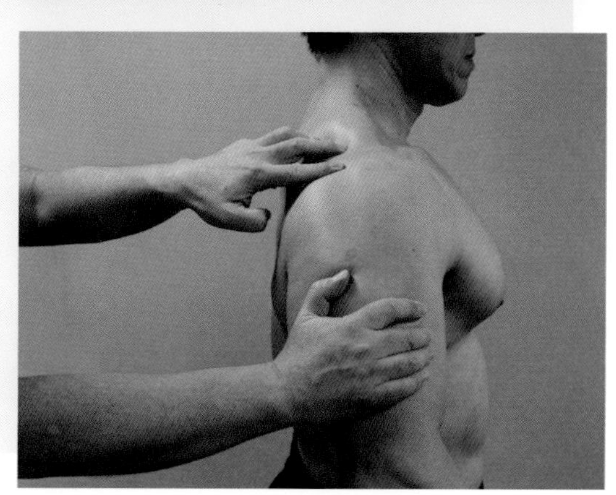

筋性疼痛による発現部位の触診感

- 表層の筋膜の緊張により、硬く詰まった硬質様線維束としての触知と強い圧痛がある。
- 野球経験者には関連痛として「肩が抜けそう」などと表現されることもある。
- 運動学的連結により三角筋・肩甲挙筋・僧帽筋と共に症状に関与
- 石灰沈着性腱板炎を起こしやすく就寝中の痛みを発症する場合あり
- 肩腱板損傷を起こしやすくインピジメントであるような運動静止現象を発現

筋性疼痛による症状

- 五十肩
- 肩関節外転において初動時と最終域で痛みが強い
- 肩関節の上面か詰まるような痛みと同時に挙上運動が制限される

関連する疾患

- 腱板炎
- 腱板損傷
- 肩関節不安定症
- 肩甲上神経麻痺　など

Section

1-3 棘下筋（きょくかきん）

infraspinatus（インフラスパイネイタス）

肩甲棘の下方にある三角形の筋。小円筋と同様、上腕外旋の主力筋で、機能上は上方線維群と下方線維群に分類して考えた方がよい。ローテーターカフ（回旋筋腱板）の中では棘上筋の次に損傷しやすい。

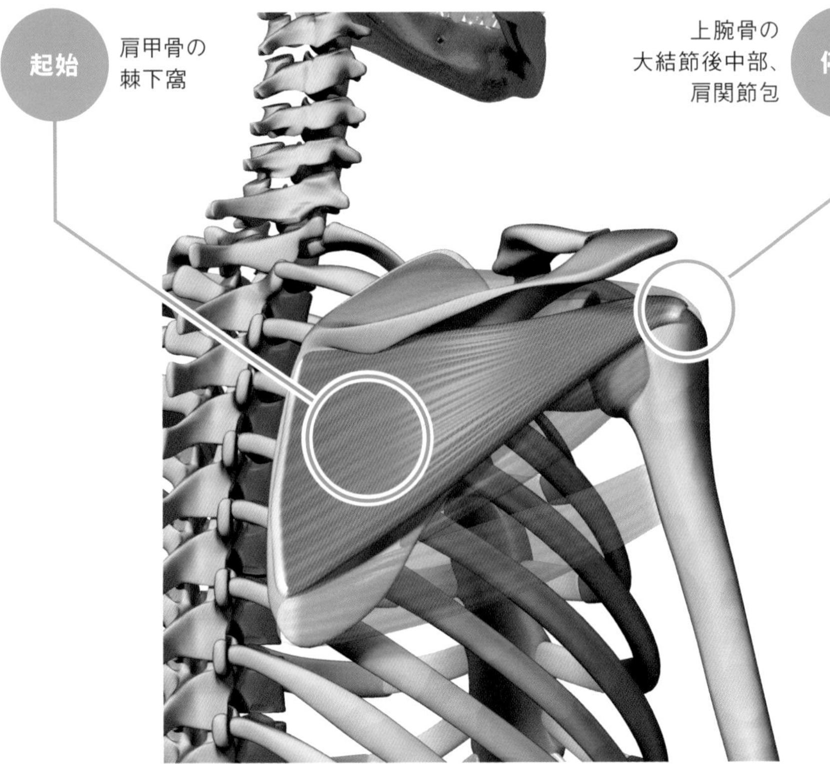

支配神経

肩甲上神経（C5 ～ 6）

主な働き

上部：肩関節の外転、外旋
下部：肩関節の内転、外旋

該当するADL

髪を後ろにとく動作、またはかき上げる動作などで働く。

該当するスポーツ動作

テニスやバトミントンなどのラケット種目におけるバックハンド動作で強く働く。

触診方法

❶指腹を棘下窩に当て、軽く圧迫して筋の走行に直角に触れる。

❷広背筋の深部で筋束に触れることができる。

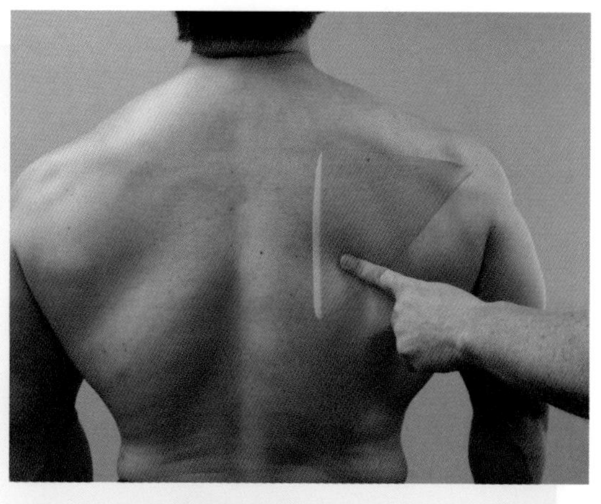

❸肩関節を外旋させると、筋の膨隆が観察できる。

Check !

肩関節を外転させると、三角筋肩甲棘部線維の走行が頭外側方向に変化するので、この筋を停止部に近い部分まで触診できる。

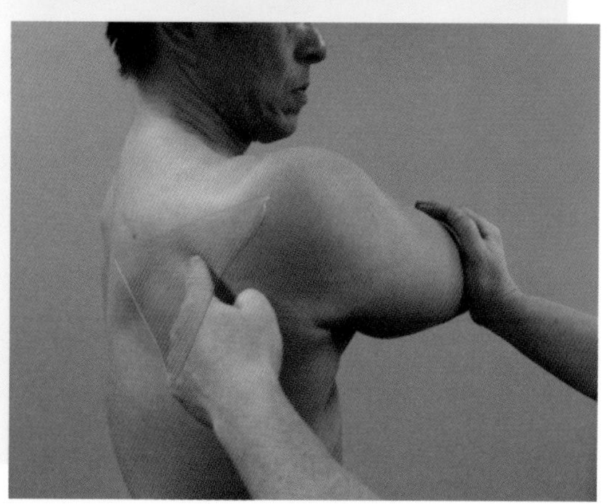

筋性疼痛による発現部位の触診感

- 肩甲骨棘下窩中央領域で浮腫を伴い、表層がヌルヌルあるいはザラザラと触知される。
- 鋭い圧痛と肩甲骨周辺に広がる関連痛を発現する。
- 過緊張状態では表層がゴムで被われたように感じる。

筋性疼痛による症状

- 三角筋後部線維とともに五十肩に深く関与
- 洗髪など後頭部や後頚部に手を持っていく動作で肩後面の痛み
- 何もしていない状態での肩周囲の疼くような痛み
- 上腕骨頭の関節窩への固定として等尺性収縮での痛み

関連する疾患

- 肩関節周囲炎
- 腱板損傷
- 棘下筋単独萎縮
- 肩関節不安定症　など

Section

1-4 小円筋

しょう えん きん

teres minor（ティリーズ マイナ）

ローテーターカフ（回旋筋腱板）を形成する4つの筋群の一つで、棘下筋の下に位置し、長円錐状で断面は円形の筋。大円筋と名前は似ているが、機能も支配神経も異なるので注意。

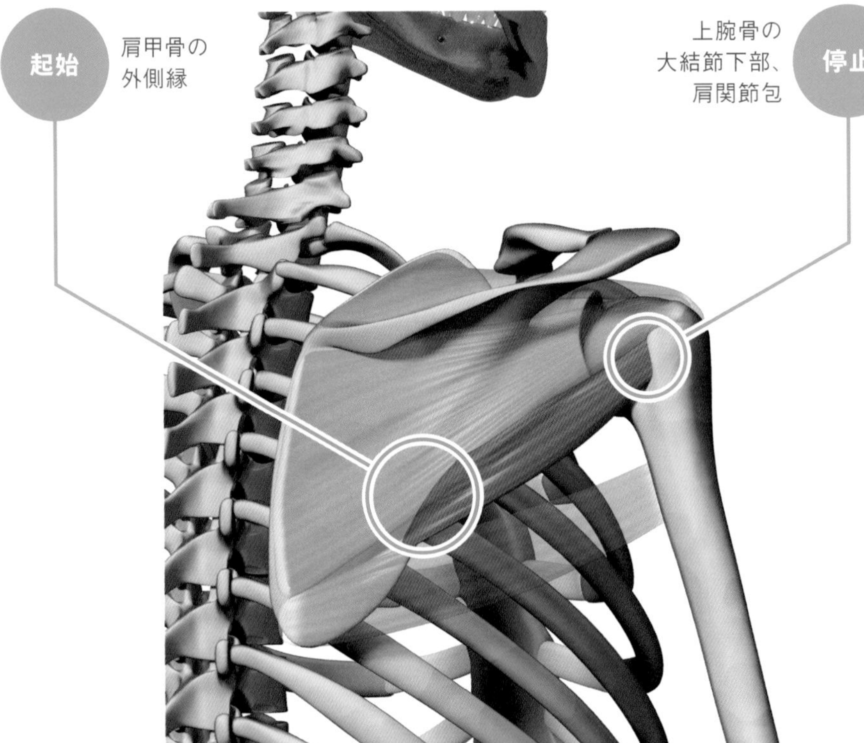

支配神経

腋窩神経（C5 ～ 6）

主な働き

肩関節の伸展、内転、外旋

該当するADL

髪を後ろにとく動作、または、かき上げる動作などで働く。

該当するスポーツ動作

テニスやバトミントンなどのラケット種目におけるバックハンド動作で強く働く。

触診方法

❶起始部から停止部の大結節(三角筋深部)まで、筋束と腱の停止部に触れる。

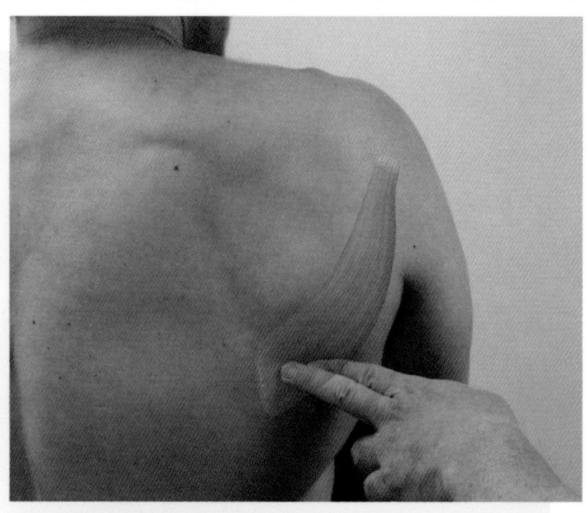

❷肩関節外転・外旋に抵抗をかけると筋の収縮を触知できる。

Check!
およそ親指の太さの筋収縮を触知できる。

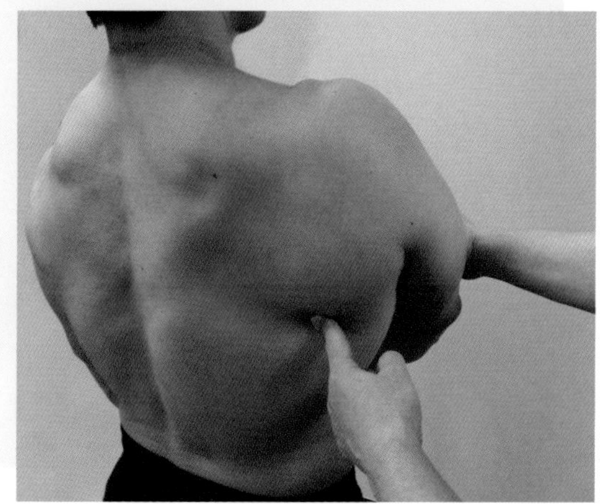

筋性疼痛による発現部位の触診感

- 小円筋は小指大ほどの過緊張筋として触診される。
- 上腕骨に近づくほど太くなり、強い圧痛とともに上肢への関連痛を発現する。

筋性疼痛による症状

- 三角筋後部線維とともに五十肩に深く関与
- 投球障害肩の症例の多くに著明な圧痛、攣縮を認める
- 洗髪など後頭部や後頚部に手を持っていく動作で肩後面の痛み
- 何もしていない状態での肩周囲の疼くような痛み
- 上腕骨頭の関節窩への固定として等尺性収縮での痛み発現

関連する疾患

- 投球障害肩
- 肩関節周囲炎
- 腱板損傷　など

Section

1-5 肩甲下筋（けんこうかきん）

subscapularis（サブキャピュラリス）

肩甲骨の肋骨面から起こる三角形の多羽状筋で、肩甲骨と胸郭の間を走る。広背筋、大円筋とともに、肩関節の内旋筋。ローテーターカフ（回旋筋腱板）を構成する一つの筋として、肩関節の安定化に貢献している。

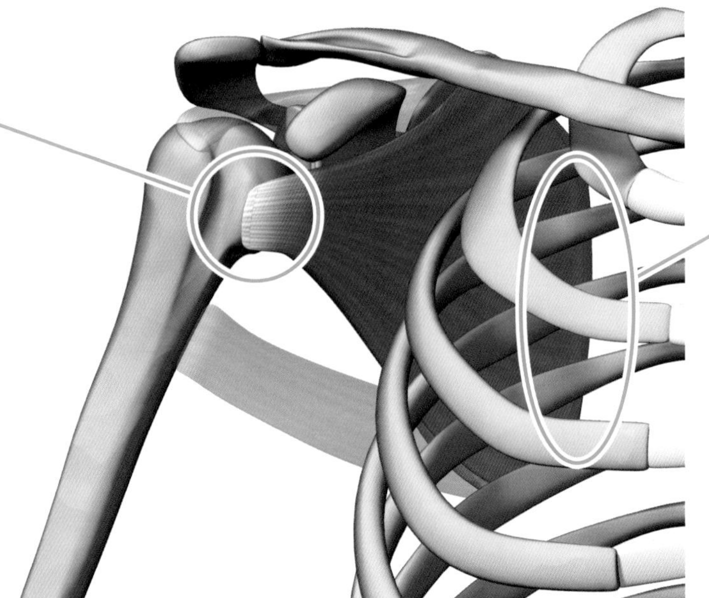

支配神経

肩甲下神経（C5～7）

主な働き

肩関節の内転、内旋

該当するADL

後ろのポケットに手を伸ばす際や、トイレ時にお尻を拭く動作などで働く。

該当するスポーツ動作

リレー競技において、前走者からバトンを受け取る際に働く。

触診方法

❶上肢を外転し、腋窩後壁前方から指腹を胸郭と肩甲下窩の間に押し当てるように圧迫する。

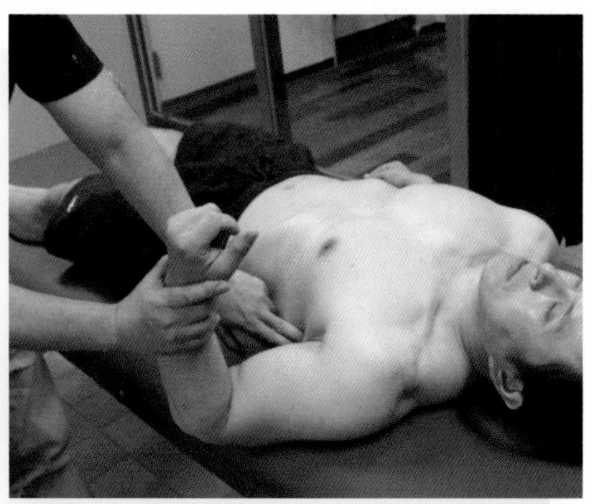

❷肩関節内旋に抵抗をかけると、筋の収縮を触知できる。

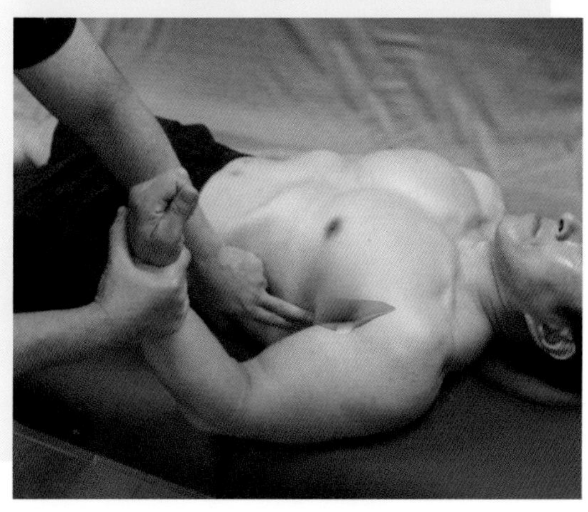

One point !

この筋は筋腹のほぼすべてが肩甲骨の裏側にあるため、触診は難しい。肩甲骨内側縁より肩甲骨の前面に可能な限り触診する指を押し込む。

筋性疼痛による発現部位の触診感

- 表層は浮腫を伴い、ヌルヌルと触知される。
- 数本のタコ糸状の筋線維束は鋭い圧痛とともに、肩前面、上腕外側、前腕にかけての関連痛を発現する。

筋性疼痛による症状

- 五十肩に関与
- 側臥位での肩痛および手指の痺れ
- 腋窩から肩甲骨内側縁や裏側深部、上腕部にかけての肩周囲痛
- 肩甲下筋とともに棘下筋の著しい短縮は、肩関節水平屈曲動作（反対側の肩を洗うような動作）を制限し、肩前面の痛みに関与

関連する疾患

- 肩関節拘縮
- 投球障害肩
- 腱板損傷
- 反復性肩関節脱臼　など

Section

1-6 大円筋（だいえんきん）

teres major（ティリーズ メイジャ）

小円筋の下方に位置する長円錘状の筋。広背筋とは下角より遠位の走行がほぼ一致しているため、広背筋の代表的な補助筋といえる。

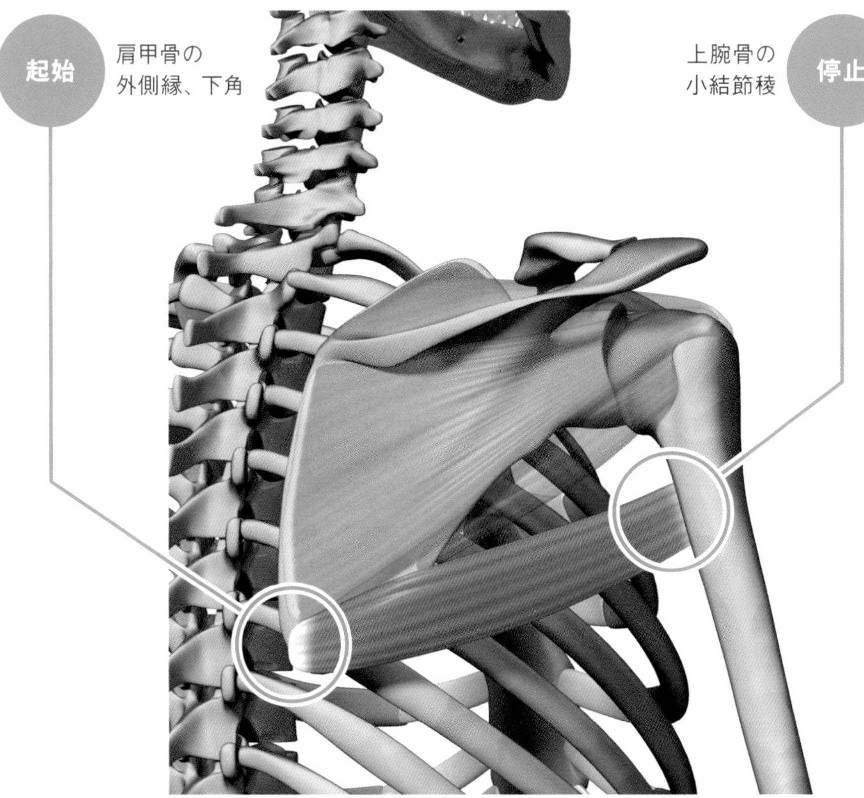

支配神経

肩甲下神経（C5 ～ 6（7））

主な働き

肩関節の伸展、内転、内旋

該当するADL

後ろのポケットに手を伸ばす際や、トイレ時にお尻を拭く動作などで働く。

該当するスポーツ動作

ボートを漕ぐ動作やクロスカントリースキーなど、腕を後ろに引く動作で働く。

触診方法

❶肩甲骨下角から外側縁を押し込むように筋腹を指腹で圧迫する。筋腹部はは大きな固まりとして触知できる。

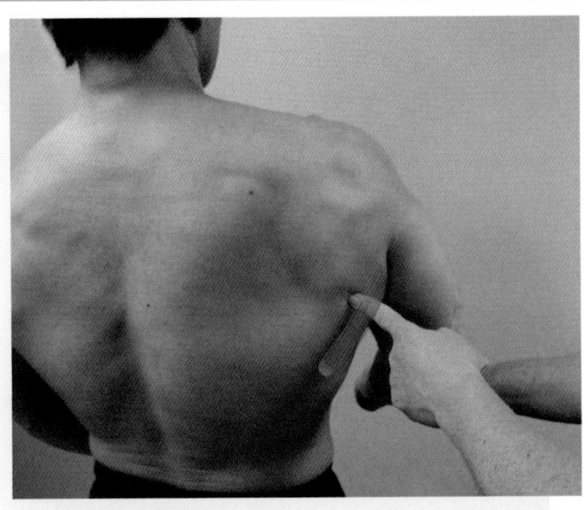

❷肩関節内旋に抵抗をかけると、筋の収縮を触知できる。

Check!
この筋はふっくらとした筋腹として感じられるが、隣接する広背筋はそれより硬く感じられる。

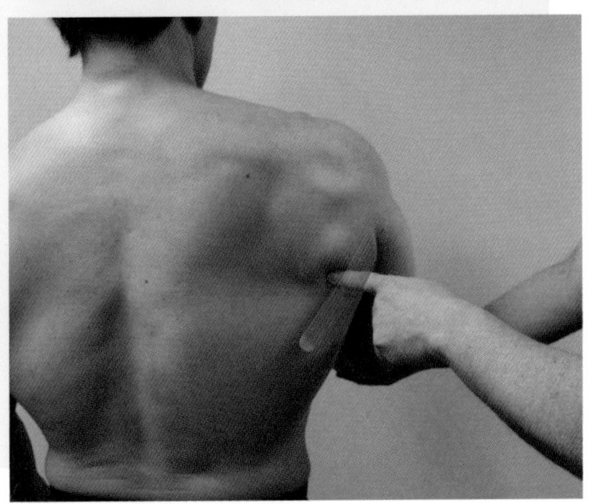

筋性疼痛による発現部位の触診感

- 広背筋と併走しながら、腋窩後壁を形成する厚みのある筋として触診できる。
- 停止付近で広背筋は腱膜となり、大円筋が付着し筋膜の大部分は大円筋となる。
- 圧迫により、筋全体が非常に強く押し返す筋硬度を示す。

筋性疼痛による症状

- 五十肩に関与
- 腋窩周辺のこわばりや鈍重感
- 上肢から手指にかけての痛みや痺れ
- 肩関節周辺の箇所を特定できない鈍痛に関与

関連する疾患

- 投球障害肩
- 肩関節周囲炎
- 肩甲下神経麻痺　など

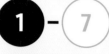

Section

1-7 広背筋（こうはいきん）

latissimus dorsi（ラティッスィマス ドーサイ）

体幹背部の筋（浅背筋）に分類される。ヒトでは最も面積が大きく、ダイナミックなスポーツ動作では非常に重要な筋。ちなみに「後ろに手をまわす筋」や「咳の筋」とも呼ばれることがある。

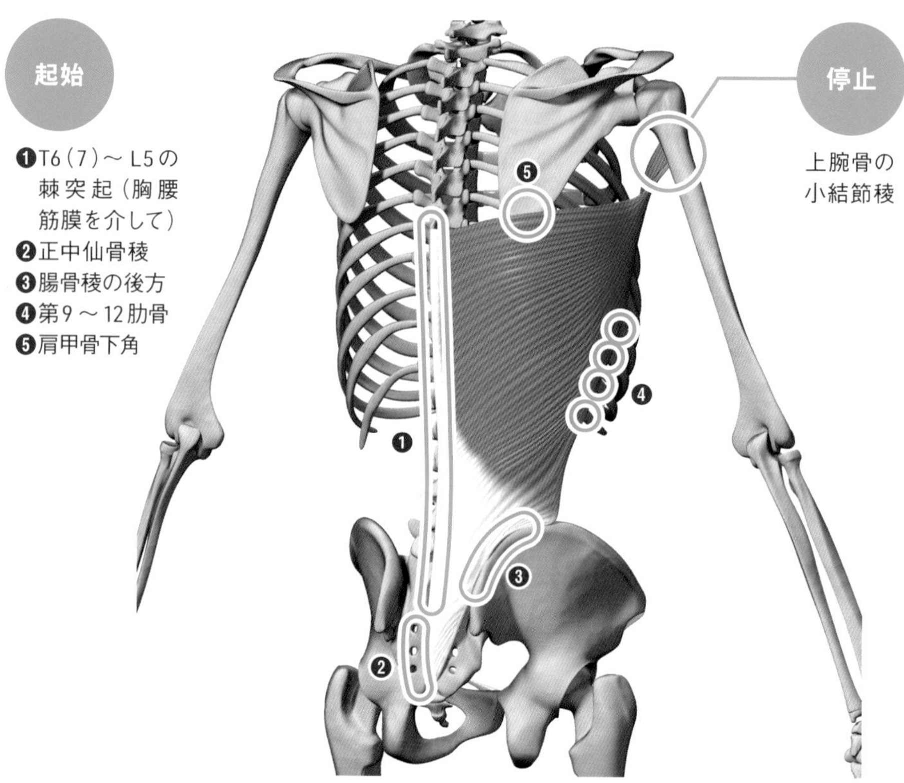

支配神経

胸背神経（C6～8）

主な働き

肩関節の伸展（後方挙上）、内転、内旋

該当するADL

腕を後方または下方に引く動作で働く。例えばお尻を拭く動作など。また松葉杖歩行などでも強く働く。

該当するスポーツ動作

懸垂やボートを漕ぐ動作などで働く。

触診方法

❶腹臥位で肩関節を内旋位にして上肢を体側に置く。

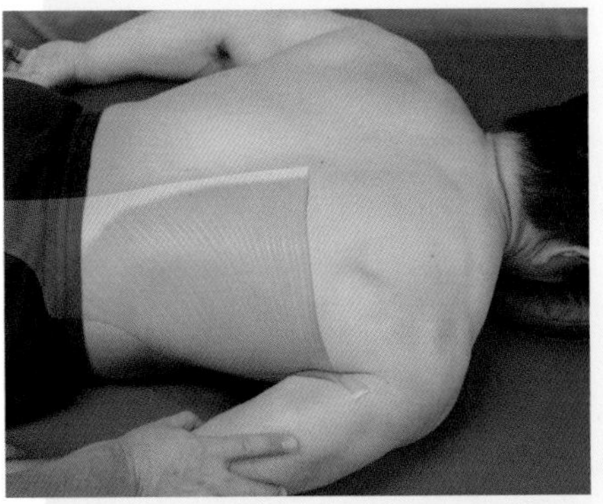

❷肩関節の伸展、内転に抵抗をかけると、筋の収縮を観察できる。

❸同時に腰部から下部胸郭の外側にかけて筋の収縮を触知できる。

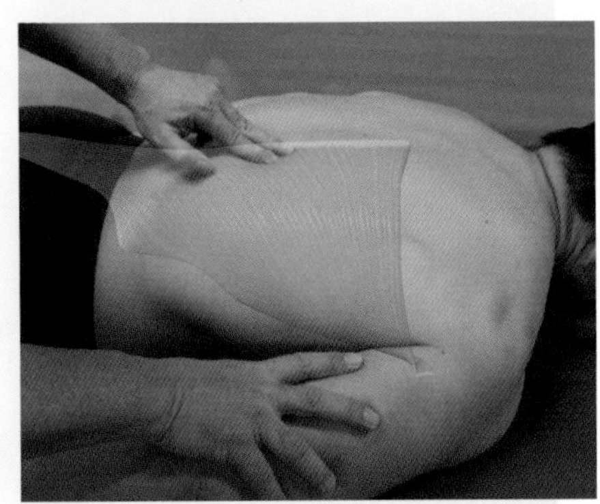

❹同時に腋窩後壁部において大円筋と一緒に持ち上げるように触知できる。

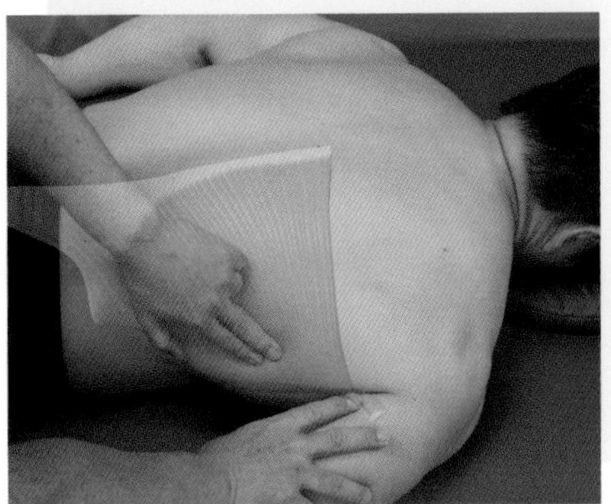

筋性疼痛による発現部位の触診感

・筋過緊張では、膜が強く張ったように感じられる。
・下層に位置する大円筋および前鋸筋を被い隠す強い筋収縮抵抗感を示す。
・側胸部領域の肋骨面上で、圧迫による非常に強く押し返す筋硬度を示す。

筋性疼痛による症状

・五十肩に関与
・腋窩周辺のこわばりや鈍重感
・上肢から手指にかけての痛みや痺れ
・肩関節周辺の箇所を特定できない鈍痛に関与

関連する疾患

・肩関節
・投球障害肩　など

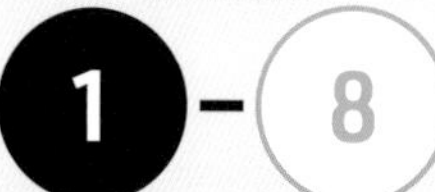

大胸筋

だい きょう きん

pectoralis major（ペクトラリス メイジャ）

胸部表層の扇状の大きな筋で、いわゆる「胸板」を形成し胸壁の前上部のほとんどを覆う。胸壁と上肢とを連結し、上肢の運動に関与する。筋腹はその起始の違いにより3部に分けられる。上肢を使う筋肉労働者、ウエイトリフティングの選手などではこの筋肉がとくに発達している。

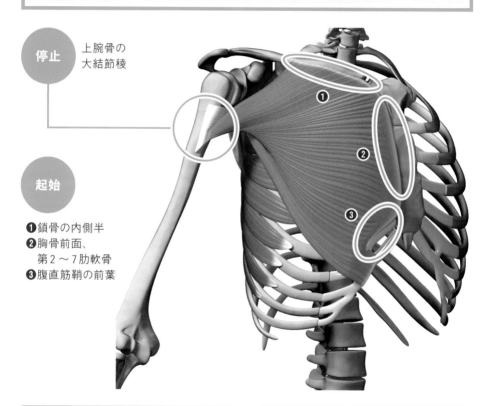

停止

上腕骨の
大結節稜

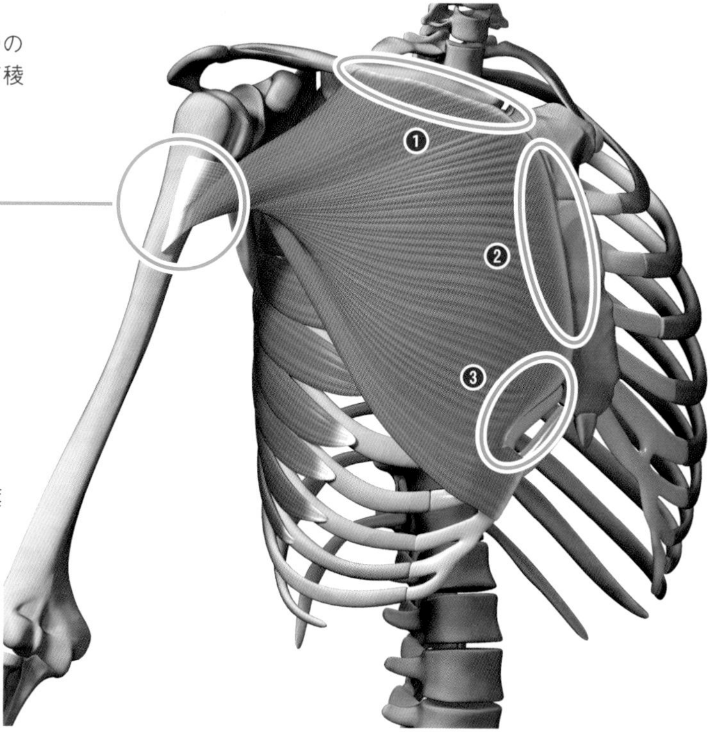

起始

❶鎖骨の内側半
❷胸骨前面、
第2～7肋軟骨
❸腹直筋鞘の前葉

支配神経

内側および外側胸筋神経（C6～T1）

主な働き

肩関節の内転、内旋、屈曲、水平屈曲。吸気を助ける

該当するADL

手をついて上肢を固定する時や大きなものを胸の前にて両手で抱える動作などで働く。

該当するスポーツ動作

野球動作におけるバッティングやピッチング、柔道、体操競技の吊り輪や鉄棒など。

触診方法

❶両手を体の前で合わせて、両上肢を強く内転させる。

❷大胸筋が収縮して、鎖骨部、胸肋部、腹部が明確となる

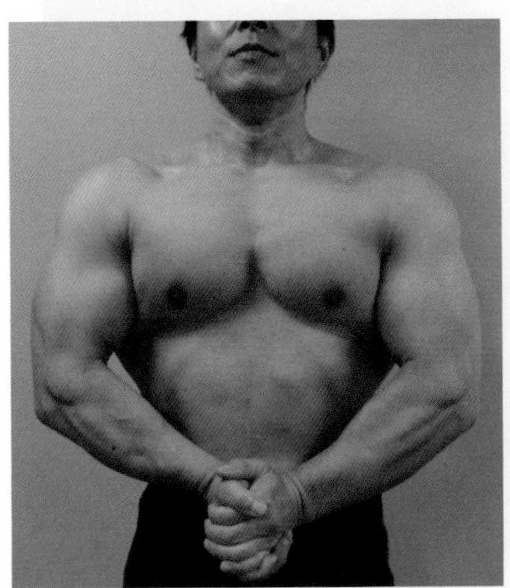

❸鎖骨内側1/2の起始部を確認し指腹で筋腹を触知する。

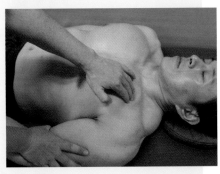

❹他方の手で肩関節を軽く（もしくは100°あるいは130°）外転し、水平内転方向へ軽く抵抗をかけると筋の収縮が観察できる。

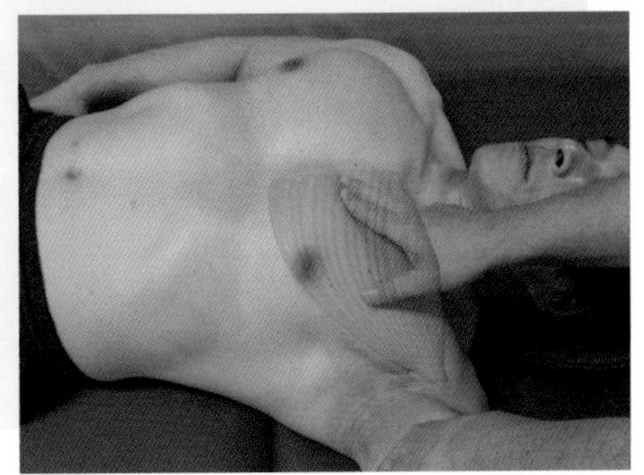

筋性疼痛による発現部位の触診感

- 筋線維の横断において、何本もの過緊張線維束を触知できる。
- 胸骨と肋軟骨付着部は、筋層は薄い反面、粘土のような抵抗感を感じる。
- 大胸筋腹部線維を中心とする外側の過緊張線維束はコードのように触診できる。

筋性疼痛による症状

- 三角筋前部線維とともに肩前面痛に関与
- 背臥位からの起き上がり動作時の胸部痛
- 咳、くしゃみ、深呼吸などで発現する胸部痛
- 上肢の痛みや腫れ感を発現することもある
- 狭心症のような痛みの発現
- 呼吸器症状に関与
- 脊柱筋のストレッチ肢位による円背や猫背は二次的に大胸筋を短縮させ筋硬結が発生

関連する疾患

- 肩関節拘縮
- 随意性肩関節脱臼　など

Section

1-9 小胸筋（しょうきょうきん）

pectoralis minor（ペクトラリス マイナ）

大胸筋外側の深層に位置するインナーマッスル（深層筋）。肩甲骨の動きに関与する筋で、大胸筋が上腕に作用するのに対し、小胸筋は肩甲骨に作用する。

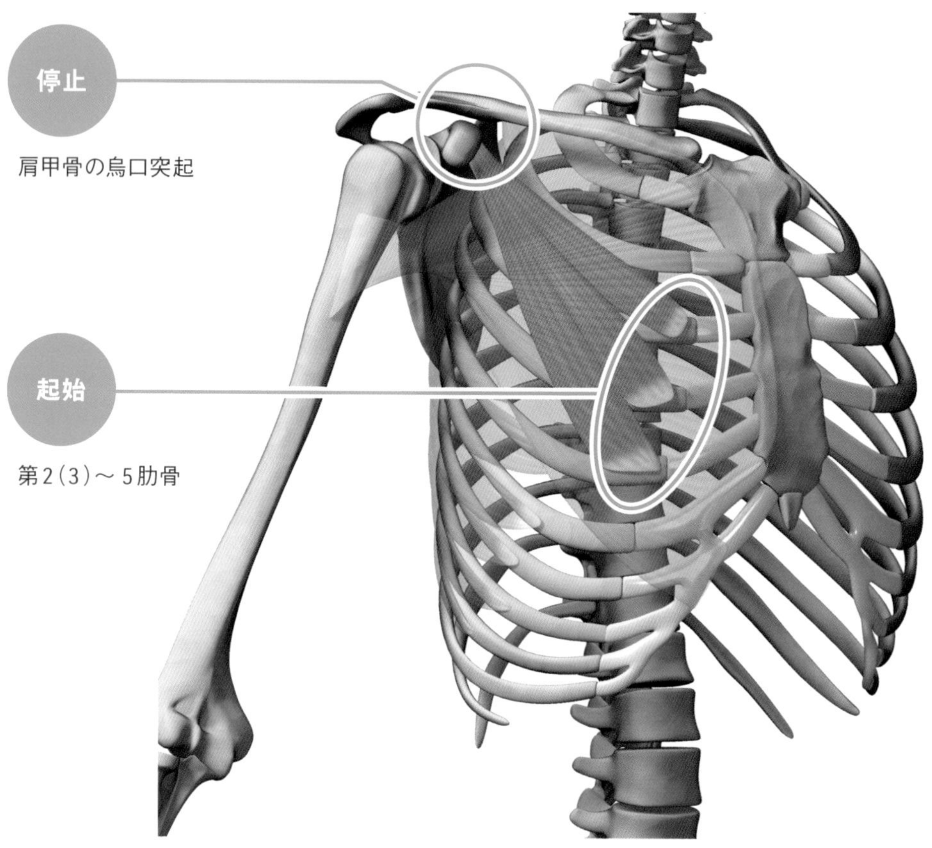

支配神経

内側および外側胸筋神経（C7～8）

主な働き

肩甲骨の引き下げ、下方回旋、肩甲骨を固定する際に肋骨の挙上

該当するADL

深呼吸時に前鋸筋と同様に吸気時に働く。

該当するスポーツ動作

――

触診方法

❶肘を屈曲し上肢を体側で休ませ、大胸筋を弛緩させる。

❷大胸筋の下部と、停止部である烏口突起から第3～第5肋骨前面に向けて指腹を入れると、筋腹に触知できる。

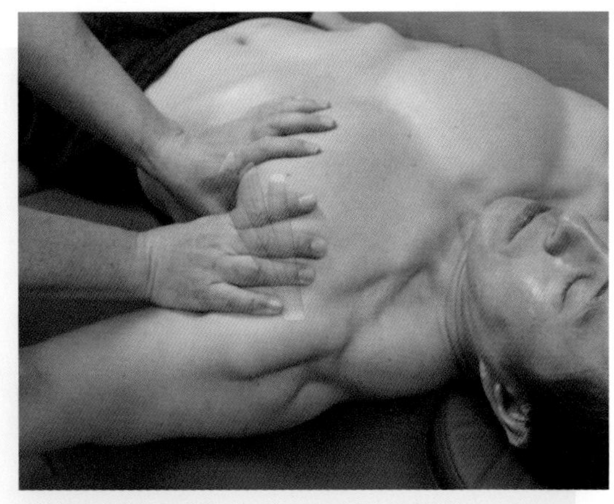

❸他方の手で肩甲骨外転に抵抗をかけると、筋の収縮を観察できる。

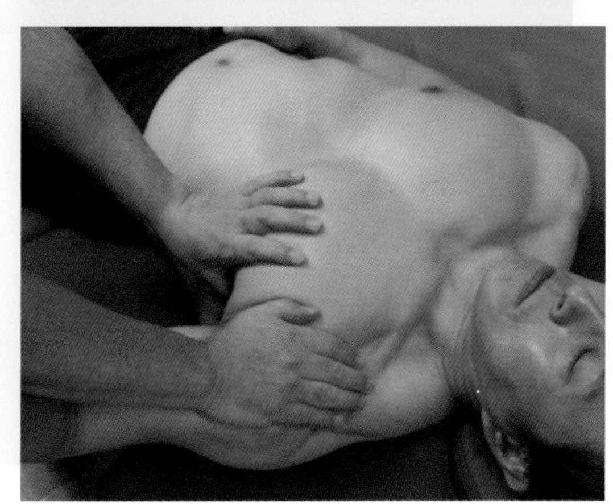

筋性疼痛による発現部位の触診感

- 烏口突起から肋骨前面に連続して数本の母指大の過緊張線維束が触診できる。
- 鋭い圧痛と前胸部の深部や上肢、前腕、手指などに関連痛を発現させる。
- 起始部において、筋層は薄いが粘土のような抵抗感を感じる。
- 動静脈およびリンパを圧迫し、上肢の痛みと浮腫、痺れを発現
- 反対側の肩を触れる動作での肩関節水平屈曲や野球のオーバースローでの肩の前面痛
- 呼吸器症状に関与し、いかり肩がみられ、とくに強制吸気時に顕著

筋性疼痛による症状

- 背臥位からの起き上がり動作時の胸部痛
- 咳、くしやみ、深呼吸などで発現する胸部痛

関連する疾患

- 肩関節不安定症
- 小胸筋症候群
- 胸郭出口症候群　など

Section

1-10 肩甲挙筋（けんこうきょきん）

levator scapulae（レヴェイタ スキャプュリー）

背部の筋肉のうち、頸椎と肩甲骨をつなぎ、肩甲骨を上に引き上げる筋。頸部側方に位置し、僧帽筋とともに働く、いわゆる「肩こり」を引き起こす筋。「寝ちがえの筋」ともいわれる。この部位の収縮や固さが肩こりの原因にもなる。

起始

C1～4の横突起

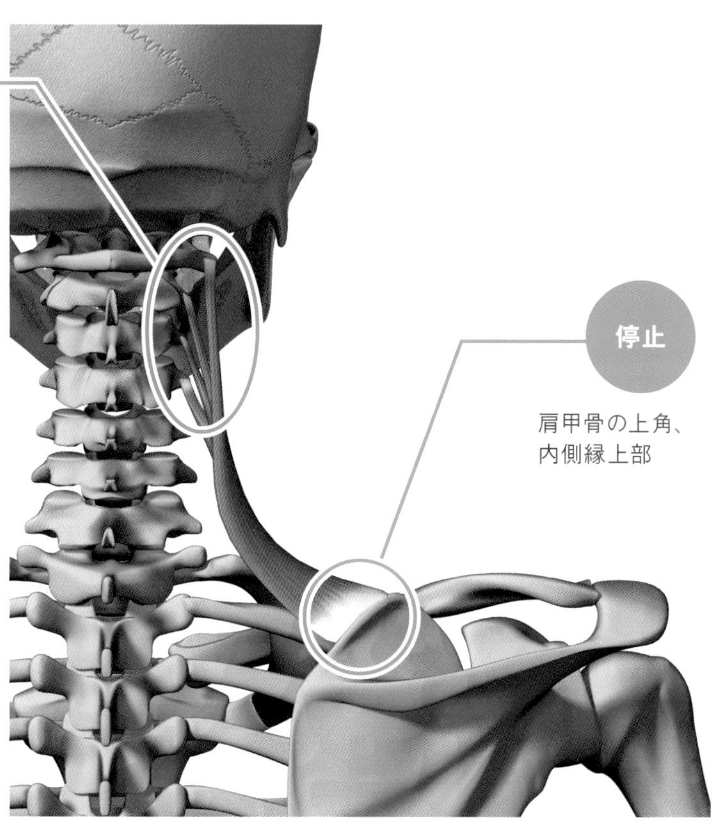

停止

肩甲骨の上角、内側縁上部

支配神経

肩甲背神経（C2～5）

主な働き

肩甲骨の挙上、下方回旋。菱形筋、小胸筋と協同して肩甲骨下方回旋に関わる

該当するADL

重いカバンなどを運ぶ際など、いわゆる肩をすくめる時に働く。

該当するスポーツ動作

ウェイトリフティングなどの種目動作で働く。

触診方法

❶肩甲骨挙上に抵抗をかける。

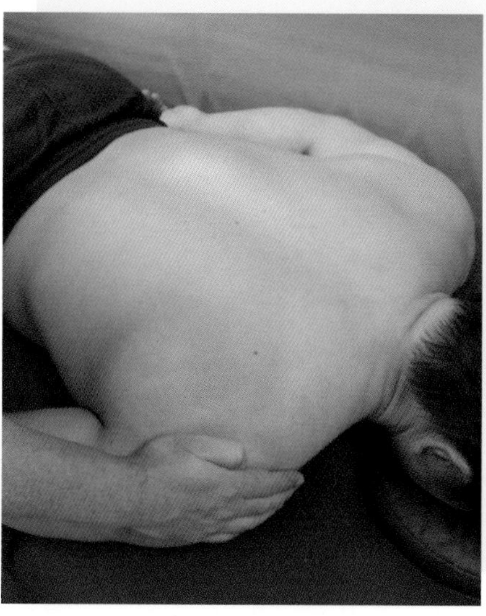

❷肩甲骨の上角内側およびC1～4横突起後結節部において、筋の収縮を触知できる。

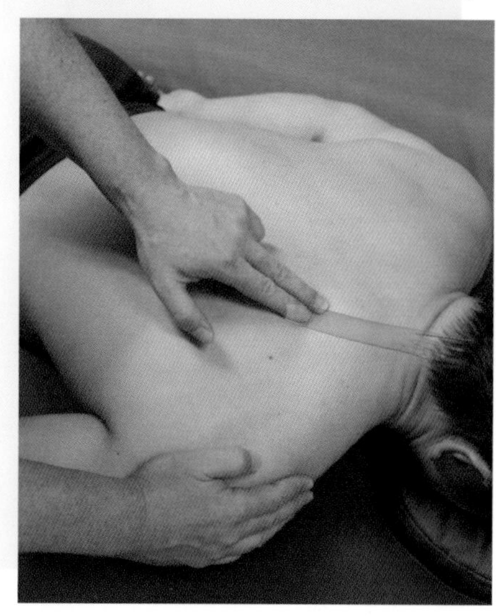

筋性疼痛による発現部位の触診感

- 筋腹は胸鎖乳突筋と僧帽筋上部線維との間を走行する。
- 肩甲骨内側縁から上角いたる範囲から頚椎横突起方向に走り、数本の強く張った弦のような過緊張線維束がみられ、上位頚椎レベルの筋膜ほど太い。
- 第1・2頚椎横突起際で消しゴムのような筋硬結が触知できる。
- 胸鎖乳突筋、最長筋、頚板状筋と複合化した筋硬結として触れることも多い。
- 側頚部では斜角筋と複合化した過緊張線維束が触知できる。
- 肩甲骨上角から第1・2肋骨周辺では表面がゴムの表面に油を塗ったような、捉えにくい大きな筋硬結として触知されることが多い。

筋性疼痛による症状

- 頭痛や耳痛など
- 頚部の側屈可動域制限
- 肩上部から側頚部、肩甲骨内側縁にかけての凝り感や痛み
- 上肢挙上時の肩上部から側頚部にかけての痛み
- 僧帽筋、板状筋、斜角筋、菱形筋、腸肋筋など複数の筋群とともに症状に関与
- なで肩や翼状肩甲の発現
- むちうちや寝違えに深く関与し、頭頚部の同側回旋、側屈、後屈にて側頚部から肩甲骨上角および内側縁領域にかけての痛みが発現

関連する疾患

- 投球障害肩
- 肩関節不安定症
- 肩関節周囲炎
- 胸郭出口症候群　など

Section

1-11 烏口腕筋（うこうわんきん）

coracobrachialis（コラコブラキアリス）

肩甲骨の烏口突起から起始する小さな筋肉。主に肩関節の屈曲や水平内転に関与するが、いずれも主働筋の補助的な役割しか果さない。

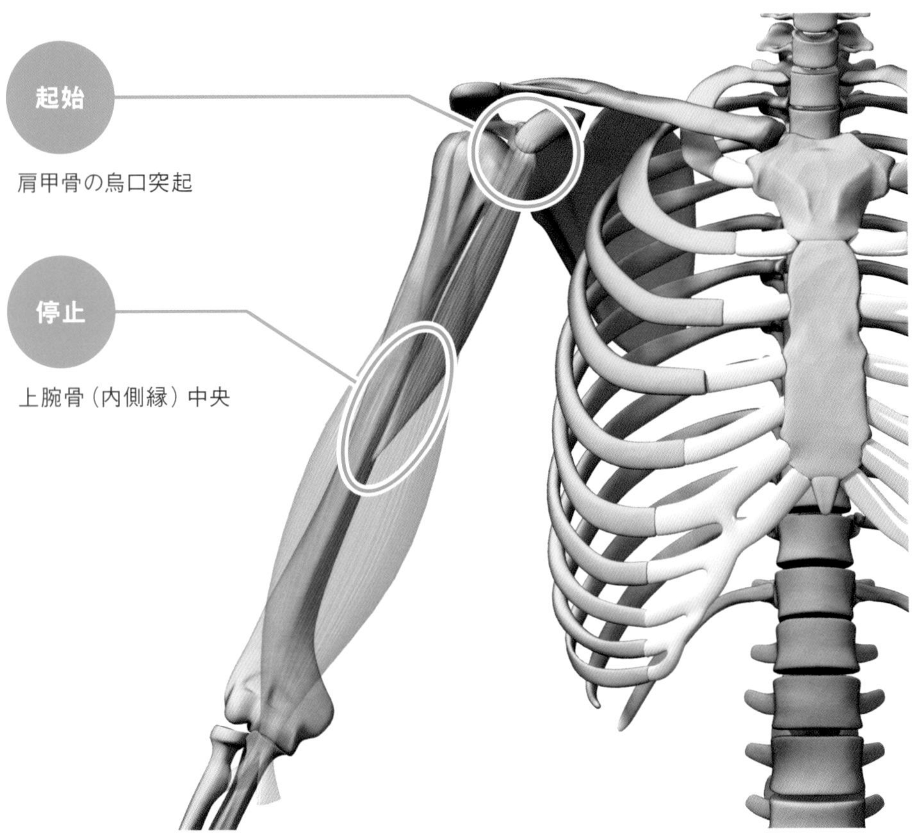

支配神経

筋皮神経（C5～7）

主な働き

肩関節の内転、屈曲の補助、水平屈曲

該当するADL

上腕を前内方に引いたり、肩関節の固定の補助に働く。

該当するスポーツ動作

――

触診方法

❶肩関節を軽く外転、外旋、肘屈曲位において肩関節内転に抵抗をかけると、(痩せている場合)上腕二頭筋短頭の内側に筋の収縮を触知できる。

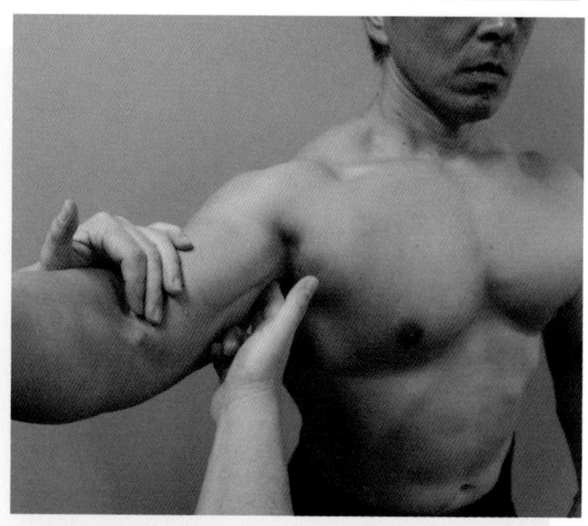

❷肩関節内旋に抵抗をかけながら指腹を押し込むと、筋の収縮を触知できる。

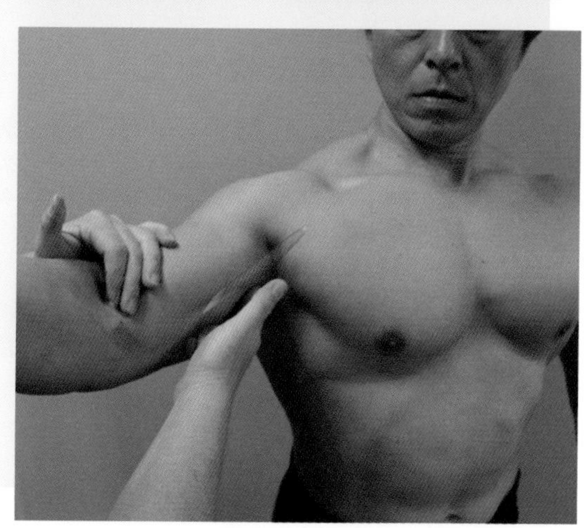

筋性疼痛による発現部位の触診感

・上腕二頭筋短頭の近位部は太い腱として存在し筋腹はほとんどみられず、その腱の裏からは烏口腕筋の筋腹が起こる。
・明確な判別はしにくいが、一つの筋腹として近位1/3領域は烏口腕筋、その遠位部では上腕二頭筋短頭と認識する。
※烏口腕筋に隣接して正中神経、尺骨神経が走行するが、これらの神経を圧迫した際のビリビリとした痛みと関連痛を間違えないように注意すること。

筋性疼痛による症状

反対側の肩を触るなどの動作で肩の前面から上腕内側にかけての痛みを発現

関連する疾患

・肩関節周囲炎
・烏口突起炎
・筋皮神経麻痺　など

Column 肩の痛みについての考察

肩の痛みに関与する筋は、①肩関節の運動筋群、②肩甲骨の運動筋群、③脊柱筋群の3つのグループに分類される。

①の肩関節の運動筋群の中では、三角筋・棘上筋・棘下筋・上腕三頭筋が特に症候に強く関与する。②の肩甲骨の運動筋群では、前鋸筋および小胸筋が症候に関与する筋として特に重要である。③の脊柱筋群では、胸椎領域の多裂筋が重要で、肩痛の発現初期には圧迫により、その肩痛領域に関連痛を発現することも多い。

臨床的に前鋸筋・大円筋・広背筋・上腕三頭筋・肩甲下筋などの腋窩周辺筋は、直接的あるいは間接的に肩痛に関与する非常に重要な筋群である。また、上肢から指先に至る局在のはっきりとしない痛みや痺れを発現し、その症候はときには頸椎ヘルニアなどの神経症状と間違われることも少なくない。

肩関節は、あらゆる運動方向を持つ関節であり、多数の筋群が複雑に運動に関与するため、高度な評価と正確な筋肉の触察能力が必要とされる。

◉4つの野球肩の考察

野球肩①：インピンジメント症候群

インピンジメントは衝突という意味で、インピンジメント症候群とは腕を上げる動作の繰り返しにより腱板（主に棘上筋腱）や肩峰下滑液包が炎症を起こすことによって、変性・肥厚した組織が烏口肩峰アーチと衝突し、肩の痛みや運動制限を引き起こす病態のことである。野球やテニス、バレーや水泳などの競技で散見される。

野球肩②：リトルリーグショルダー

名前の通りリトルリーグ（10歳前後）の野球選手によく見られる症状で、肩が痛んだり関節の動きに違和感が出てくる。代表的なものに上腕骨近位骨端線離開がある。これは成長に伴っての伸びしろとなるよう柔らかくなっている上腕骨の肩に近い部分にある成長軟骨が、繰り返す投球による外力により損傷されてしまうというものである。

野球肩③：SLAP損傷（肩関節上方関節唇損傷）

SLAP（Superior Labrum Anterior and Posterior：上方関節唇）損傷では、肩の上方に痛みを伴う。特に野球選手は「肩の奥のほうが痛い」と訴えることが多く、投球動作を繰り返すことで起こりやすいスポーツ障害である。野球のほかにはバレーボールやテニスなどのオーバーヘッド動作を伴うスポーツで散見される。

症状としては投球動作の振りかぶった状態からリリースの前までに痛みが生じ、日常生活においては頭上から背中に手を回す動作や、痛い腕で反対側の肩をつかむなどの動作で痛みが出現しやすくなる。

野球肩④：上腕二頭筋長頭腱炎

上腕二頭筋長頭腱炎は比較的多く発症しており、野球やバレーボール・水泳等の投球動作やオーバーヘッド動作を繰り返し行うスポーツで発生するほか、中高年の人では運動をしていなくても肩関節周囲炎の一つの症状として発生する。

原因の一つとして構造上の問題が挙げられる。長頭の起始は肩甲骨から始まっているが、長頭は結節間溝と呼ばれる上腕骨近位部にある溝に入っており、上腕骨と長頭に摩擦が起きやすい構造になっている。そのためストレスが繰り返し起こることで炎症が起こりやすい。また炎症や刺激が繰り返し起こることで徐々に弱化していき、変性した結果、断裂に至る場合もある。

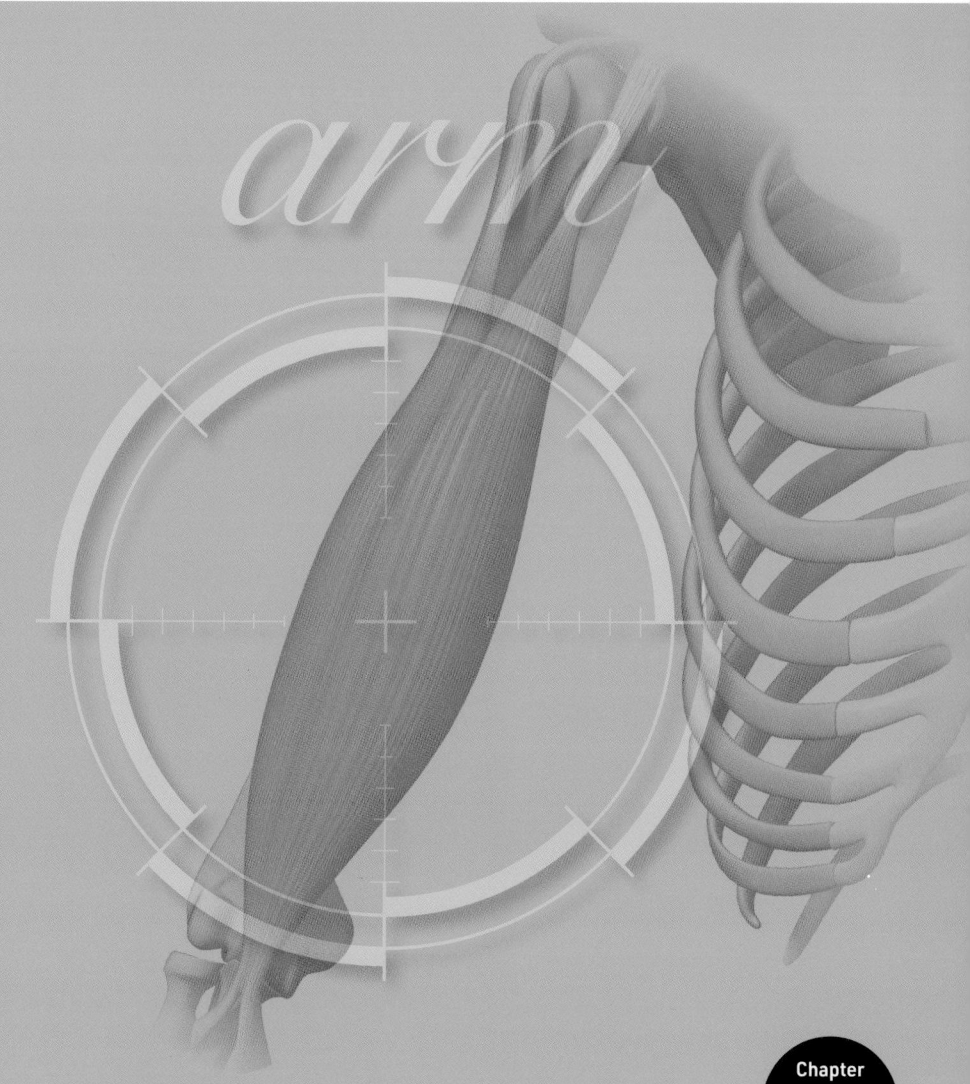

Chapter 2

肘の痛みに関与する筋

筋の概略図

肘関節に関与する筋は機能別に分類すると理解しやすい。4つの動きのうち屈曲・回内・回外にはそれぞれ3つの筋肉が関与する。すなわち上腕二頭筋、上腕筋、そして腕橈骨筋は肘関節の屈筋である。前腕の前方に位置する回内筋群は、円回内筋や方形回内筋、腕橈骨筋によって構成されている。

また伸展には2つの筋肉が関与しており、腕の後方に位置する上腕三頭筋は肘筋の助けをかりて肘関節の主要な伸筋となっている。

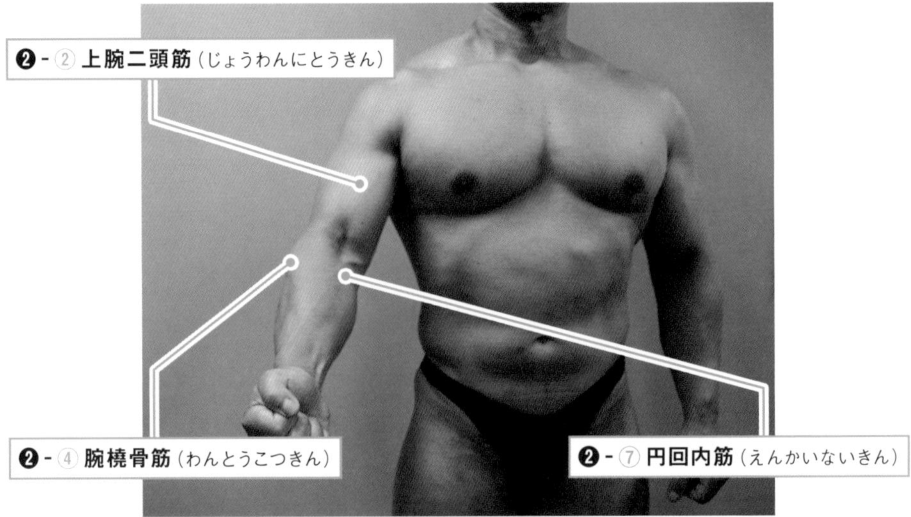

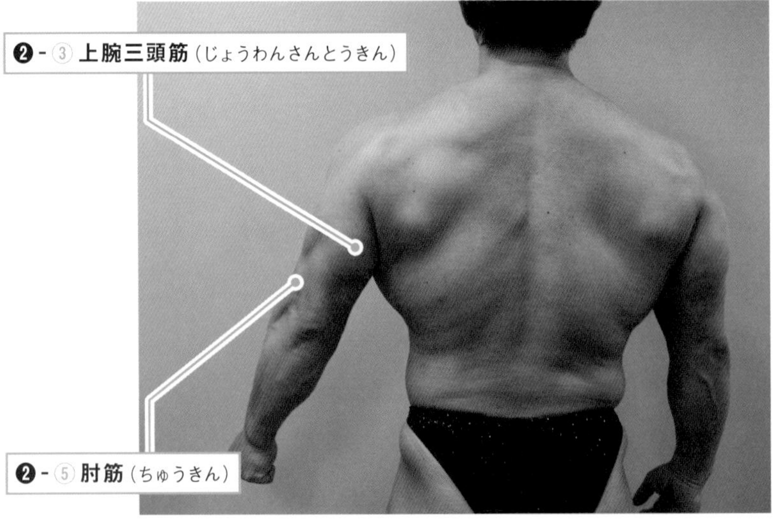

運動の和英表現

腕　arm

肘の屈曲・伸展
Elbow flexion / extension

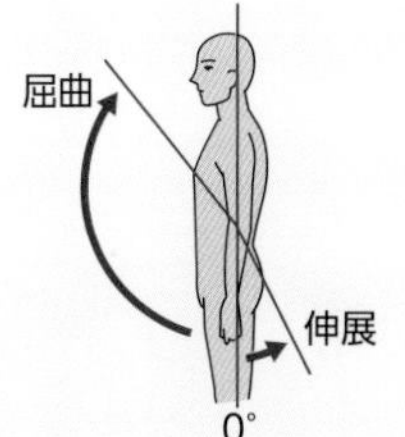

右肘は軽く屈曲
Right elbow partially flexed

両肘とも屈曲
Both elbows are flexed

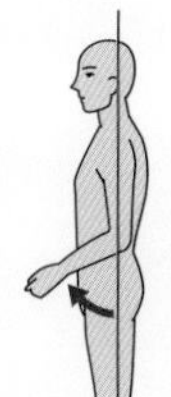

前腕の回内・回外
Forearm pronation / supination

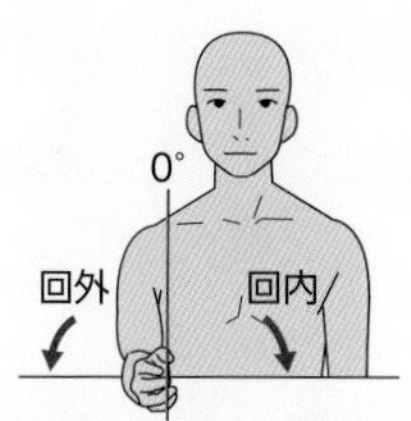

Column 肘関節のリラクゼーション療法

上腕二頭筋の萎縮により肘関節の拘縮が起きている場合、この筋萎縮の改善を行うことにより、肘関節の可動域の拡大を図ることを目的とする。上腕二頭筋が真っすぐになるように手掌を上向きにし、片方の手で手首を持って肩関節がずれないよう固定する。そして上腕二頭筋の起始部に刺激を与えるために他方の手で烏口突起部を軽く押さえて動かさず、肘の角度を変えることなく前腕の内旋・外旋を行う。すなわち肩関節のねじり運動を他動的に行う。

Section

2-1 上腕筋（じょうわんきん）

branchialis（ブラキアリス）

上腕二頭筋の深層にある広い扁平な筋。上腕骨と尺骨を結ぶ筋肉で肘を曲げる際には必ず働く肘の主力屈筋。腱成分が非常に少なく、筋肉全体が筋腹といった形態をしている。

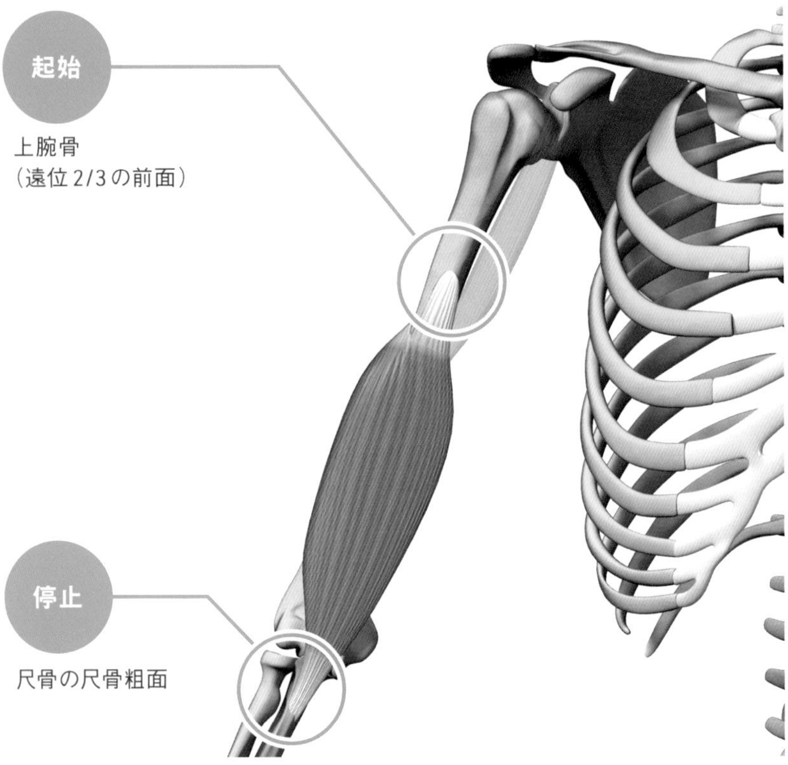

支配神経

筋皮神経（C5～6）しばしば橈骨神経からも

主な働き

肘関節の屈曲

該当するADL

食事動作においてお皿から口へ肘を曲げながら、食べ物を口に運ぶ摂食動作で働く。また、物を拾い上げる動作などでも働く。

該当するスポーツ動作

柔道や相撲などの格闘技やボート競技などで働く。

触診方法

❶肘の屈曲に強い抵抗をかける。

❷上腕遠位において上腕二頭筋の遠位両側の筋の収縮を確認できる。

One point !

触診は上腕二頭筋内側縁より深部に進入して行うと触知できるが、正中神経が上腕骨内側縁付近を走行するため注意する。

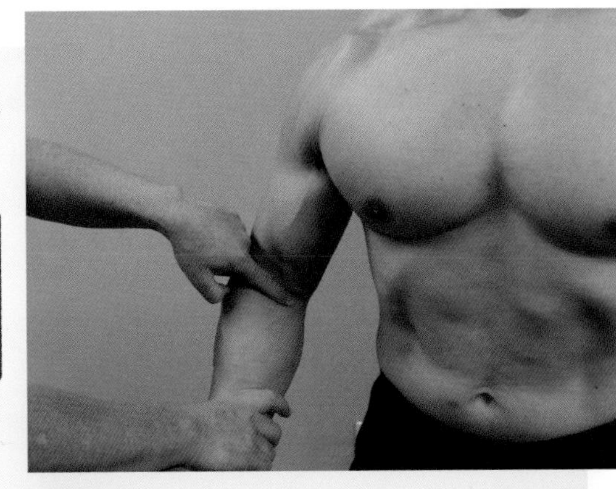

❸指腹を同部を軽く押し当てると筋の収縮を触知できる。

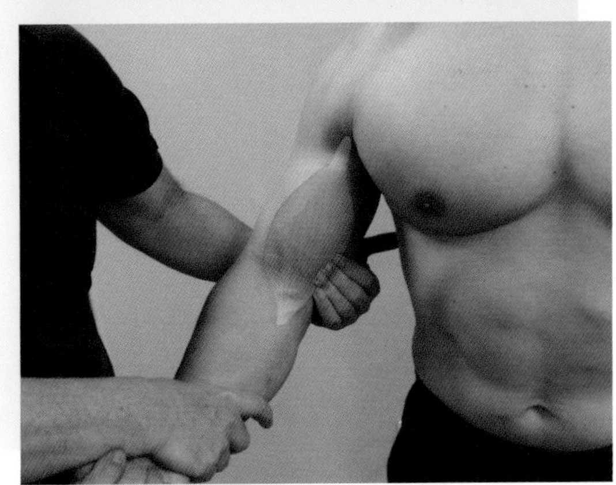

筋性疼痛による発現部位の触診感

- 三角筋の停止部から肘関節までで、上腕二頭筋の外側で親指大のコードのような過緊張線維束が触知できる。
- 肘窩周辺では上腕二頭筋停止腱の下で内外側に筋腹が触知され非常に強い圧痛がある。

※腕橈骨筋との筋溝を橈骨神経が走行するため、触診には注意が必要である。

筋性疼痛による症状

- 肘関節前面痛
- 上腕前面から外側面の痛み、冷え、だるさ
- 前腕から手関節および手指橈側にかけての痛みや痺れに関与
- 外傷後固定による肘関節の拘縮や、転倒により手を着いた際に筋損傷を起こす。その際、拮抗筋である上腕三頭筋も同時に関与

関連する疾患

- 肘関節屈曲拘縮
- 筋皮神経麻痺　など

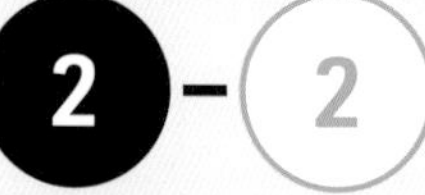

上腕二頭筋

じょう わん に とう きん

biceps brachii（バイセプス ブレイキアイ）

上腕部の前面の浅層に位置する、いわゆる「力こぶ」を形成する筋。外側に位置する長頭と内側に位置する短頭の2頭で構成される。肩関節と肘関節をまたぐ二関節筋であり、双方の関節運動に関与する。

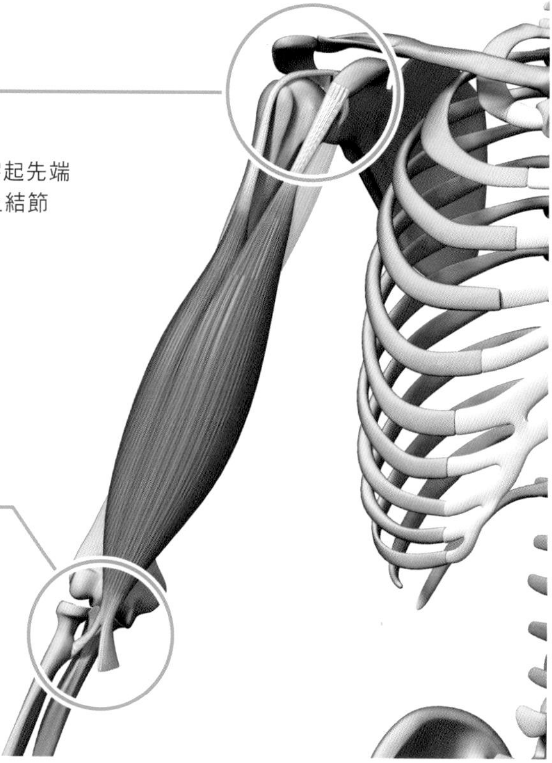

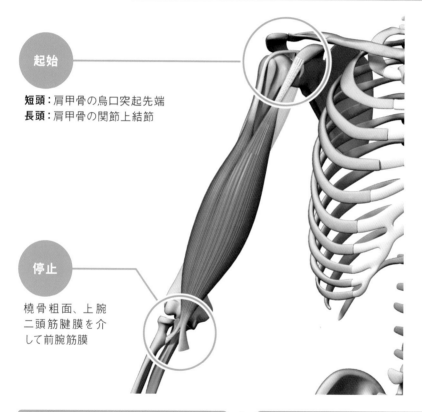

起始

短頭：肩甲骨の烏口突起先端
長頭：肩甲骨の関節上結節

停止

橈骨粗面、上腕二頭筋腱膜を介して前腕筋膜

支配神経

筋皮神経（C5～6）

主な働き

肘関節の屈曲、前腕の回外、肩関節の外転（長頭）、内転（短頭）

該当するADL

食事動作においてお皿から口へ肘を曲げながら、食べ物を口に運ぶ摂食動作で働く。

該当するスポーツ動作

ボートを漕ぐ動作やロッククライミング、柔道などで強く働く。

触診方法

❶肘を屈曲すると筋腹の隆起が確認できる。

❷上腕外側において長頭の収縮を結節間溝で腱を触知できる。

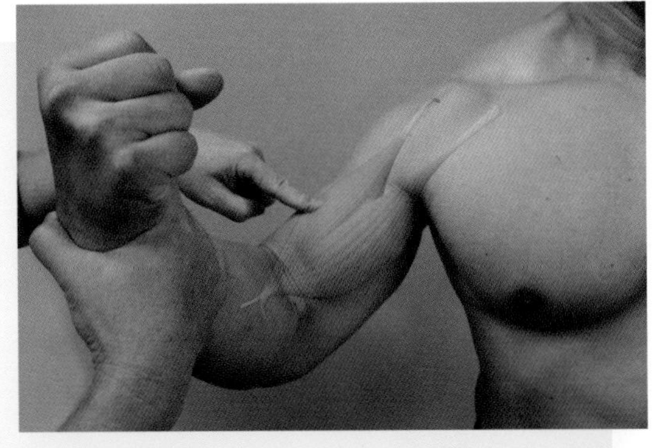

❸上腕内側において短頭の収縮を烏口突起の遠位で腱を触知できる。

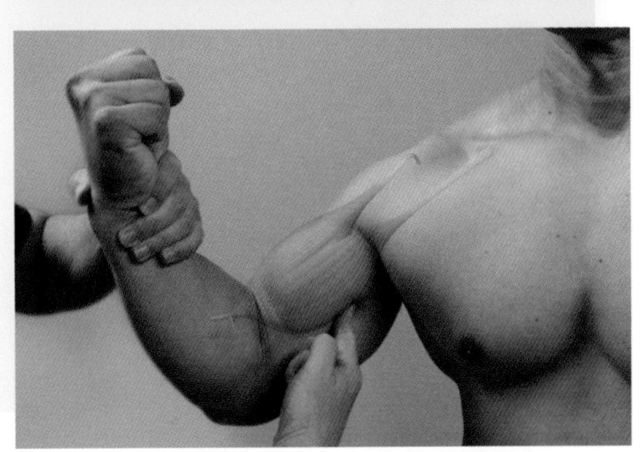

筋性疼痛による発現部位の触診感

- 上腕二頭筋長頭の近位部にはコードのような過緊張線維束が触知される。
- 上腕前面下部では、上腕筋の表層で風船が膨らんだような過緊張筋が存在し、強い圧痛と関連痛を発現する。
- 上腕二頭筋短頭の近位部は太い腱として存在し筋腹はあまりみられず、その腱の裏からは烏口腕筋の筋腹が起こる。明確な判別はしにくいが、一つの筋腹として近位1/3領域は烏口腕筋、その遠位部は上腕二頭筋短頭と認識する。
- 強い圧痛とジーンとした痺れ感を伴う関連痛を発現する。

※烏口腕筋に隣接して正中神経、尺骨神経が走行するが、これらの神経を圧迫した際のビリビリとした痛みと関連痛を間違えないように注意すること。

筋性疼痛による症状

- 上腕内側の痛み、冷え、だるさ
- 上腕二頭筋長頭は肩関節外転時の痛みに関与
- 上腕二頭筋短頭と烏口腕筋は、反対側の肩を触る動作で肩の前面から上腕内側にかけての痛みを発現

関連する疾患

- 上腕二頭筋長頭腱炎
- 上腕二頭筋長頭腱断裂
- 上腕二頭筋長頭腱脱臼　など

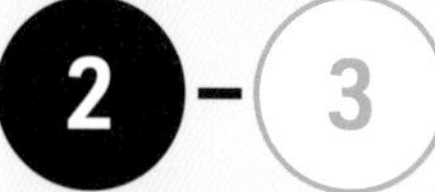

上腕三頭筋
じょう わん さん とう きん

triceps brachii（トライセプス ブレイキアイ）

肘関節の最も強力な伸筋。3つの筋頭から構成され、長頭のみ肩関節と肘関節をまたぐ二関節筋。3つの筋は内側頭を深層に置き、これを覆い隠すように長頭と外側頭が走行しており、肘の伸展には内側頭が最も強く働く。

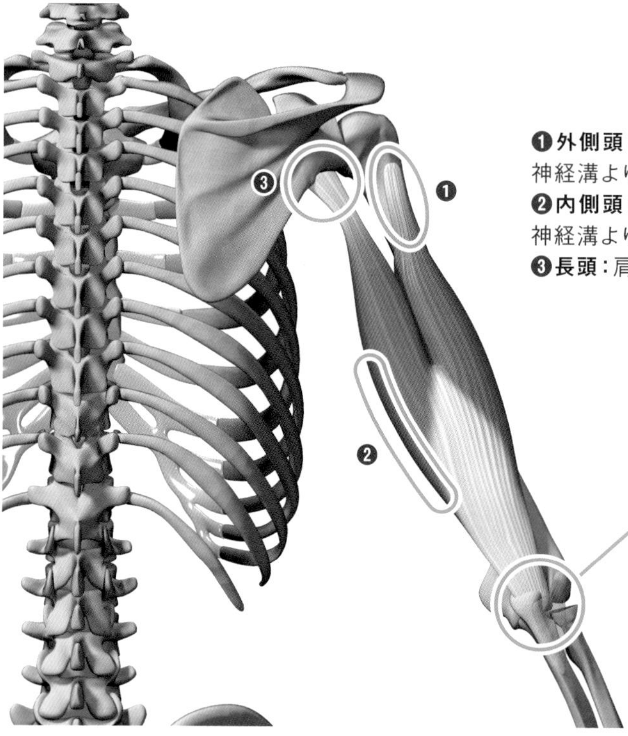

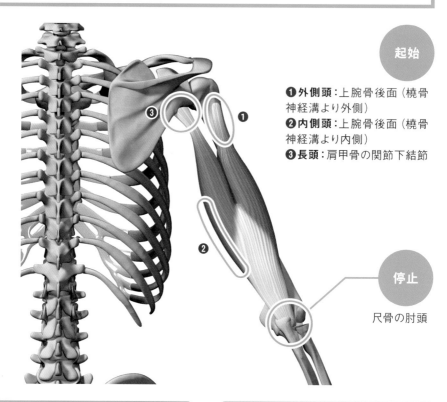

起始

❶外側頭：上腕骨後面（橈骨神経溝より外側）
❷内側頭：上腕骨後面（橈骨神経溝より内側）
❸長頭：肩甲骨の関節下結節

停止

尺骨の肘頭

支配神経

橈骨神経（C7～8）

主な働き

肘関節の伸展、肩関節の固定にも働く（長頭：上腕内転に著しい）

該当するADL

ドアを前方に押して閉める動作やトレーニングの腕立て伏せにおける腕を伸ばす際などに働く。

該当するスポーツ動作

投球動作や砲丸投げ、体操競技やウェイトリフティングなどで働く。

触診方法

❶長頭と外側頭は、力を入れて肘を伸展すると容易に触知できる。

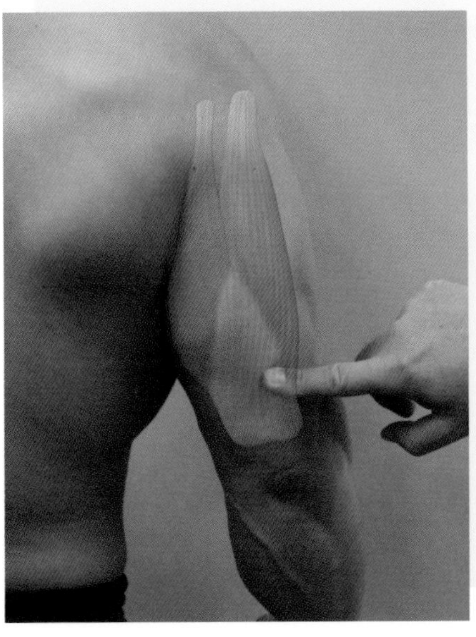

❷内側頭は肘の伸展に負荷をかけた時に上腕骨の遠位、長頭筋腹の内下方で触知できる。

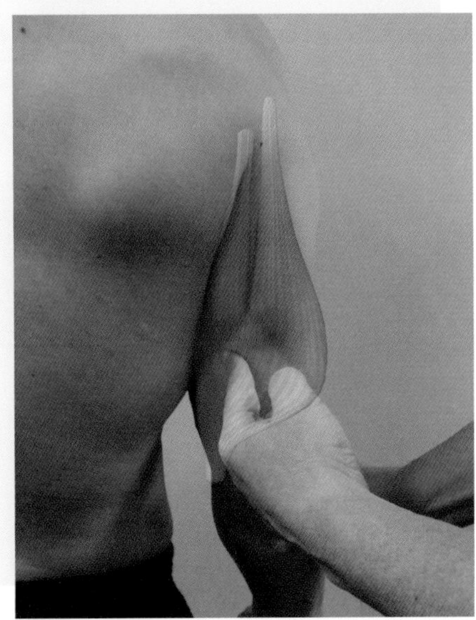

筋性疼痛による発現部位の触診感

- 肩甲骨関節窩結節から起始する長頭線維束は、全体が太いコードのような過緊張線維束として触知され、圧迫によって前腕から手指にかけての関連痛を発現する。
- 上腕後面の中央部では、長頭と内側頭線維束が重層し太いソーセージのように触知され、圧迫にて上腕骨が折れるような関連痛を発現する。
- 外側頭線維は強い圧痛を発現する。
- 肘頭周辺に集束する共通頭線維は、ゴムが張りついたような硬質の線維束として触知できる。この領域では、とくに深層の内側頭線維束が重要である。

※三角筋後部線維との筋溝、また外側頭線維の深層には橈骨神経か走行するため注意が必要である。

筋性疼痛による症状

- 上腕後面の痛み、だるさ、冷え
- 肘後面の痛みを発現し完全伸展ができない
- 局在のはっきりしない手指の痛みや痺れに関与
- テニスのバックハンドでの肘の痛み
- 肩周囲の痛みや凝り感に関与
- 外傷後固定による肘関節の拘縮や、転倒により手を着いた際に筋損傷を起こす。その際、拮抗筋である上腕筋も同時に関与

関連する疾患

- 外傷後肘関節拘縮
- 投球障害肩
- 橈骨神経麻痺
- 肘関節後方インピンジメント　など

Section

2-4 腕橈骨筋（わんとうこつきん）

brachioradialis（ブラキオレイディアリス）

橈骨神経に支配される唯一の屈筋で、前腕部の最も外側に位置する。前腕の伸筋群に属するが、肘の屈筋としても働く。肘関節伸展位では、腕橈骨筋には肘関節の屈曲トルクは生じない。

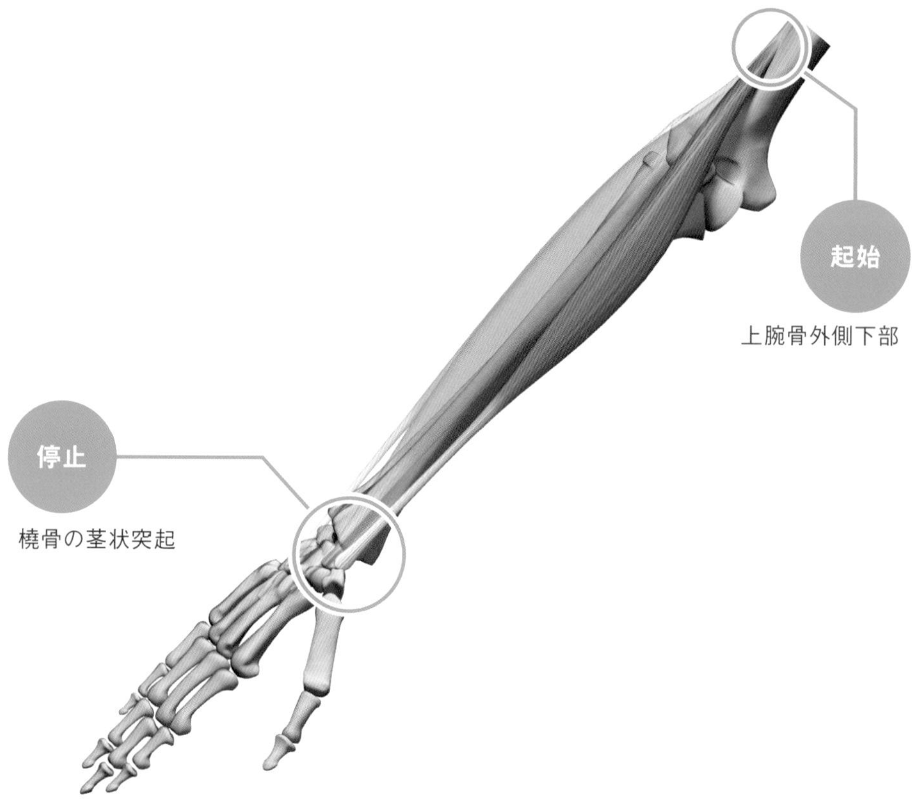

支配神経

橈骨神経（C5 ～ 6）

主な働き

肘関節の屈曲、前腕の回内（回外位～中間位に回旋）、回外（回内位～中間位に回旋）

該当するADL

ワインのコルク抜きにおける回転動作で働く。

該当するスポーツ動作

野球の投球時やテニス動作で働く。

触診方法

❶前腕回内回外中間位から肘関節屈曲方向に力を入れる。

❷前腕橈側において筋腹の隆起を観察できる。

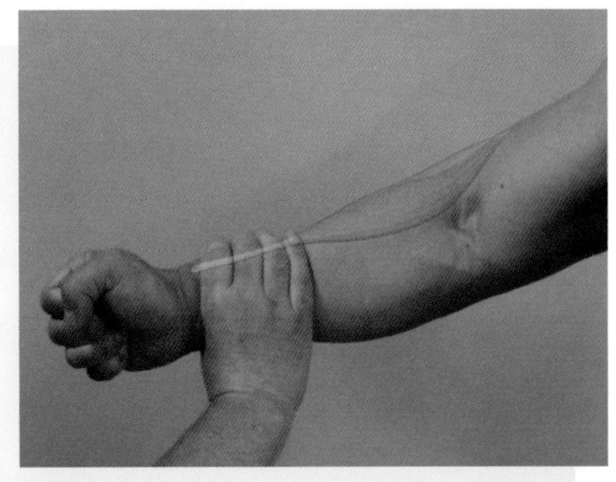

❸前腕近位橈側において筋の収縮を触知できる。

One point !

筋腹の触診は、上腕骨外側上顆上部の起始部から橈骨茎状突起までを橈骨に押し当てるように行う。

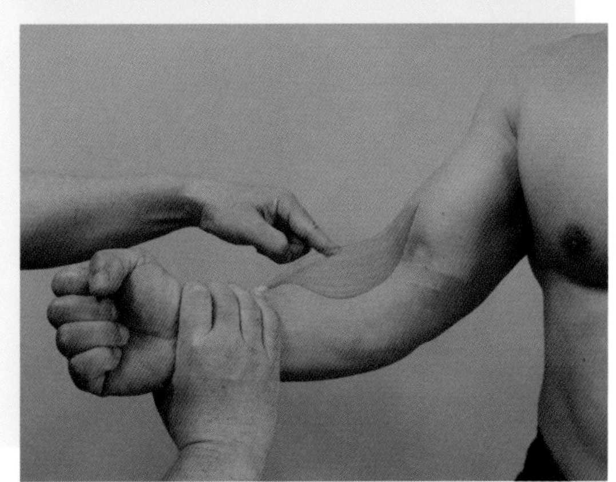

筋性疼痛による発現部位の触診感

- 硬度の強い浮腫を伴う過緊張線維束として触知される。
- 隣接する長・短橈側手根伸筋に比べ、明確な筋腹は確認しにくい。
- 橈骨頭の表層を被う領域では、耐えがたい圧痛がある。
- 圧迫によって手関節橈側から母指にかけての関連痛を発現する。

筋性疼痛による症状

- 前腕中間位での肘屈曲時痛
- 上腕骨外側上顆炎（テニス肘）に関与
- 橈骨茎状突起部の痛み
- 前腕中間位での持続的な肢位保持による肘関節外側部痛
  →新聞や雑誌などを読んでいる時や傘を持っている時など
- 母指運動時に橈骨の固定に関与するため、母指の症状に関与する時が多い

関連する疾患

- 橈骨神経麻痺
- 筋皮神経麻痺　など

Section

2-5

肘筋

ちゅう きん

anconeus（アンコウニーアス）

前腕部後面、浅層にある小さな扇状の筋で、上腕の筋に分類されることもある。肘関節を伸展し、上腕三頭筋を助ける。前腕の回内を伴って伸展すると、肘筋の筋活動は増強する。

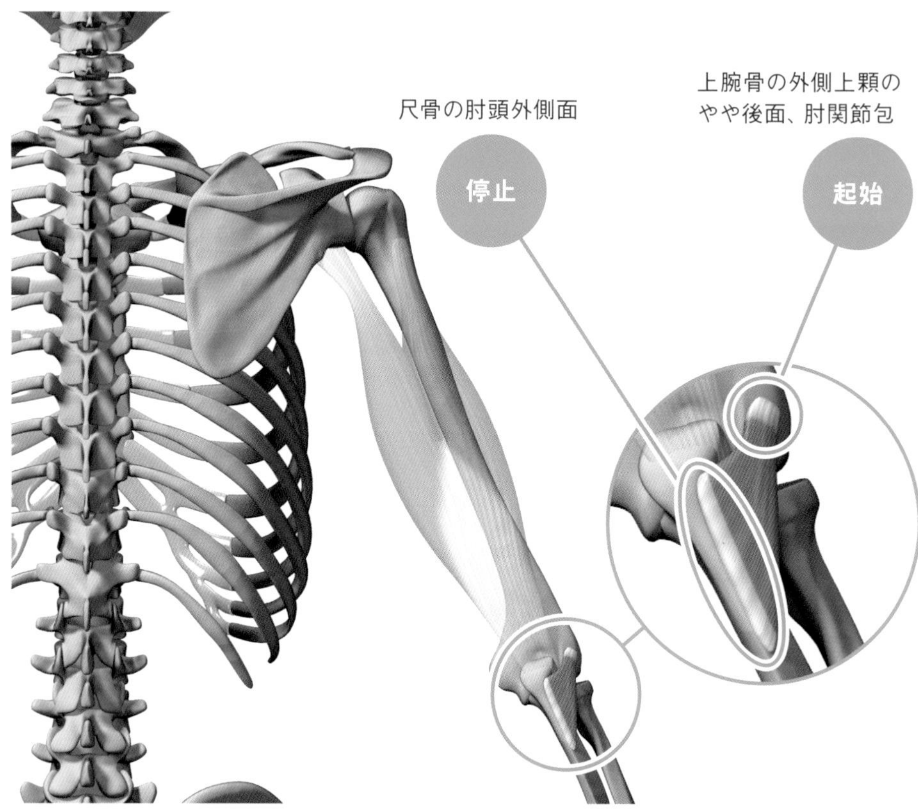

支配神経

橈骨神経（C7～8）

主な働き

肘関節の伸展（上腕三頭筋の補助）、肘関節包を張る

該当するADL

ワインのコルク抜きにおける回転動作で働く。

該当するスポーツ動作

野球の投球時やテニス動作で働く。

触診方法

❶肘を軽く屈曲した状態から肘伸展に抵抗をかける。

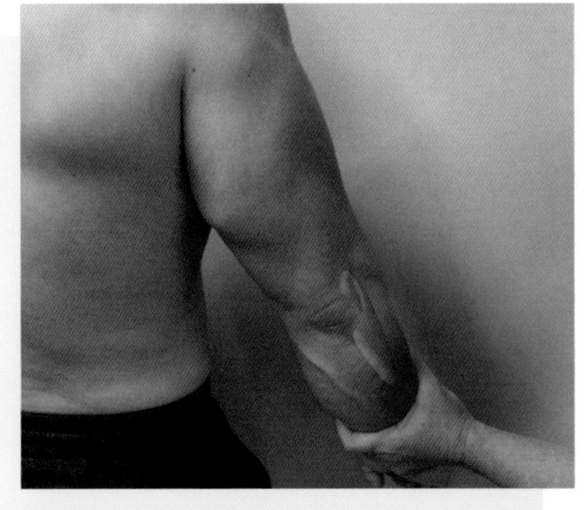

Check!
この筋の筋腹は尺側手根伸筋起始部の尺側を上腕骨外側上顆より、尺骨頭に向かい斜めに走行している。

❷上腕骨外側上顆後面と尺骨の橈側面近位1/4部に筋の収縮を触知できる。

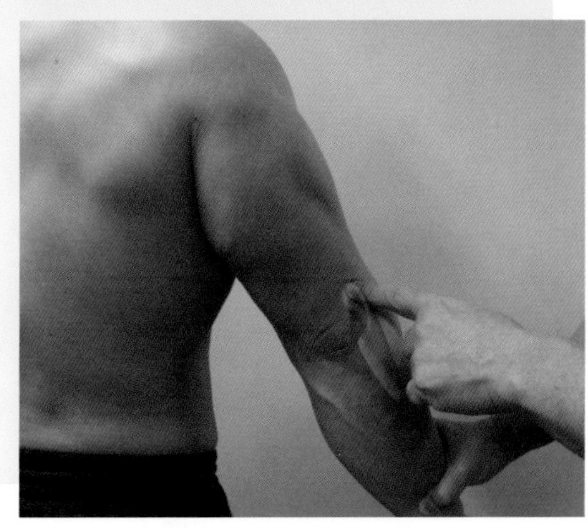

筋性疼痛による発現部位の触診感

- 筋全体が消しゴムのように触知され、強い圧痛と肘周囲への関連痛を発現する。
- 尺骨上部付着部に米粒のような筋硬結が骨にこびりついているように触知される。

筋性疼痛による症状

- 急激な素早い肘関節伸展動作で肘頭の奥に差し込むような痛みを発現
- テニス肘に関与

関連する疾患

- 橈骨神経麻痺
- 上腕骨外側上顆炎　など

Section

2-6 回外筋（かいがいきん）

spinator（スューピネイタ）

肘の外側に位置し、橈骨頭を後方から回り込むように覆う。肘関節の伸展とともに前腕を回外する。円回内筋や方形回内筋の拮抗筋として働く。

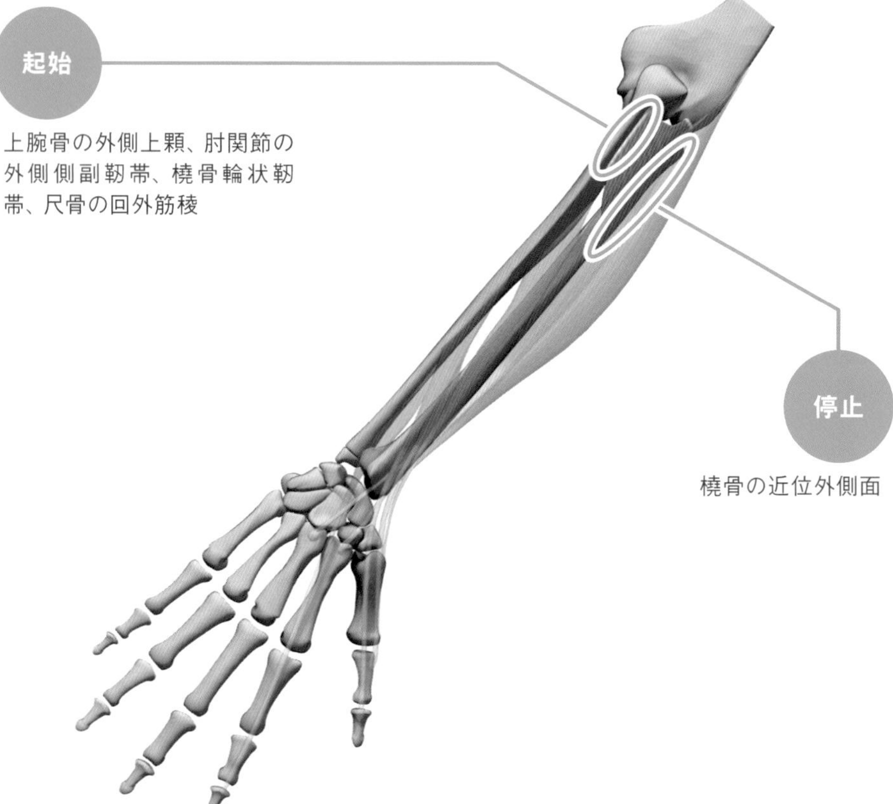

起始

上腕骨の外側上顆、肘関節の外側側副靭帯、橈骨輪状靭帯、尺骨の回外筋稜

停止

橈骨の近位外側面

支配神経

橈骨神経（C5～7）

主な働き

前腕の回外

該当するADL

ドライバーやドアノブを回す動作で働く。

該当するスポーツ動作

テニスやバトミントンなどのバック・ハンド動作で働く。

触診方法

❶手根、手指を中間位でリラックスした状態から前腕回外に抵抗をかける。

Check!
この筋は上腕骨外側上顆より橈骨頭を覆うように走行している。

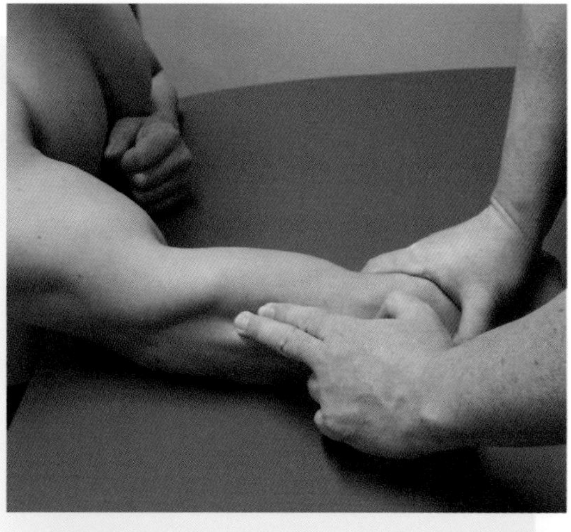

❷橈骨頭尺側から尺骨の間で筋の収縮を触知できる。

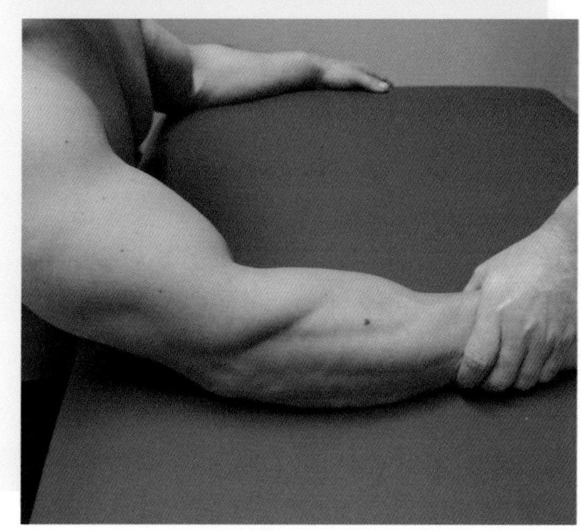

筋性疼痛による発現部位の触診感

- 指伸筋、長・短橈側手根伸筋、腕橈骨筋がこの筋を完全に被っているため、直接触診することは難しい。
- 指伸筋、短橈側手根伸筋との筋溝を丁寧に触診し、筋線維の走行による判別は可能である。

筋性疼痛による症状

- 上腕骨外側上顆炎（テニス肘）に関与
- 肘関節外側部の強い痛み
- 小児肘内障に関与

関連する疾患

- 回外筋症候群
- 前腕回外拘縮
- 上腕骨外側上顆炎　など

Section

2-7 円回内筋（えんかいないきん）

pronator teres（プロウネイタ ティリーズ）

肘窩の内側縁を構成し、上腕骨と尺骨頭の二頭を区別する。肘関節を屈曲し回内する。肘関節の外反負荷には、動的なstabilizerとして制動する。

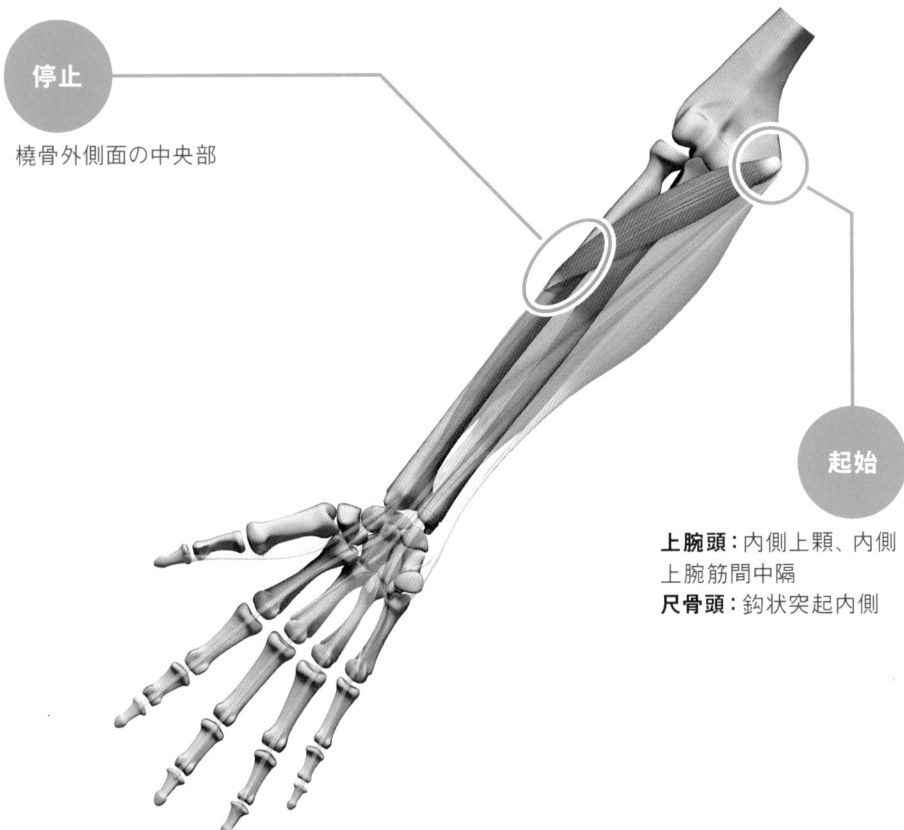

支配神経

正中神経（C6～7）

主な働き

肘関節の屈曲、前腕の回内

該当するADL

ペットボトルから飲物をコップに注ぐ際やドアノブを回す時などに働く。

該当するスポーツ動作

野球の投球時やテニス動作で働く。

触診方法

❶腕橈骨筋との筋交叉部を橈骨に押し込むように指腹で触れ、他方の手で前腕の回内に抵抗をかける。

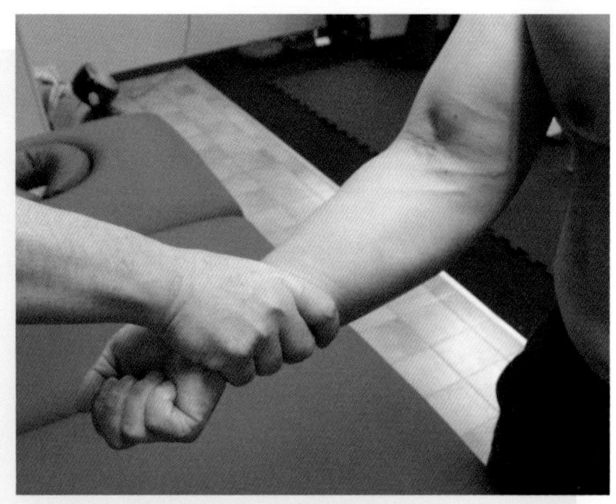

❷前腕腹側近位と、上腕骨内側上顆から上腕二頭筋遠位の間で筋の収縮を触知できる（観察は非常に難しい）。

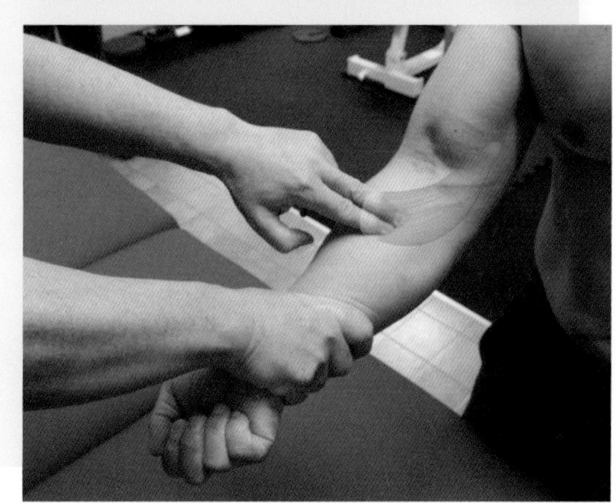

筋性疼痛による発現部位の触診感

・筋全体が太い腱組織のような硬いコードのように過緊張筋として触知される。
・圧迫により橈骨に響くような関連痛を発現する。
・上腕骨内側上顆の付着部周辺では表面がグミのような触診感と、強い圧痛と前腕上部の深部に響く関連痛を発現する。

筋性疼痛による症状

・上腕骨内側上顆炎（ゴルフ肘）
・筋短縮による前腕の回外制限
・手掌から指先にかけての痺れなどの異常感覚
・この筋の筋層間を正中神経が走行するため、筋過緊張により正中神経を圧迫する可能性がある

関連する疾患

・円回内筋症候群
・内側型投球障害肘
・肘関節屈曲拘縮　など

Column 肘の痛みについての考察

肘関節の運動では複数の筋群が同時に働くため、症状発現筋を一つに絞れることは少ない。急性の外傷以外では、個々の筋肉の症状への関与の大小はあれ、前腕の屈筋群または伸筋群、橈側に位置する筋群または尺側に位置する筋群というように一つの領域として考察することが多い。また長期化している症例では、肩関節や頚肩部の痛みを併発していることも少なくない。

◉テニス肘の症状

・肘の内側や外側が痛む
・タオルなどを絞る動作で肘が痛む
・フライパンや鍋など、重いものを持つと肘が痛む
・洗濯物を引っ張り上げるときなどに肘が痛む
・戸のドアノブを回す際に肘が痛む
・仕事でパソコンなどを使うと肘が痛む
・テニスのスイングで肘が痛む

◉肘が痛む原因

テニス肘の原因は、ボールインパクト時のラケットからの衝撃が手首に伝わり、そのストレスが肘の筋腱付着部にまで及ぶためである。上級者よりもラケットの中心部に球が当たりにくい初・中級者の方が受傷しやすい。また受傷要因の根底には、オーバーユースによる疲労性障害がある。

受傷のタイプは、肘の外側（親指側）を痛めるバックハンドタイプと、肘の内側（小指側）を痛めるフォアハンドタイプとに大別される。原因としてラケットの衝撃吸収性の良否やガットの硬さ、ラケットの破損による衝撃吸収性の悪さなどが挙げられる。

肘の外上顆には指を伸ばす総指伸筋や手首を背屈する短（長）橈側手根伸筋などが付着しており、手首の運動による衝撃は前腕を介して肘の付着部にまで伝わる。

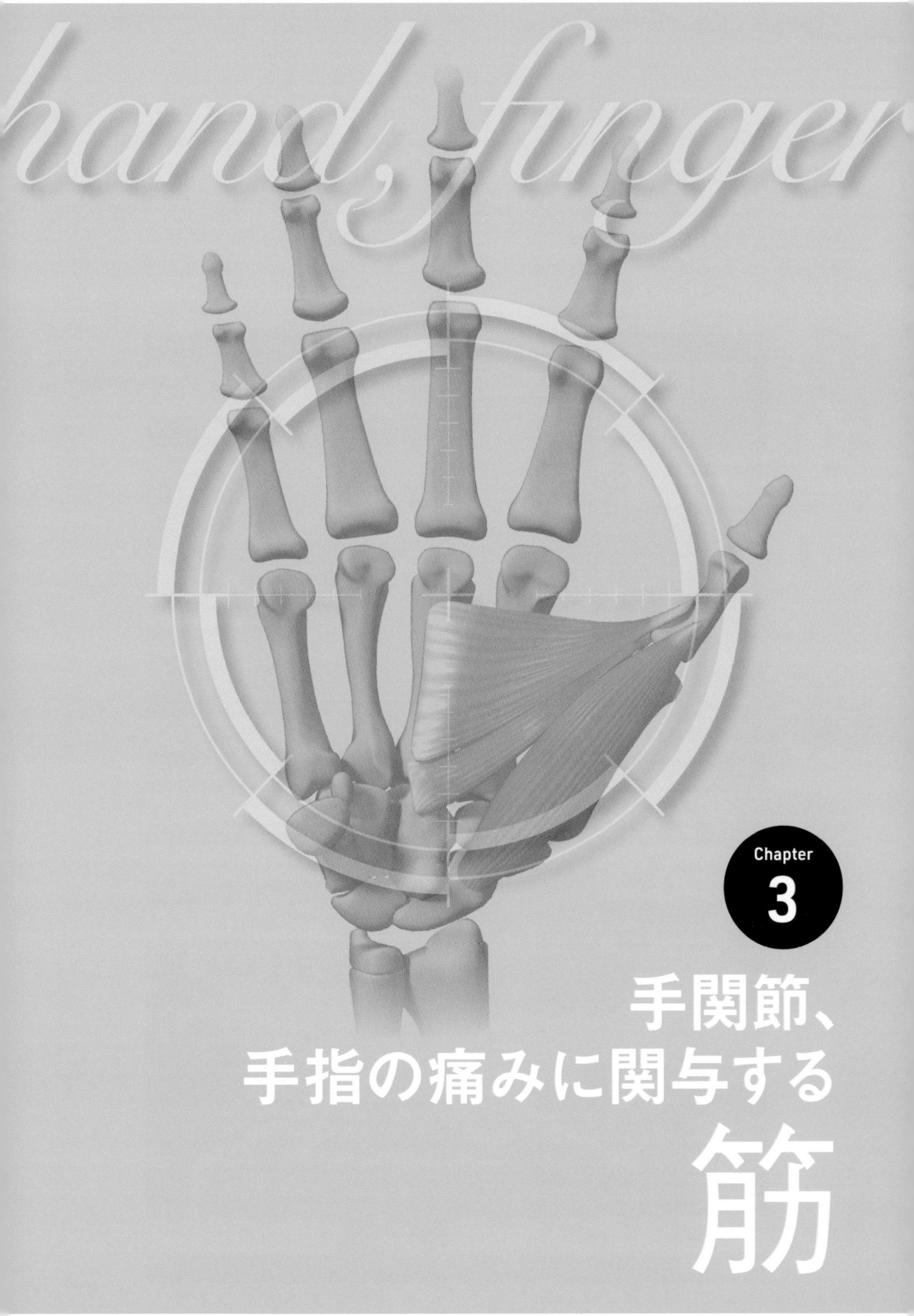

hand, finger

Chapter 3

手関節、手指の痛みに関与する筋

筋の概略図

手関節と手の指の動きに関与かる外在筋は機能と位置によって分類できる。まず手の指を動かさずに手首のみを動かす筋肉が6つある。橈側手根屈筋、橈側手根屈筋、尺側手根屈筋、長掌筋の3つが手首を屈曲し、他の長橈側手根伸筋、短橈側手根伸筋、尺側手根伸筋で手首を伸展させる。これ以外の9つの筋は手の指を動かす筋肉であるが、これらの筋肉の腱は手首を通過するもので力が弱いが手首の動きに関与する。

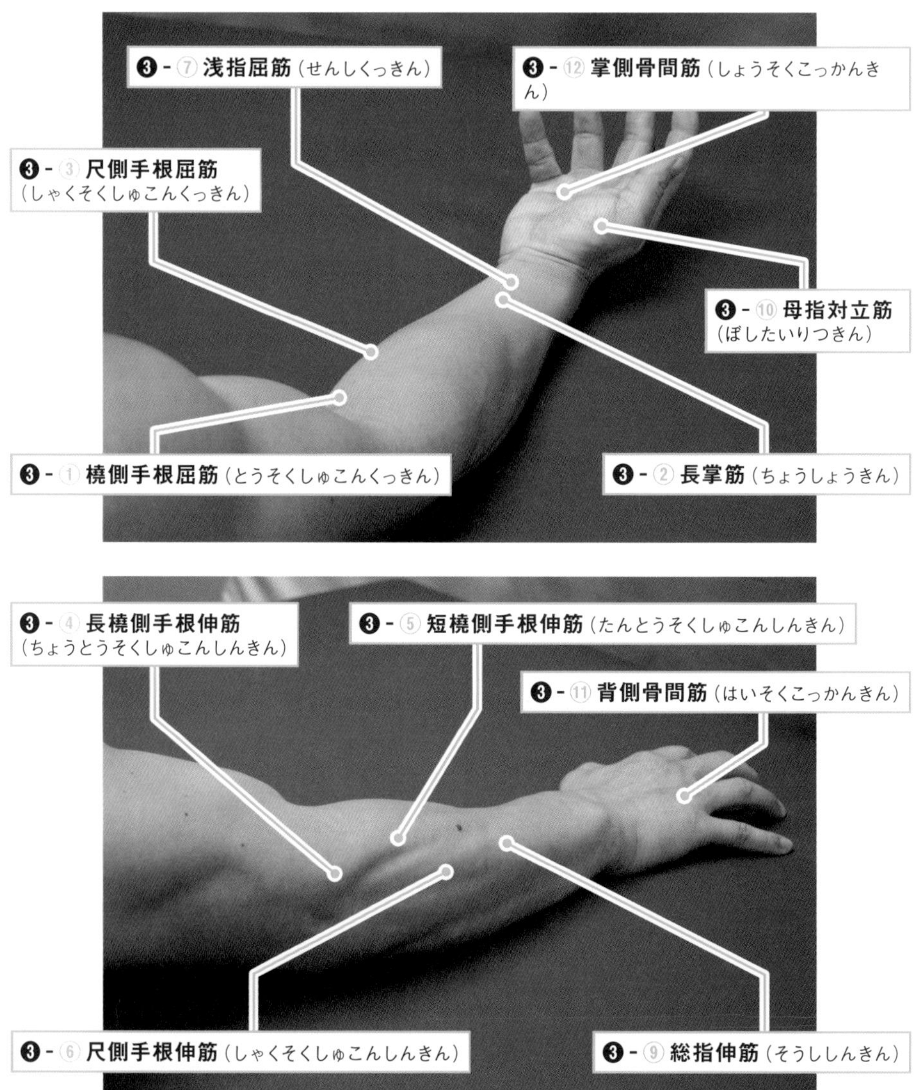

運動の和英表現

手・指　hand, finger

手の屈曲（掌屈）・伸展（背屈）
Hand flexion (palmarflexion) / Hand extension (dorsiflexion)

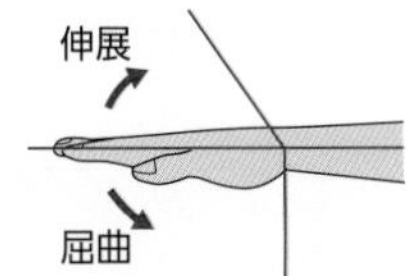

手の撓屈・尺屈
Radial deviation / Ulnar deviation

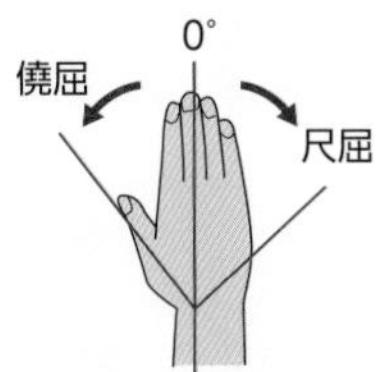

指の外転
Finger abduction

指の内転
Finger adduction

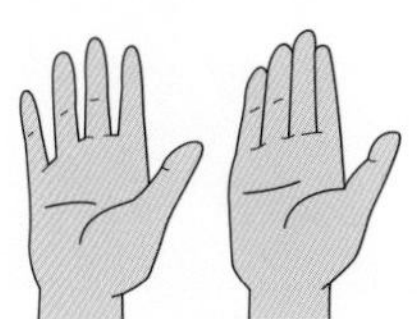

指の伸展
Finger extension

指の屈曲
Finger flexion

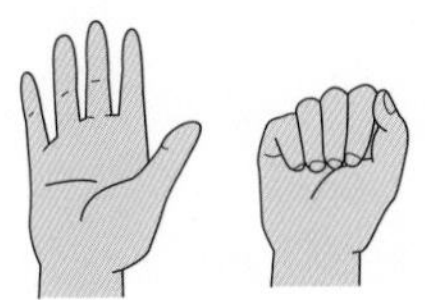

親指の外転・内転
Thumb abduction / adduction

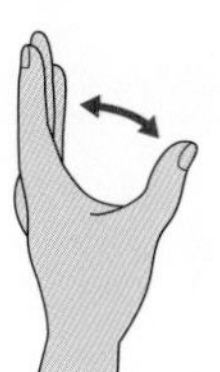

小指へのオポジション
Opposition to little finger

親指の伸展・屈曲
Thumb extension / flexion

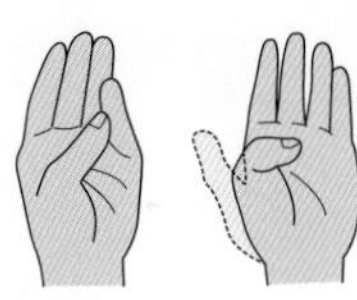

Column 手関節のリラクゼーション療法

　前腕の屈筋群が萎縮し手関節が拘縮を呈している場合、前腕の屈筋群の筋萎縮を改善することにより手関節の可動域の拡大を図ることを目的としている。対象者の前腕の屈筋群が真っすぐになるように手掌を上向きにし、手首から手掌にかけて施術者の両四指を手背側に両母指を当て、はさみこむようにしながら両母指に軽く力を加える。同時に、可能な範囲で手掌の屈曲を行い、伸展の場合は両母指、両四指を屈曲のときと逆に入れ替えて行う。屈曲の方を強めに行なうと、筋肉が緩みやすくなる。

Section 3-1

橈側手根屈筋（とうそくしゅこんくっきん）

flexor carpi radialis

（フレクサ カーパイ レイディアリス）

前腕部の前面の浅層に位置する筋。長掌筋腱の橈側に位置する。橈側から橈側手根屈筋、長掌筋、尺側手根屈筋の順に並ぶ。

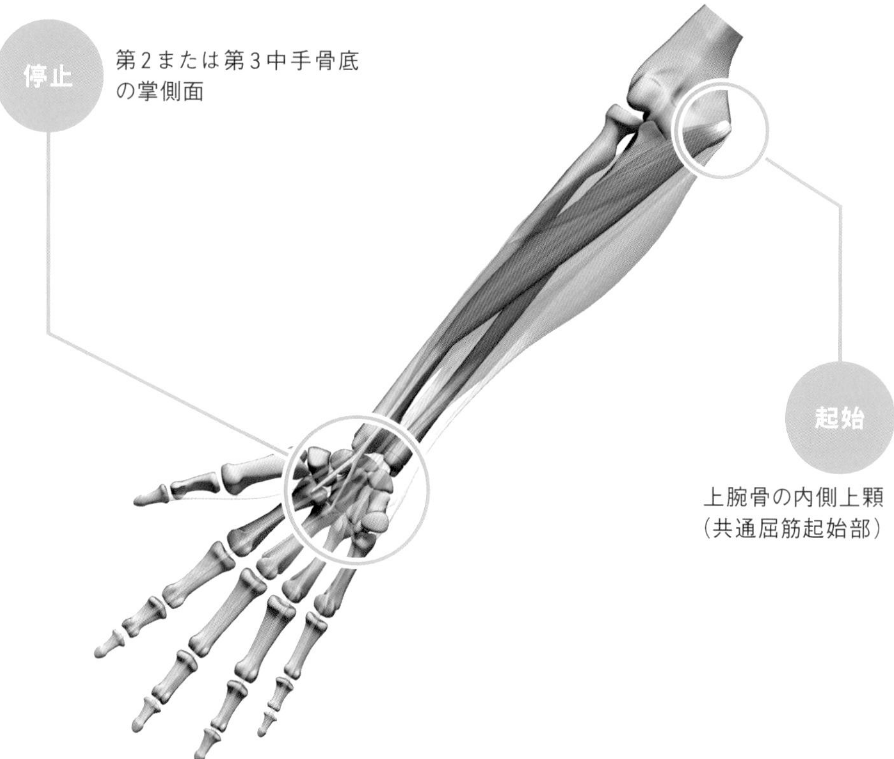

支配神経

正中神経（C6～7）

主な働き

前腕の回内、手関節の掌屈・橈屈

該当するADL

斧や杵を振り下ろす動作や、綱引きなどで綱を手前に引く動作などで働く。

該当するスポーツ動作

ゴルフやラケット競技などのように、何かを握ってプレーする競技で強く働く。

触診方法

❶手指を握り、手根を掌屈させる。

❷前腕の遠位、長掌筋腱の橈側で腱が浮かび上がる。

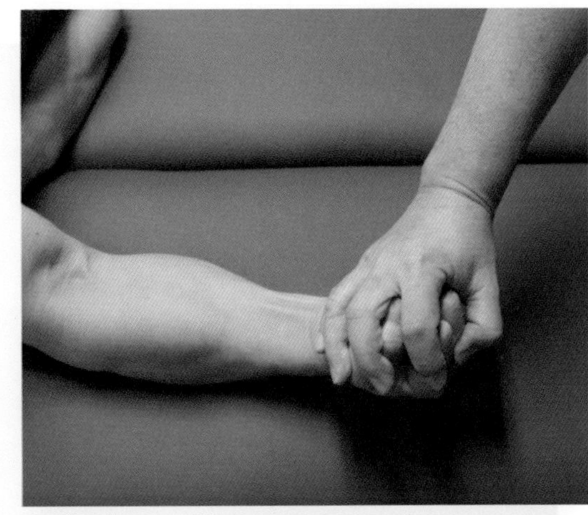

❸その腱を指腹で軽く圧迫して触診する。

❹そして前腕の近位へ上腕骨内側上顆に向かって軽く押し当てて移動していくと、筋腹の収縮を触知できる。

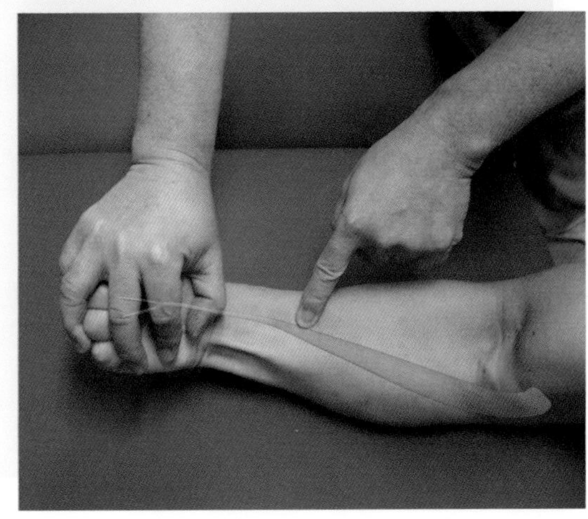

筋性疼痛による発現部位の触診感

- 筋全体が過緊張筋として触知され、強い弾力や反発感がある。
- 鋭い圧痛と示指にかけての関連痛が発現する。

筋性疼痛による症状

- 腱鞘炎
- 示指の痛み、冷え、痺れ
- 上腕骨内側上顆炎（ゴルフ肘）に関与

関連する疾患

- 手関節拘縮
- 正中神経麻痺
- 橈側手根屈筋腱断裂
- 投球障害肘　など

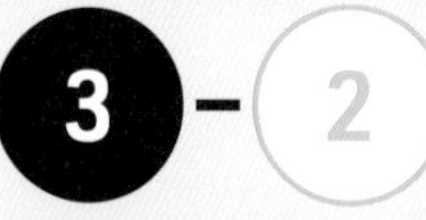

ちょうしょう　きん

長掌筋

palmaris longus（パルメイリス ロンガス）

手関節屈筋の一つであり、前腕部の前面の浅層に位置する筋である。先天的に欠損する数は比較的に多く、その欠損率は4～16%といわれている。

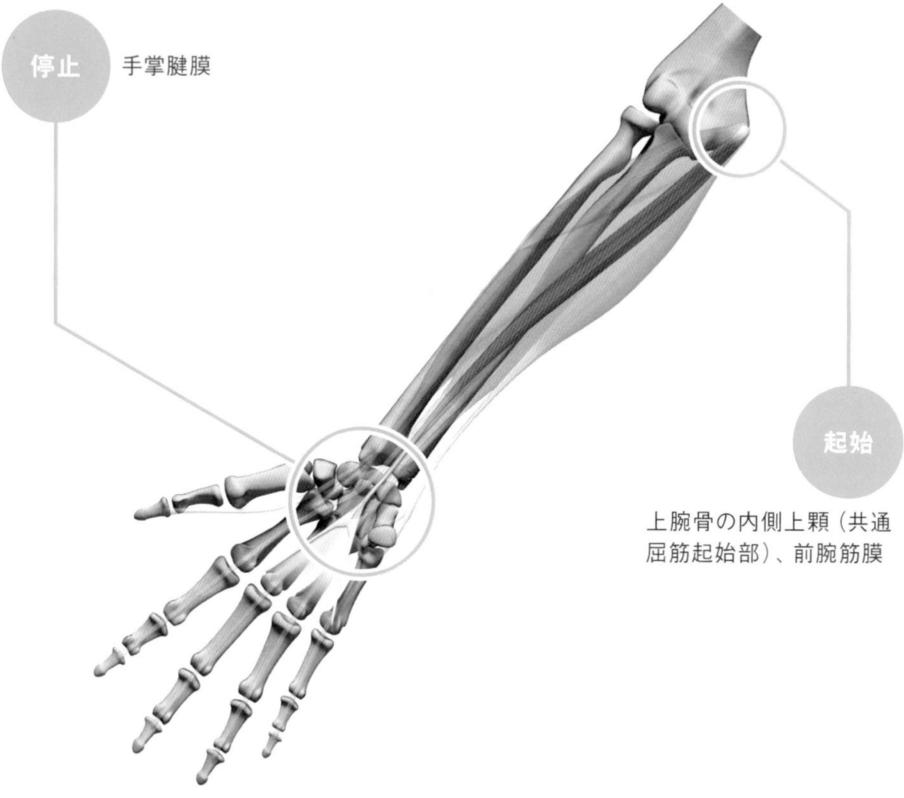

停止

手掌腱膜

起始

上腕骨の内側上顆（共通屈筋起始部）、前腕筋膜

支配神経

正中神経（C7～T1）

主な働き

手関節の掌屈

該当するADL

斧や杵を振り下ろす動作や、綱引きなどで綱を手前に引く動作などで働く。

該当するスポーツ動作

ゴルフやラケット競技など、何かを握ってプレーする競技で強く働く。

触診方法

❶手関節を掌屈させてすべての指を合わせるように力を入れる。

❷前腕の遠位に腱が浮かび上がる。

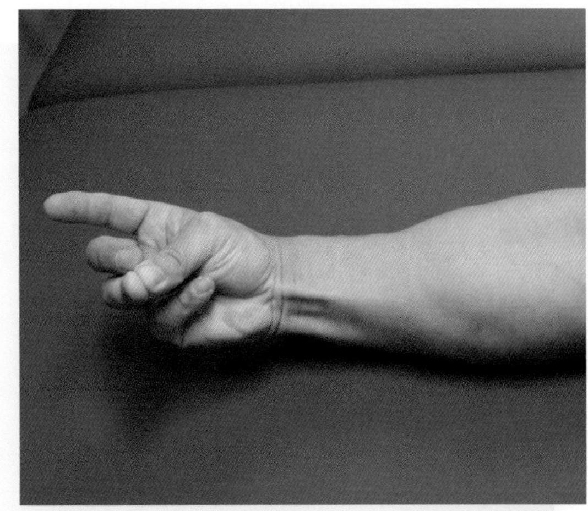

❸その腱を指腹で触診し、近位に移動すると筋腹の収縮を触知できる。

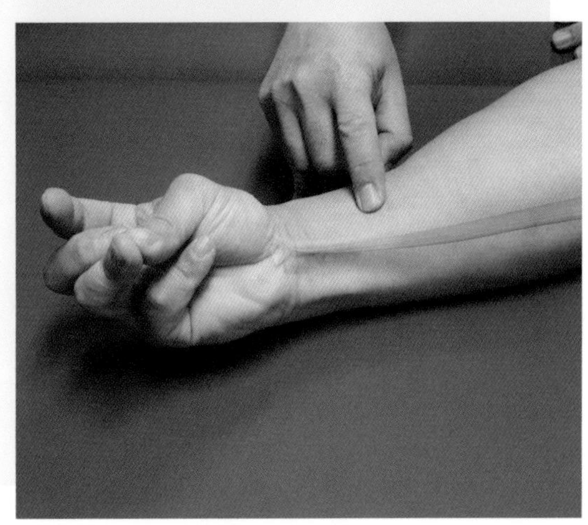

筋性疼痛による発現部位の触診感

- 筋全体か浮腫を伴った過緊張筋として触知される。
- 鋭い圧痛と中指にかけての関連痛を発現する。

筋性疼痛による症状

- 腱鞘炎
- 中指の痛み、冷え、痺れ
- 上腕骨内側上顆炎（ゴルフ肘）に関与

関連する疾患

- 正中神経麻痺
- 長掌筋腱断裂
- 投球障害肘
- 屈筋腱断裂
- 伸筋腱断裂　など

Section

3-3

尺側手根屈筋

しゃく そく しゅ こん くっ きん

flexor carpi ulnaris

（フレクサ カーパイ アルネイリス）

前腕部の前面の浅層に位置する筋であり、前腕の屈筋群の中で唯一、尺骨神経で支配される。手関節掌側では最も尺側に位置する腱で、浅指屈筋腱の尺側に位置する。

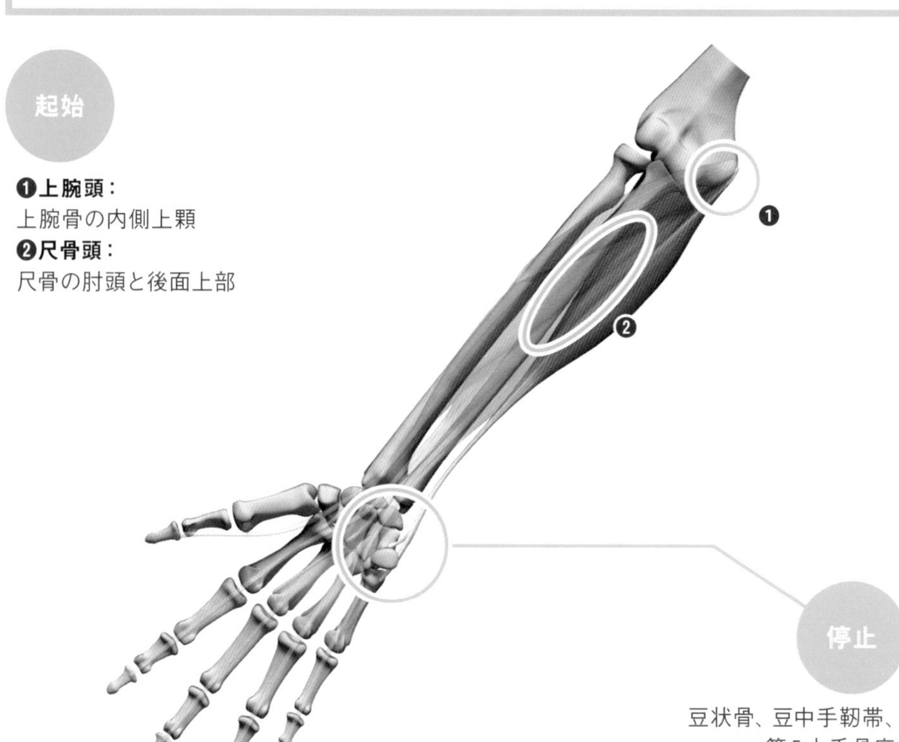

支配神経

尺骨神経（C（7）8 ～ T1）

主な働き

手関節の掌屈・尺屈

該当するADL

斧や杵を振り下ろす動作や、綱引きなどで綱を手前に引く動作などで働く。

該当するスポーツ動作

ゴルフやラケット競技など、何かを握ってプレーする競技で強く働く。

触診方法

❶手指を強く屈曲し、手関節を掌屈・尺屈する。

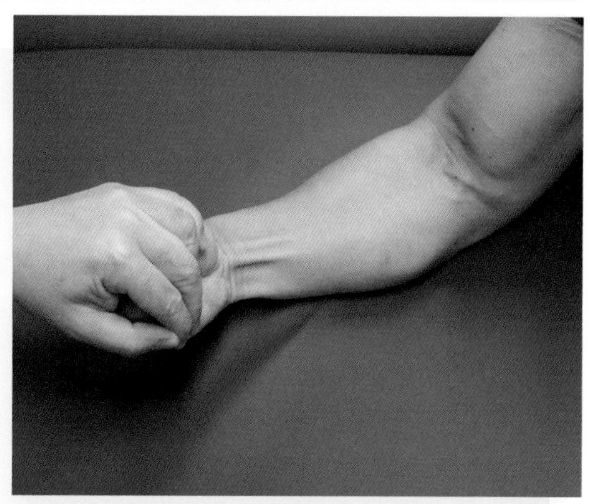

❷前腕腹側の遠位で最も尺側に隆起する腱を確認する。

❸指腹で腱を近位に移動していくと、尺骨遠位2/3と上腕骨内側上顆炎の間で筋腹の触知できる。

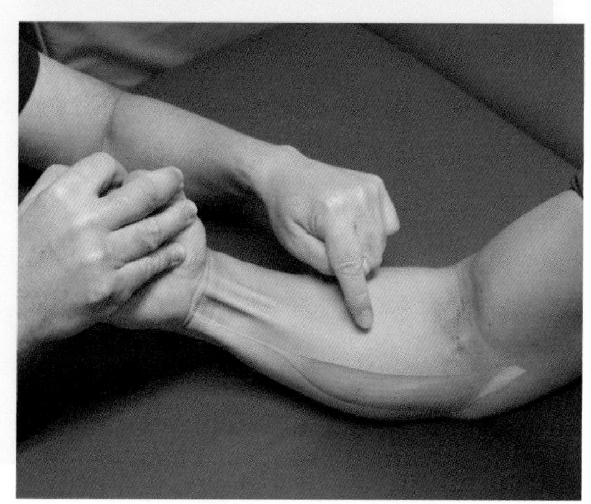

筋性疼痛による発現部位の触診感

- 筋腹全体が浮腫を伴い、表面がツルっとしたコードのような過緊張筋として触知される。
- 慢性的な過緊張筋となっている場合には、水分の少ない木の棒のように触知される。
- 筋過緊張筋が緩和されると、鋭い圧痛と小指や環指への関連痛が発現する。

筋性疼痛による症状

- 腱鞘炎
- 前腕尺側の痛み、冷え、だるさ
- 上腕骨内側上顆炎（ゴルフ肘）に関与
- 小指や環指の痛み、冷え、痺れ

関連する疾患

- 尺側手根屈筋腱断裂
- 尺側手根屈筋腱腱鞘炎
- 投球障害肘
- 肘部管症候群（尺骨神経麻痺）　など

Section 3-4

長橈側手根伸筋（ちょうとうそくしゅこんしんきん）

extensor carpi radialis longus

（エクステンサ カーパイ レイディアリス ロンガス）

上腕と橈骨から起こり、前腕部の橈側面と後面を尾方に走行する筋であり、伸筋支帯の第2管を通る。手首の伸展、手首の橈屈、肘の伸展の補助の際に働いている。

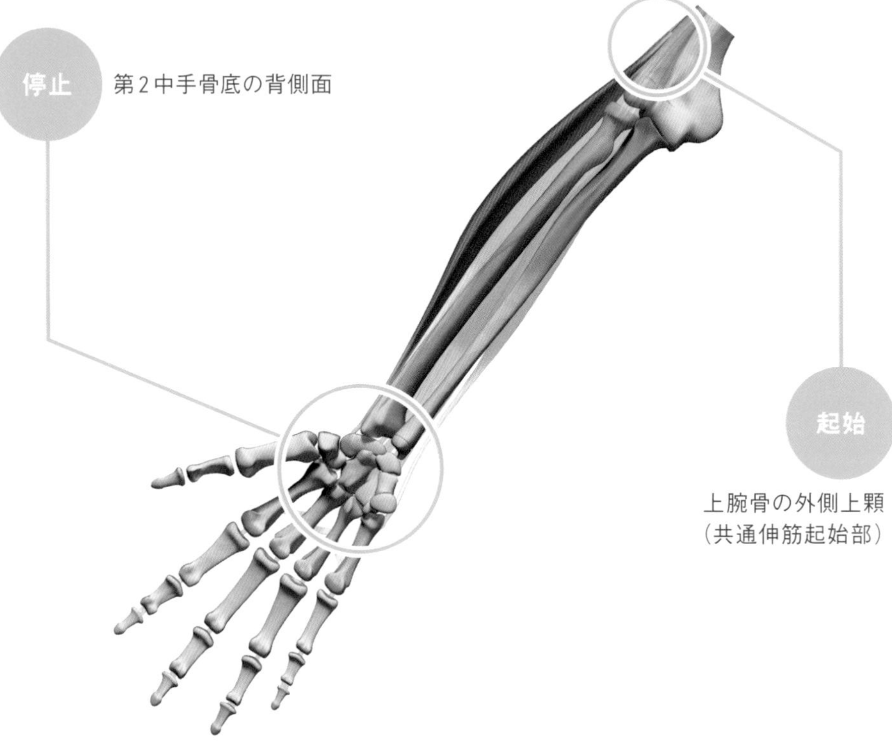

支配神経

橈骨神経（C6 ～ 7）

主な働き

手関節の伸展・橈屈

該当するADL

タイピングや窓をふく動作、オートバイのスロットル操作時に働く。またパンやうどんなどの生地をこねる際にも働く。

該当するスポーツ動作

テニスやバトミントンなどのバック・ハンド動作で働く。

触診方法

❶手指を屈曲して手根を背屈・橈屈する。

❷前腕橈側縁において腕橈骨筋の背側の隆起ができる。

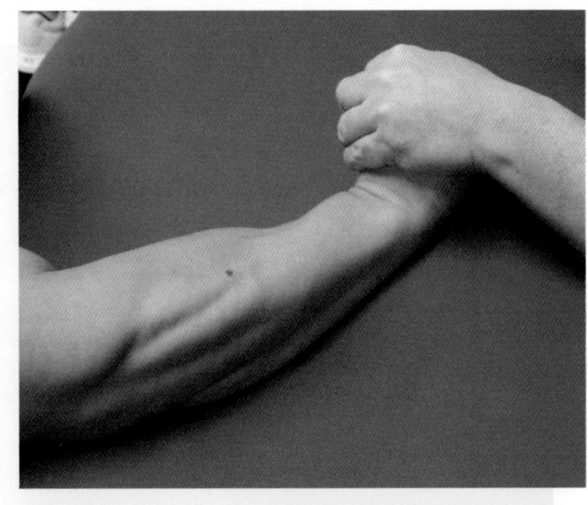

❸手根の背屈と橈屈に抵抗をかけると、筋の収縮を触知できる。

Check!
この筋は前腕に対して斜めに走行するのに対して、短橈側手根伸筋は前腕長軸に並走するように走行している。

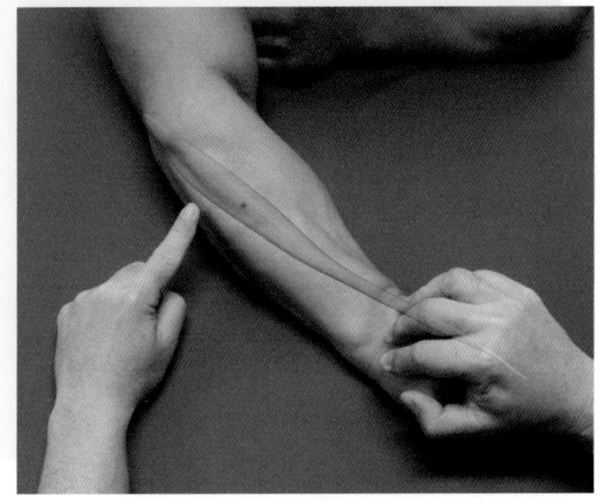

筋性疼痛による発現部位の触診感

- 上腕骨の下部から橈骨近位部にて、コードのような過緊張線維束として触知される。
- 橈骨の近位1/3くらいで、腕橈骨筋と短橈側手根伸筋の間に滑り込む構造となっている。
- 遠位1/2では腱に移行するために、筋腹として触知できるのは前腕の中央部までとなる。

筋性疼痛による症状

- 腱鞘炎（腱の走行領域にガングリオンが発生することがある）
- 前腕橈側の痛み、冷え、だるさ
- 上腕骨外側上顆炎（テニス肘）に関与

関連する疾患

- 長橈側手根伸筋腱断裂
- 短橈側手根伸筋腱断裂
- 上腕骨外側上顆炎（テニス肘）
- 後骨間神経麻痺　など

Section 3-5

短橈側手根伸筋（たんとうそくしゅこんしんきん）

extensor carpi radialis brevis
（エクステンサ カーパイ レイディアリス ブレヴィス）

上腕と橈骨から起こり、前腕部の橈側面と後面を尾方に走行する筋であり、伸筋支帯の第2管を通る。短橈側手根伸筋腱はリスター結節の橈側を通過する。

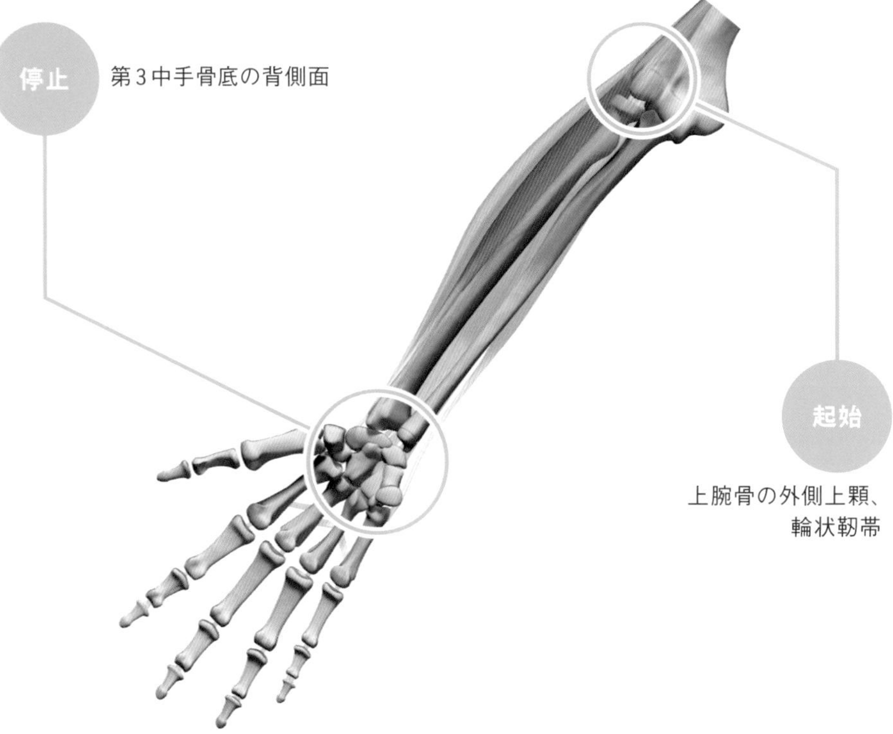

支配神経

橈骨神経（C6～7）

主な働き

手関節の伸展・橈屈

該当するADL

タイピングや窓をふく動作、オートバイのスロットル操作時に働く。またパンやうどんなどの生地をこねる際にも働く。

該当するスポーツ動作

テニスやバトミントンなどのバック・ハンド動作で働く。

触診方法

❶手指を屈曲して手根を背屈・橈屈する。

❷前腕橈側において長橈側手根伸筋の尺側の隆起として観察できる。

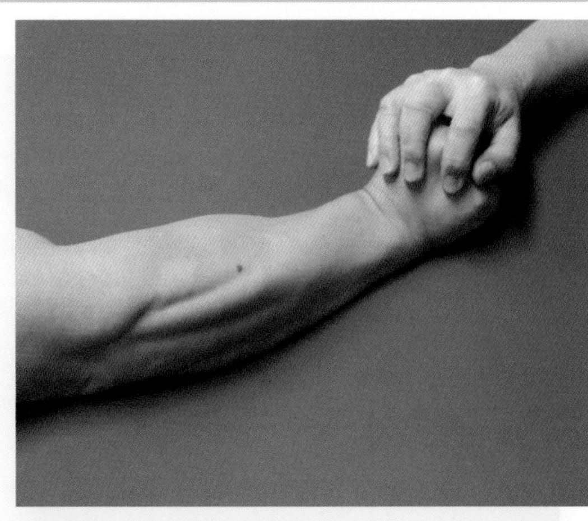

Check!
長橈側手根伸筋は前腕背側面にて腕橈骨筋の尺側末梢側に位置するが、この筋はさらにその尺側末梢側に位置する。

❸手根の背屈と軽い尺屈に抵抗をかけると収縮を触知できる。

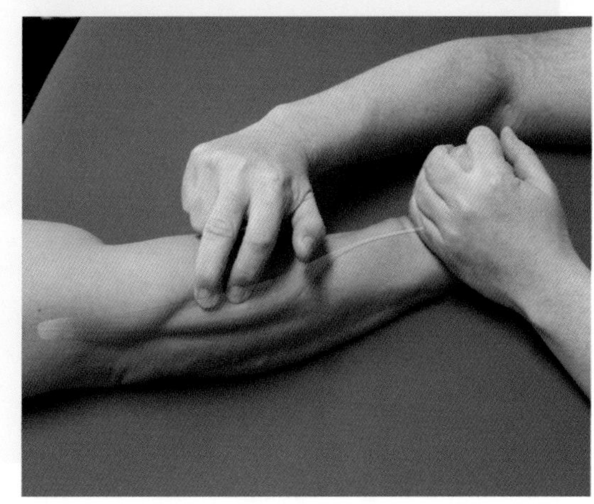

筋性疼痛による発現部位の触診感

・長橈側手根伸筋の小指側の上腕骨外側上顆から橈骨中央部くらいまでで、筋腹がコードのような過緊張線維束として触知される。
・筋腹は、長橈側手根伸筋よりも太く、鋭い圧痛と関連痛を発現する。

筋性疼痛による症状

・腱鞘炎（腱の走行領域にガングリオンが発生することがある）
・前腕橈側の痛み、冷え、だるさ
・上腕骨外側上顆炎（テニス肘）に関与
・小児肘内障に関与

関連する疾患

・短橈側手根伸筋腱断裂
・長橈側手根伸筋腱断裂
・上腕骨外側上顆炎（テニス肘）
・後骨間神経麻痺　など

Section

3-6 尺側手根伸筋

しゃく そく しゅ こん しん きん

extensor carpi ulnaris

（エクステンサ カーパイ アルネイリス）

前腕後面の最も尺側を走る筋で、手関節の純粋な尺屈に作用する。すぐ橈側には小指伸筋が位置する。尺側手根伸筋腱腱鞘炎は、伝票めくりなどの作業が多い事務職に多くみられる。機械的ストレスが原因。

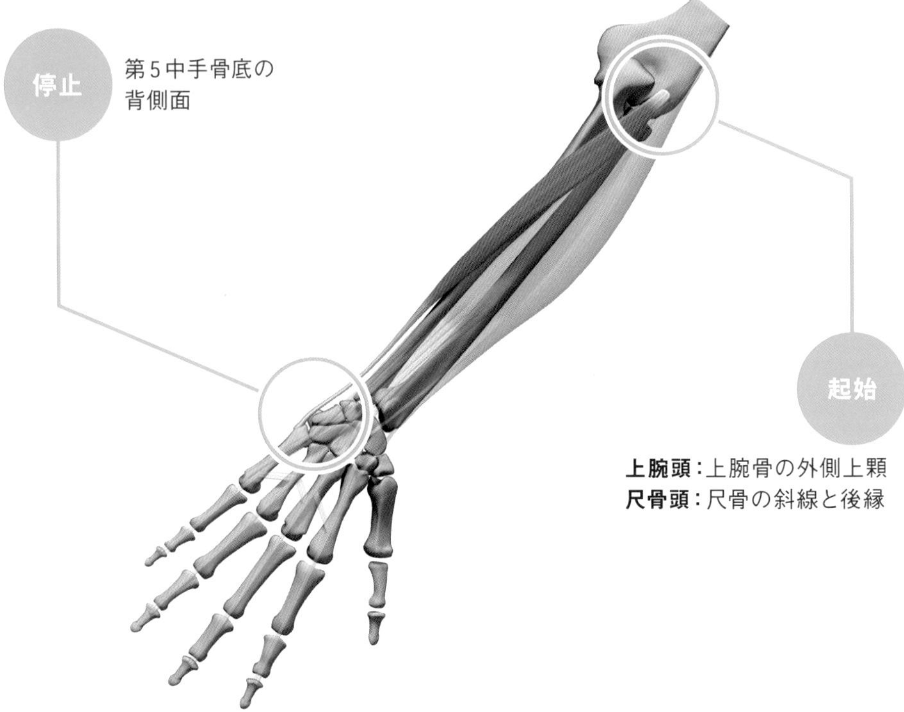

支配神経

橈骨神経（C6 ～ 8）

主な働き

手関節の伸展・尺屈

該当するADL

タイピングや窓をふく動作、オートバイのスロットル操作時に働く。またパンやうどんなどの生地をこねる際にも働く。

該当するスポーツ動作

テニスやバトミントンなどのバック・ハンド動作で働く。

触診方法

❶手指を屈曲して手根を背屈・橈屈する。

❷前腕背側の尺側に筋腹の隆起ができる。

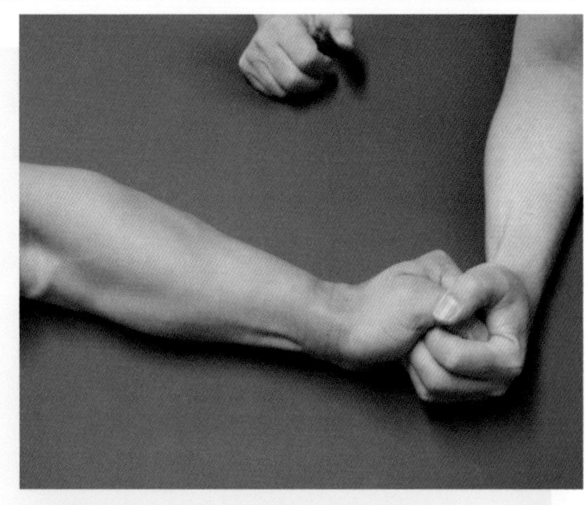

❸前腕背部の中央部、尺骨の骨幹部の橈側において筋の収縮を触知できる。

One point !

この筋は筋腹橈側で総指伸筋と筋間を形成するが、触診はこの筋間より筋腹を尺骨に押し当てるように行うとよい。

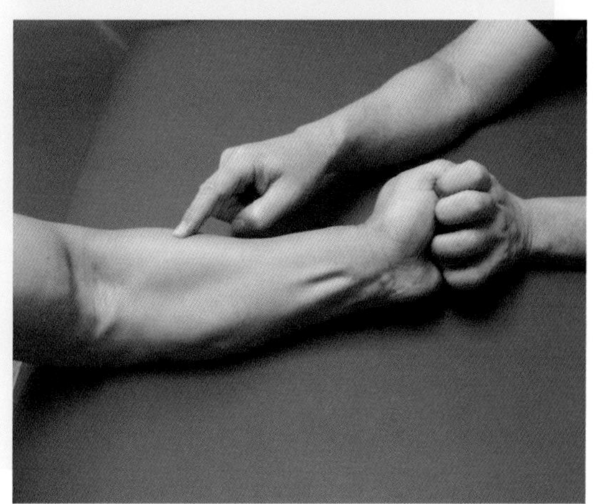

筋性疼痛による発現部位の触診感

- 筋全体が硬い粘土のような過緊張線維束として触知される。
- 筋腹部の圧迫により、鋭い圧痛と関連痛を発現する。
- 前腕遠位の末梢羽状筋部および腱部では、腱が太く肥厚しているように触知される。
- 鋭い圧痛と手関節尺側や第5指にかけての関連痛を発現する。

筋性疼痛による症状

- 腱鞘炎
- 三角線維軟骨複合体損傷に関与
- 上腕骨外側上顆炎（テニス肘）に関与

関連する疾患

- 尺側手根伸筋腱腱鞘炎
- 尺側手根伸筋腱脱臼
- 尺側手根伸筋腱断裂
- 上腕骨外側上顆炎　など

Section

3-7

浅指屈筋（せんしくっきん）

flexor digitrum superficialis

（フレクサ ディジトーラム スーパーフィシエイリス）

前腕掌側にある屈筋群の中間層に位置する。その深層の尺側に深指屈筋が位置する。手関節近位レベルの浅指屈筋腱は、長掌筋腱のすぐ尺側を走行する。

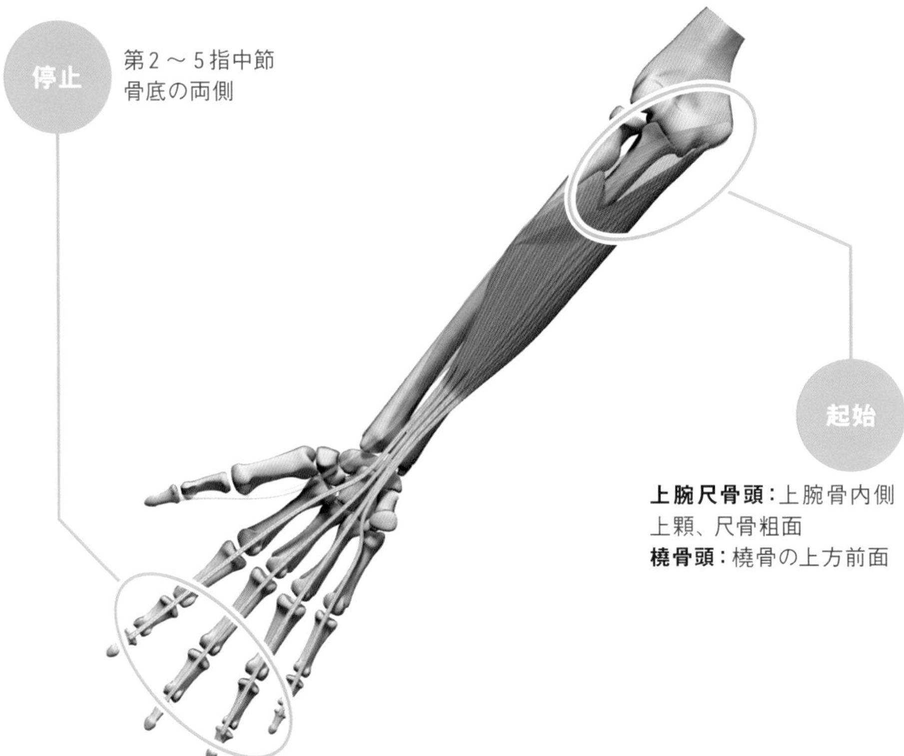

支配神経

正中神経（C7～T1）

主な働き

第2～5指PIP屈曲、手関節掌屈

該当するADL

重いスーツケースを運ぶ際やタイピング、ハンマーを振り下ろす動作などで強く働く。

該当するスポーツ動作

ゴルフやラケット競技などのように、何かを握ってプレーする競技で強く働く。

触診方法

❶PIP関節屈曲に抵抗をかける。長掌筋腱尺側において腱が観察できる。

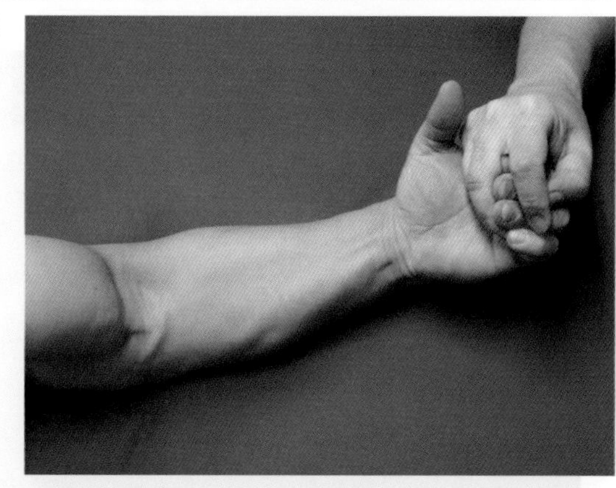

❷長掌筋腱尺側から同筋の腱深部を指腹で押し込むと腱の緊張が触知できる。

❸橈側手根屈筋腱と腕橈骨筋腱の間において筋の収縮を触知できる。

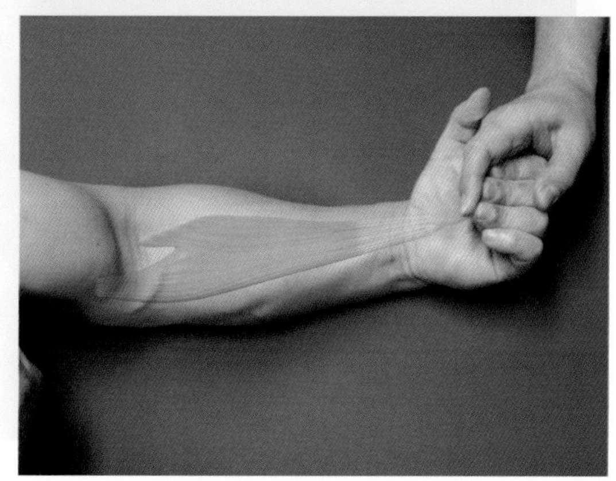

筋性疼痛による発現部位の触診感

- 尺側手指屈筋と長掌筋との間で触知される。
- 前腕の1/3領域においてボリュームの筋実質として感じられる。
- この筋の中に数本のタコ糸状の過緊張線維が存在すると、手掌から指先にかけての発現痛につながる。

筋性疼痛による症状

- 突き指に関与
- ばね指（とくに中指、環指）
- 上腕骨内側上顆炎（ゴルフ肘）に関与
- 手の第2～5指の痛み、冷え、痺れ
- 握力低下
- 手指の浮腫

関連する疾患

- 浅指屈筋腱断裂
- 石灰腱炎
- ばね指
- 屈指
- Volkmann拘縮
- 前骨間神経麻痺　など

Section

3-8 深指屈筋（しんしくっきん）

flexor digitrum profundus
（フレクサ ディジトーラム プロファンダス）

前腕掌側にある屈筋群の深層に位置し、尺側手根屈筋と尺骨の間で皮下に観察できる。前腕の中央部では、尺骨を取り巻くように位置し、深層筋ではあるが皮膚の直下で触れることができる。

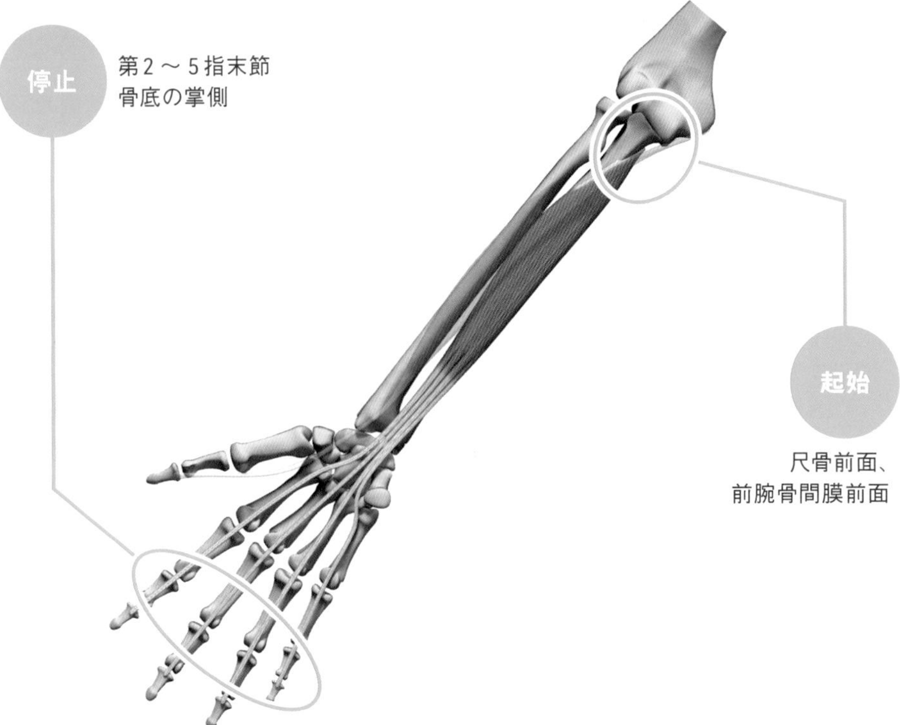

支配神経

第2・3指：正中神経（C7～T1）
第4・5指：尺骨神経（C8～T1）

該当するADL

重いスーツケースを運ぶ際やタイピング、ハンマーを振り下ろす動作などで強く働く。

主な働き

第2～5指PIP・DIPの屈曲、手関節の掌屈

該当するスポーツ動作

ゴルフやラケット競技など、何かを握ってプレーする競技で強く働く。

触診方法

❶手掌または手指の手掌面に指腹を当てて押し込み、他方の手でDIP関節屈曲に抵抗をかけると、腱の緊張を触知できる。

❷他方の手でDIP関節屈曲に抵抗をかける。

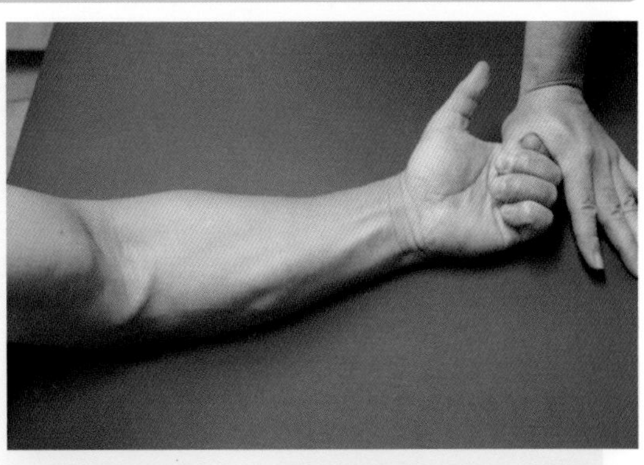

❸前腕の近位において、尺側手根屈筋と尺骨の間に他方の手の指腹を当てると、深部に筋の収縮を触知できる。

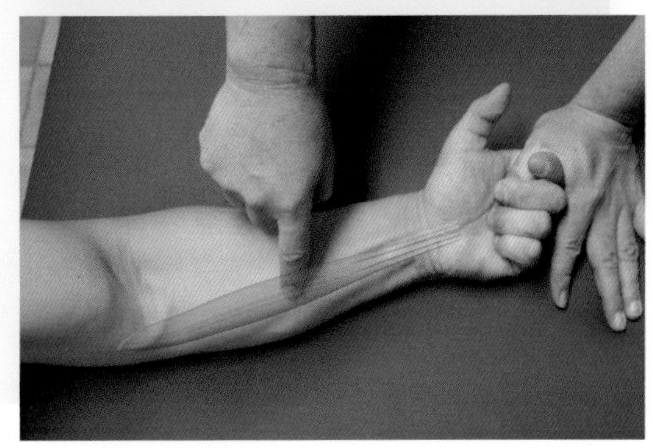

筋性疼痛による発現部位の触診感

- 前腕の1/3領域において浅指屈筋とともにボリュームのある筋として触知できる。
- 筋の中に数本のタコ糸状の過緊張線維が存在すると、手掌から指先にかけての発現痛につながる。
- 尺骨の後縁にて尺側手指屈筋と尺側手指伸筋との間で触知される。
- 尺側手指屈筋の下層にて、尺骨に粘土がこびりついたように触知され、圧迫にて顕著な指の屈曲反応と指先までの関連痛を発現する。

筋性疼痛による症状

- 突き指に関与
- ばね指（とくに中指、環指）
- 上腕骨内側上顆炎（ゴルフ肘）に関与
- 手の第2～5指の痛み、冷え、痺れ
- 握力低下
- 手指の浮腫

関連する疾患

- 深指屈筋腱断裂
- 石灰腱炎
- ばね指
- 屈指
- Volkmann拘縮
- 前骨間神経麻痺　など

Section

3-9 総指伸筋

そうししんきん

extensor digitorum

（エクステンサ ディジトーラム）

前腕伸筋の浅層群に属し、前腕後面のほぼ中央を走る最も強力な指の伸筋。指を反らせると手の甲で腱が観察できる。総指伸筋腱は、伸筋支帯により構成される第4区画を通過する。

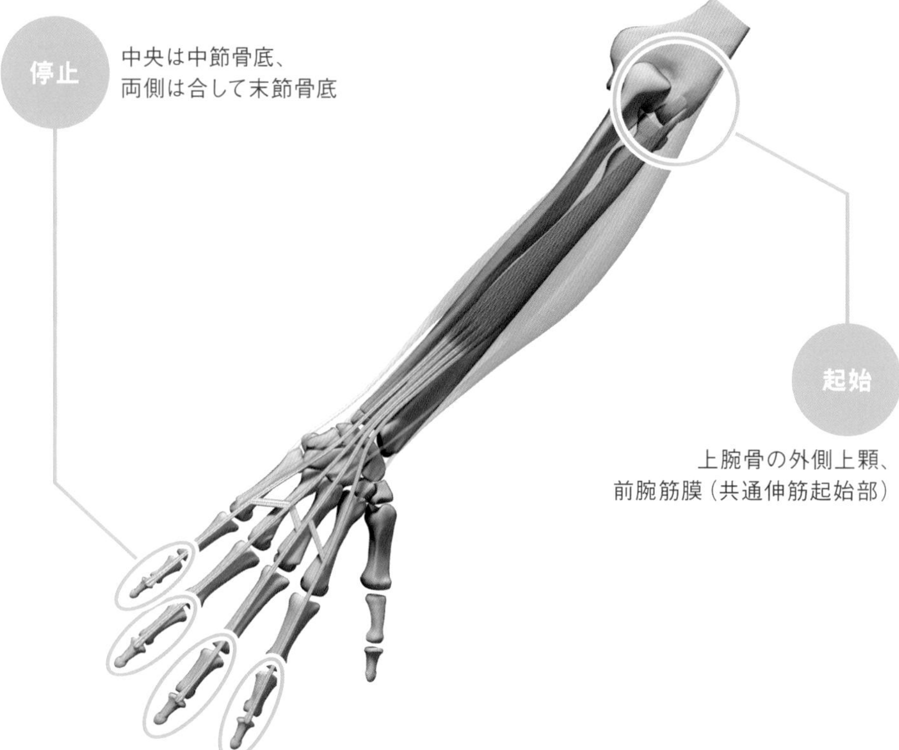

支配神経

橈骨神経（C6～8）

主な働き

第2～5指MP・PIP・DIP伸展、手関節の背屈

該当するADL

手の平に物をのせて運ぶ時に働く。

該当するスポーツ動作

相撲の平手やアメリカンフットボールのタックル時、砲丸投げのリリース時などで働く。

触診方法

❶手指を伸展すると、手背の第2～5中手骨の背面で腱が隆起する。

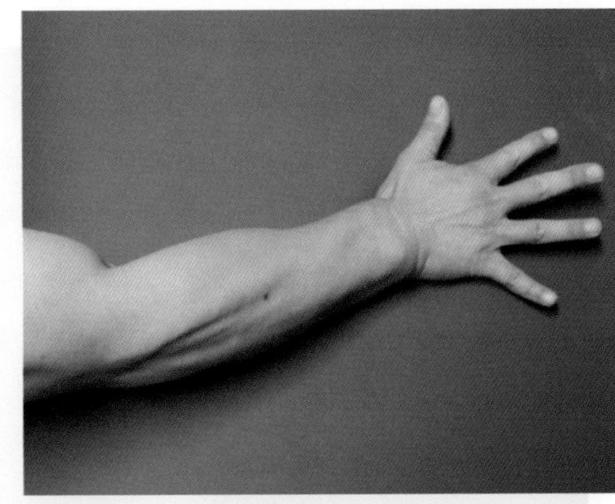

❷手指伸展に抵抗をかけて、腱の走行を近位にたどる。

❸短橈側手根伸筋と尺側手根伸筋との間で筋の収縮を触知できる。

One point !

この筋の筋腹を骨間膜に押し当てるように行う。

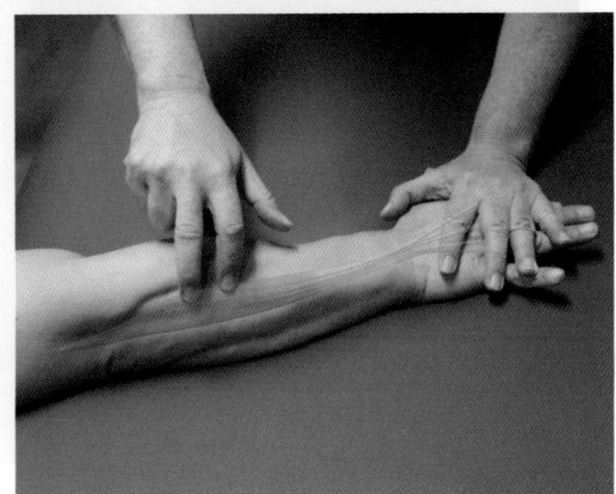

筋性疼痛による発現部位の触診感

- 短橈側手根伸筋の小指側において、長・短橈側手根伸筋よりも太く、筋全体が硬いコードのような過緊張線維束として触知される。
- 圧迫にて強い弾力のある抵抗感を示し、第3指の伸展反応が顕著で、第3指、第4指の背側にかけて関連痛を発現する。

筋性疼痛による症状

- 腱鞘炎
- 突き指に関与
- 手背から手指背側にかけての痛み、冷え、痺れ
- 上腕骨外側上顆炎（テニス肘）に関与

関連する疾患

- 橈骨神経麻痺
- 上腕骨外側上顆炎
- 総指伸筋腱断裂
- 後骨間神経麻痺
- 前腕回内制限　など

Section

3-10 母指対立筋

ぼしたいりつきん

opponens pollicis（オポウネンス ポリスィス）

母指球の深層に位置する筋で、短母指屈筋の橈側に位置し短母指外転筋に覆われている。短母指屈筋と似ているが、より深層に位置していて直接、触知できない。

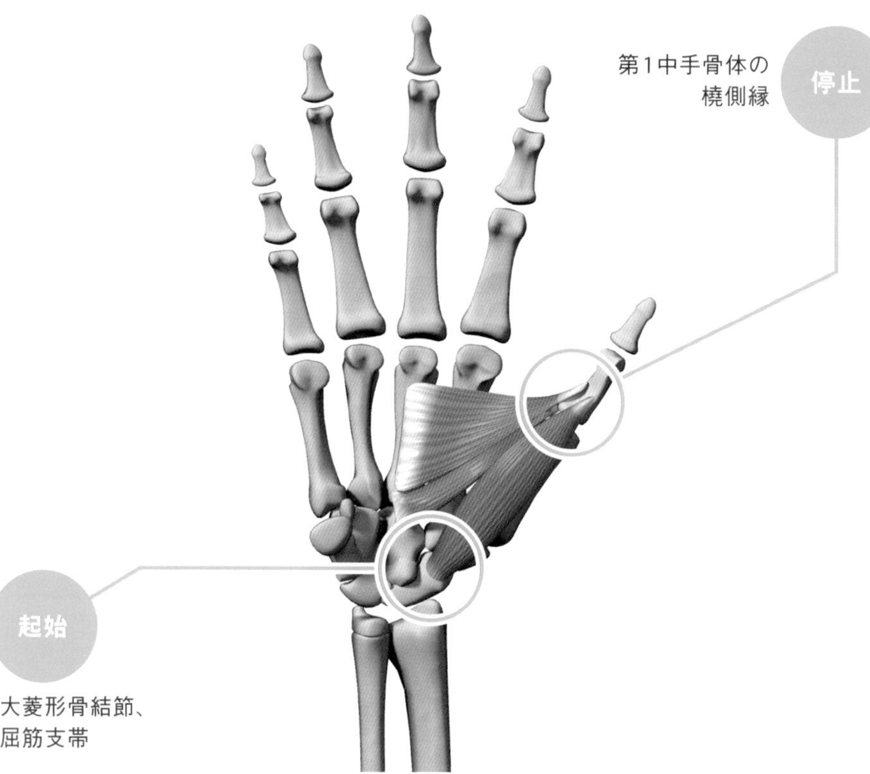

支配神経

正中神経（C6～7）

主な働き

母指対立、CMの屈曲

該当するADL

中手骨を動かし、他の指と向き合わせる動きをする。すなわち、母指と示指などで物をつまむ時に働く。

該当するスポーツ動作

オートバイや自転車競技のクラッチやスロットル動作で働く。

触診方法

❶母指のMP関節、IP関節を動かさずに母指を対立させる。

❷短母指外転筋の尺側において筋が隆起する。

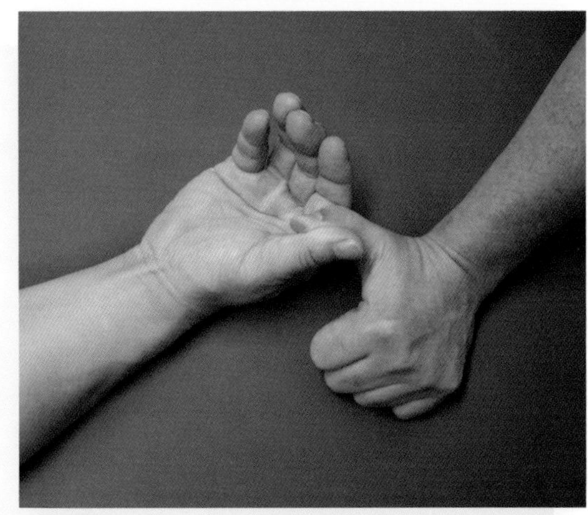

❸大菱形骨結節から第1中手骨橈側に指腹を押し当てると筋の収縮を触知できる。

Check!

母指球の深部に位置するため、母指球にそのまま触れたのでは短母指屈筋と短母指外転筋が触れるため、直接体表からこの筋の収縮は感知できない。

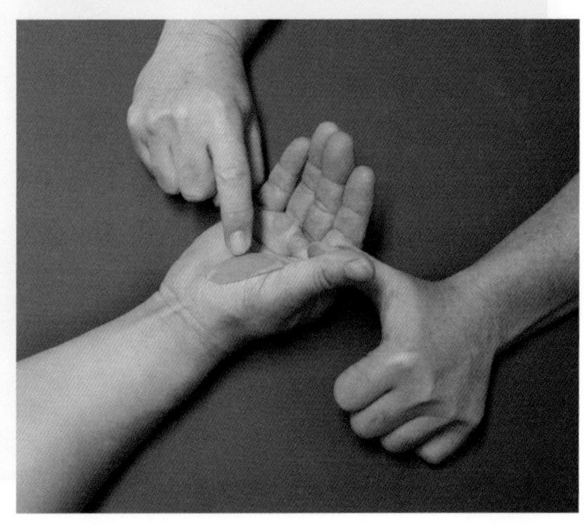

筋性疼痛による発現部位の触診感

- 手掌部の第1および第2中手骨間において、強く緊張した水鳥の水かきのように触知される。
- 母指基節骨および第1中指骨頭の尺骨種子骨に至る末梢線維束は、強く緊張した弦のような線維束として触知される。鋭い圧痛を発現する。

筋性疼痛による症状

- 母指のばね指に関与
- 母指MP関節周辺の痛み、こわばり、だるさ　など

関連する疾患

- 前骨間神経麻痺
- 手根管症候群
- 母指内転拘縮
- 母指CM関節症　など

Section

3 - 11

背側骨間筋

はいそくこっかんきん

dorsal interosseous

(ドーサル インターロスィアイ)

4つあってそれぞれ2頭性で、母指側から第1、2、3、4背側骨間筋と呼ばれる。手背で中手骨の間に筋腹を観察できる。第2、4指を第3指から★働きをする。

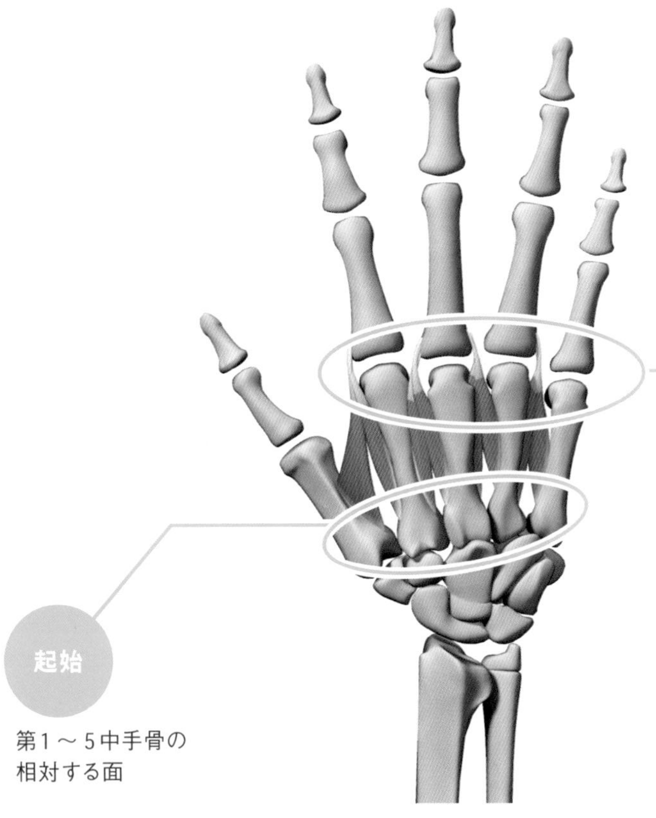

橈側：第2指基節骨底橈側と指背腱膜
中央の2個：第3指基節骨底両側と指背腱膜
尺側：第4指基節骨底の尺側と指背腱膜

第1～5中手骨の相対する面

支配神経

尺骨神経(C8～T1)

該当するADL

じゃんけんの「パー」をつくる時に働く。

主な働き

第2･4指MP外転、第3指MP橈側･尺側外転、第2・3・4のMP屈曲、DIP・PIP伸展

該当するスポーツ動作

バスケットボール、バレーボール、水泳における手指の動き。

触診方法

❶手指を伸展位にてMP関節の外転に抵抗をかける。

❷中手骨背側の骨間で筋が隆起する。

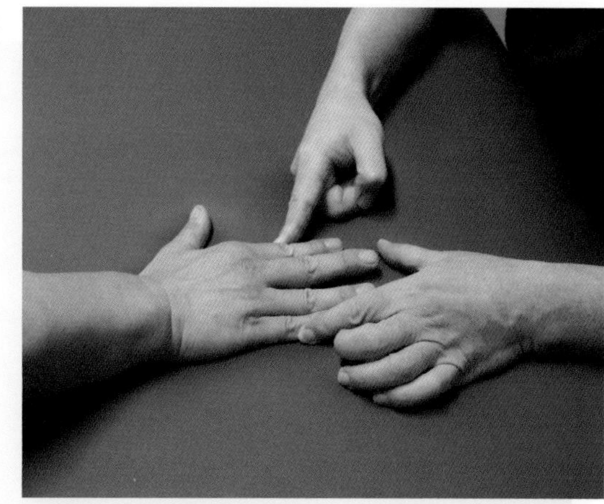

❸手指外転に抵抗をかける。

❹第2中手骨橈側で第2・3中手骨橈側で、第2・3中手骨尺側で、第3・4中手骨尺側で、第4背側骨間筋についての筋の収縮を触知できる。

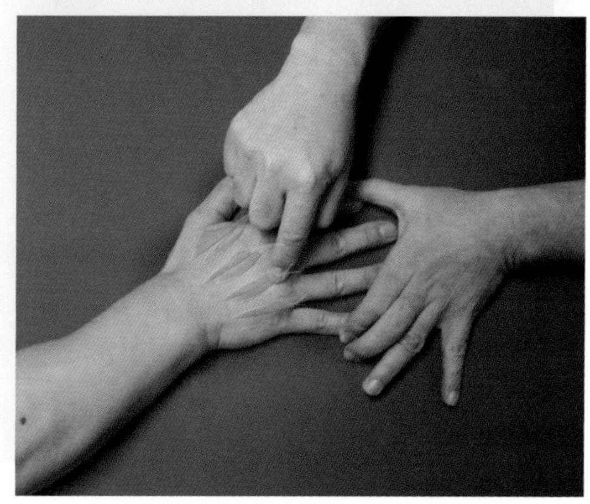

筋性疼痛による発現部位の触診感

・背側骨間筋、掌側骨間筋、虫様筋による区別は不可能である。
・第2指の橈側の背側骨間筋線維束が触知できる。
・骨間部において小豆ぐらいの筋硬結が触知できる。

筋性疼痛による症状

・突き指による筋損傷
・手指の痙攣
・手背部あるいは手掌部の痛み、冷え、痺れ
・カードをつまむような動作での手の痛みや脱力感

関連する疾患

・Guyon管症候群（尺骨神経低位麻痺）
・肘部管症候群（尺骨神経高位麻痺）
・手内筋拘縮　など

Section

3-12

掌側骨間筋（しょうそくこっかんきん）

palmar interosseous
（パルマ インターロスィアイ）

3つあってそれぞれ1頭性で、母指側から第1、2、3掌側骨間筋と呼ばれる。背側骨間筋と異なり、基節骨への付着はなく、所属する指背腱膜に加わる。

停止

第2基節骨底の尺側、
第4・5基節骨底の橈側、
指背腱膜

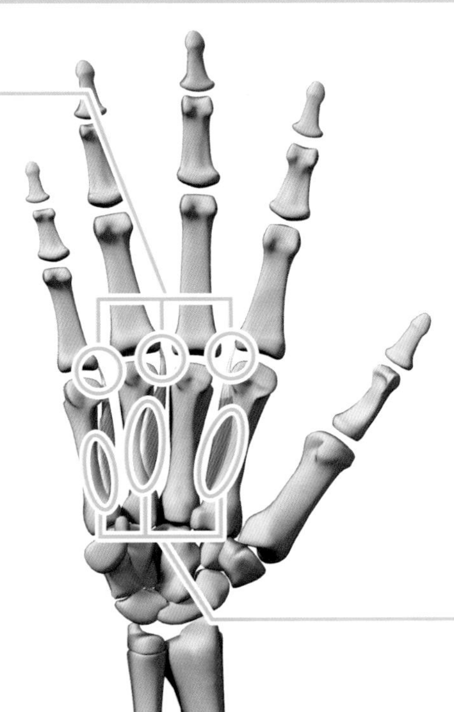

起始

第2中手骨の尺側
第4・5中手骨の橈側

支配神経

尺骨神経（C8～T1）

主な働き

第2・4・5指のMP内転・屈曲、PIP・DIPの伸展

該当するADL

指を揃えて、ぴったりとくっつける動作において働く。

該当するスポーツ動作

バスケットボール、バレーボール、水泳における手指の動き。

触診方法

❶手指を伸展位において、MP関節を内転する。

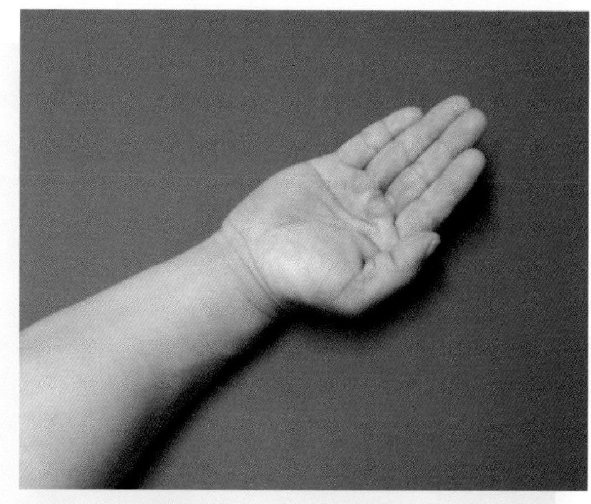

❷第1掌骨間筋は第2中手骨尺側、第2は第4中手骨橈側、第3は第5中手骨橈側で筋の収縮を触知できる。

❸手指を伸展位において、MP関節の外転位から内転する動作に抵抗をかけると、より強い収縮を触知できる。

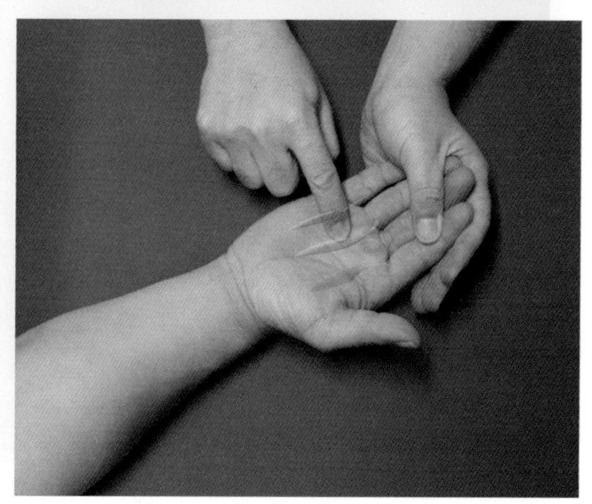

One point !

触診は対象の手掌側を開き指をピタッと閉じ、(中手骨間あたりを圧し)手に力を入れたり抜いたり(内転したまま力を入れる)を繰り返すと、この筋の緊張と弛緩を微妙に感じられる。

筋性疼痛による発現部位の触診感

- 背側骨間筋、掌側骨間筋、虫様筋による区別は不可能である。
- 第2指の橈側の背側骨間筋線維束が触知できる。
- 骨間部において小豆ぐらいの筋硬結が触知できる。

筋性疼痛による症状

- 突き指による筋損傷
- 手指の痙攣
- 手背部あるいは手掌部の痛み、冷え、痺れ
- カードをつまむような動作での手の痛みや脱力感

関連する疾患

- Guyon管症候群(尺骨神経低位麻痺)
- 肘部管症候群(尺骨神経高位麻痺)
- 手内筋拘縮　など

Section

3 - 13

虫様筋（ちゅうようきん）

lumbricals（ランブリカルズ）

中手筋に属する。4個の円柱状の小さな筋で、ミミズのような形から命名された。母指側から、第1、2、3、4虫様筋と呼ばれる。骨間筋と違い指の内外転には作用しない。

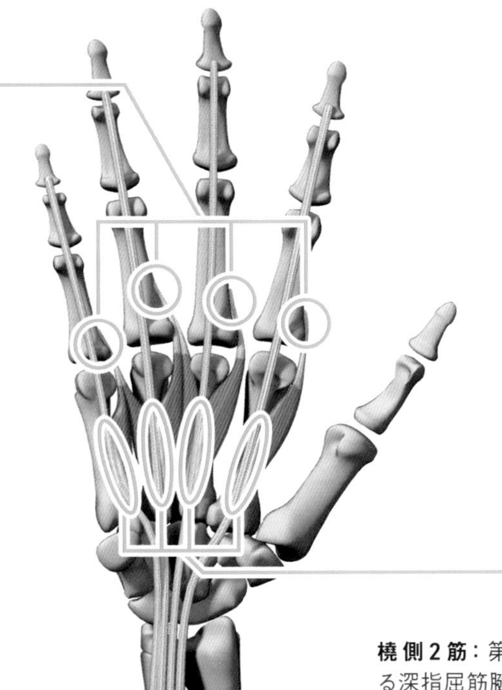

停止

指背腱膜

起始

橈側2筋：第2・3指に至る深指屈筋腱の橈側
尺側2筋：第3～5指に至る深指屈筋腱の相対する面（それぞれ2頭を持つ）

支配神経

橈側：正中神経（C8～T1）
尺側：尺骨神経（C8～T1）

主な働き

第2～5指のMP屈曲、第2～5指PIP・DIP伸展

該当するADL

指を合わせて、小さなものをつかむ時に働く。

該当するスポーツ動作

剣道で竹刀をしっかり握ったり、野球でバットを握る時などに働く。

触診方法

❶手関節を背屈し、PIP・DIP関節を伸展したまま、第2〜5指のMP関節を屈曲する。

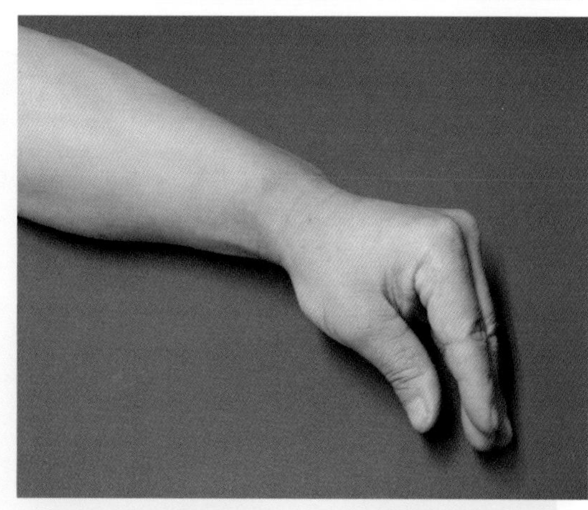

❷示指基節骨橈側面において第1虫様筋の収縮が触知できる。

Check!
この筋は触診が難しく、かろうじて第1虫様筋がわかる程度と認識するとよい。

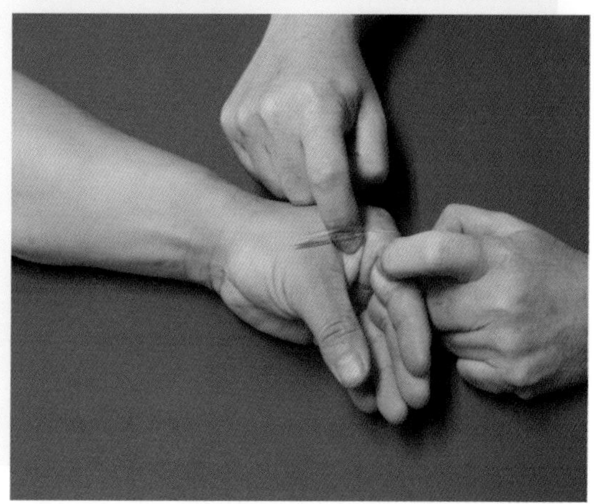

筋性疼痛による発現部位の触診感

- 背側骨間筋、掌側骨間筋、虫様筋による区別は難しい。
- 第2指の橈側の背側骨間筋線維束が触知できる。
- 骨間部において小豆ぐらいの筋硬結が触知できる。

筋性疼痛による症状

- 突き指による筋損傷
- 手指の痙攣
- 手背部あるいは手掌部の痛み、冷え、痺れ
- カードを撮むような動作での手の痛みや脱力感

関連する疾患

- Guyon管症候群（尺骨神経低位麻痺）
- 肘部管症候群（尺骨神経高位麻痺）
- 手内筋拘縮　など

Column 手関節、手指の痛みについての考察

寿司職人やハサミを多く使う作業者などで手指を過度に使用した際に発現する痛みや、外来筋群に変化の見られない手指の痛みや痺れなどの筋性疼痛症候には、手内筋群に著明な筋過緊張や筋硬結がみられることがある。

◉腱鞘炎

腱鞘炎はいわゆる「使いすぎ」によって、手の親指の付け根から手首にかけて痛みが起こる。腱鞘炎になると、親指を外に開いたときやフライパンを握ったときなど日常でも痛みを感じることが多い。またホルモンバランスも関与し、出産後や40 ～ 50歳代の女性に多く見られるのも一つの特徴である。

筋肉は腱となって骨に付着しているが、腱鞘炎の原因となる筋肉は腱鞘と呼ばれるトンネルを通過している。何らかの原因によりそのトンネルをスムーズに通過できなくなり痛みが起こるのが腱鞘炎である。

◉突き指

突き指とは指のケガを総称した一般用語であり、打撲や捻挫などの軽症から靭帯損傷、剥離骨折や脱臼まで、さまざまな病態が含まれる。そのため治療期間が2 ～ 3日のときもあれば、数か月かかるときもある。また突き指は主にバレーボールや野球など、手を主として使うスポーツ競技を行なう場合に多く発症する。

症状の見分け方については、捻挫では指関節の動揺性（緩み）がみられないが、靭帯損傷では関節のストッパー役である靭帯が伸びているため関節に動揺性がみられる。治療期間は捻挫で2 ～ 3週、靭帯損傷で2 ～ 3か月、骨折で2 ～ 3か月、脱臼で1 ～ 2か月が必要とされる。治療法は原則として安静にして身体の自然治癒に任せる。骨折や脱臼などが併発している場合は、元の位置に戻してから固定が必要となる。応急処置が重要であり、受傷してからいかに早く応急処置いわゆるRICE処置をとれるかということが治療期間に大きく関係する。

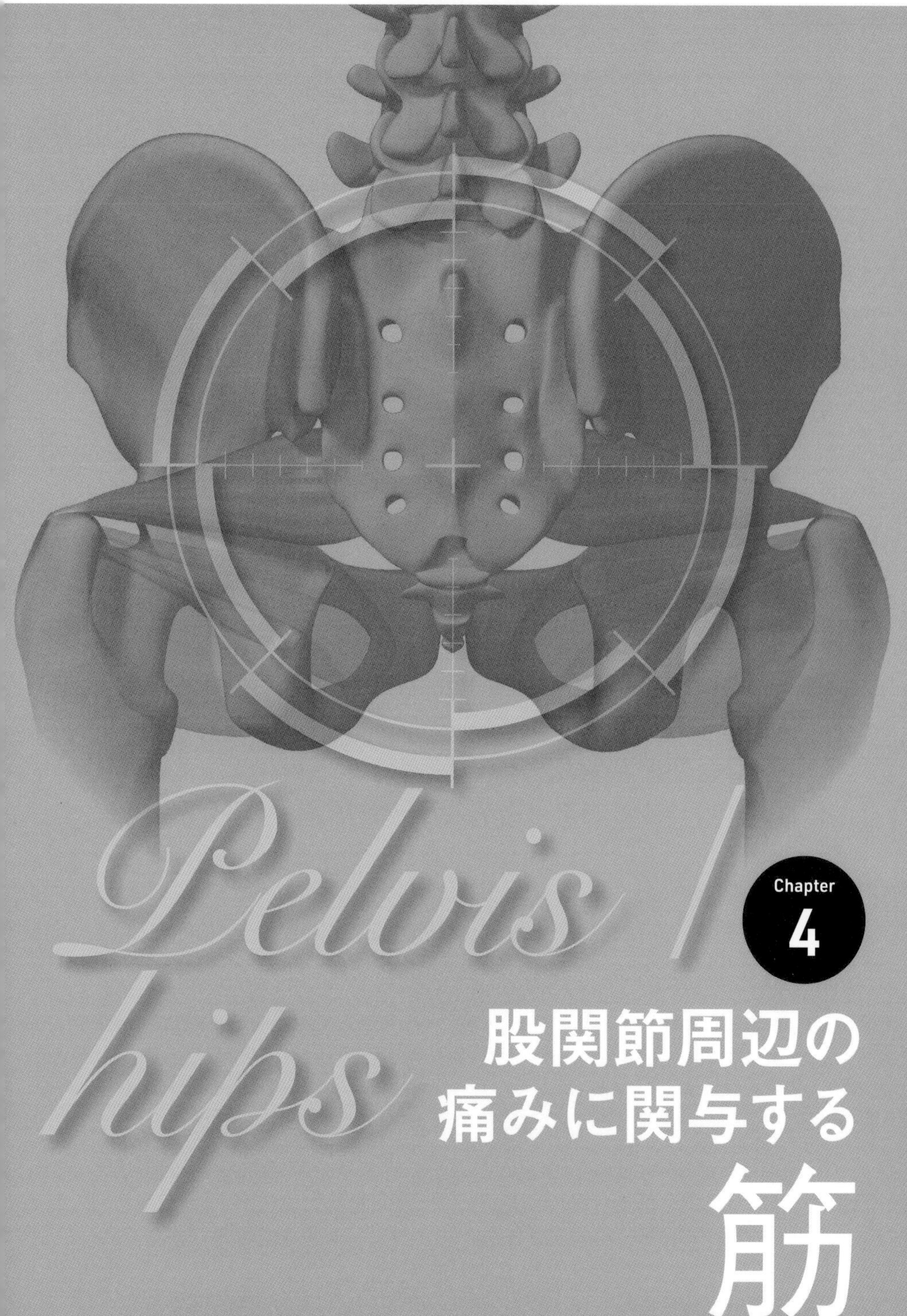

Chapter 4

股関節周辺の痛みに関与する筋

筋の概略図

股関節には7つの二関節筋があり、股関節と膝関節の動きに関与している。そして股関節の動きに関与する骨盤周辺の筋肉は腸骨部と臀部の2つの部位に分けられる。腸骨部には股関節の屈筋である腸腰筋があり、実際は腸骨筋、大腰筋、小腰筋の3つで構成されている。一方、大殿筋に代表される臀部の筋肉は主に股関節の伸展と回旋に関与している。また内側には主に股関節を内転させる短内転筋、長内転筋、大内転筋、恥骨筋、および薄筋などが位置する。

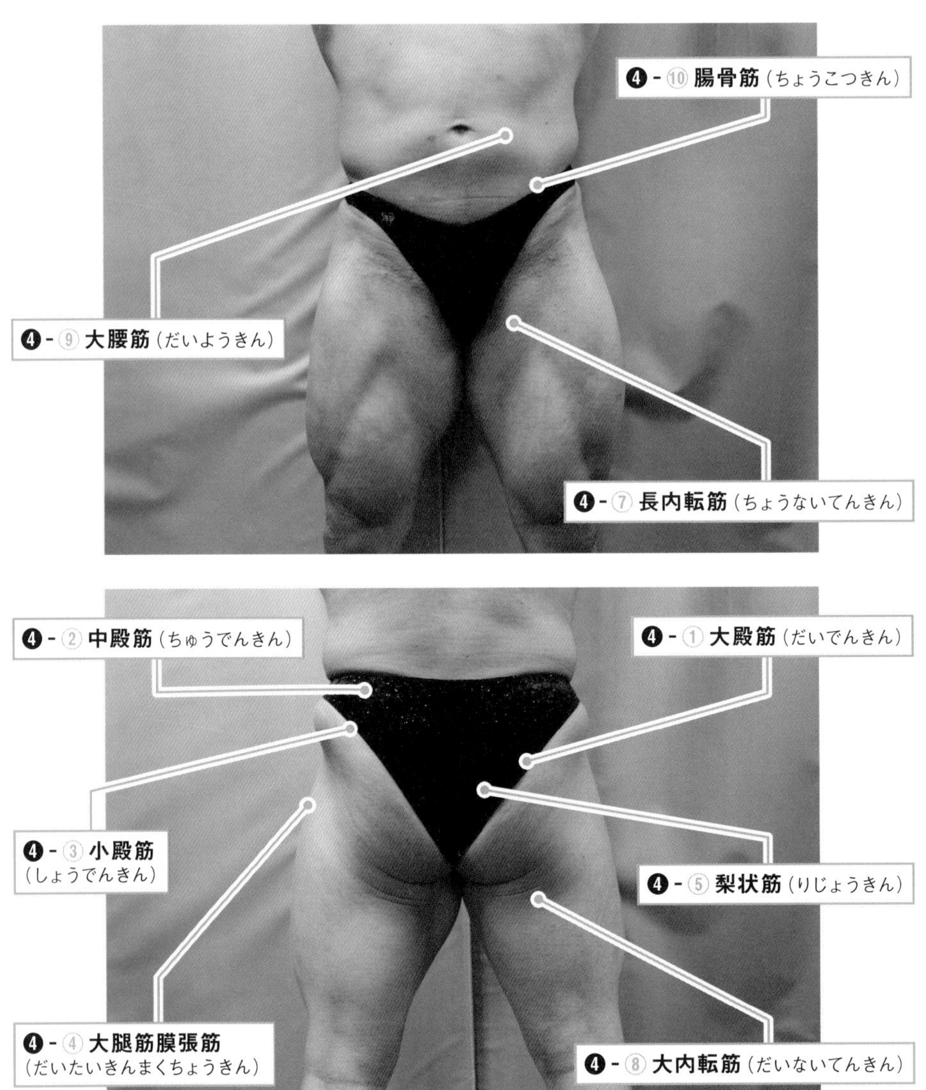

運動の和英表現

骨盤・殿部　Pelvis / hips

殿部の内転・外転
Hip adduction / abduction

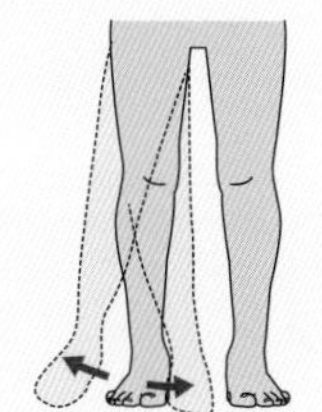

内旋・外旋
Inward rotation / Outward rotation

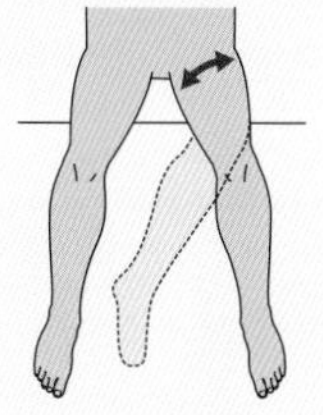

内旋・外旋
Inward / Outward rotation

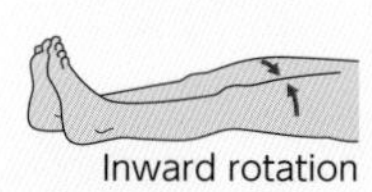

殿部の屈曲・伸展
Hip flexion / extension

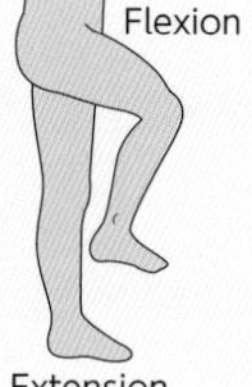

殿部の過伸展
Hip hyperextension

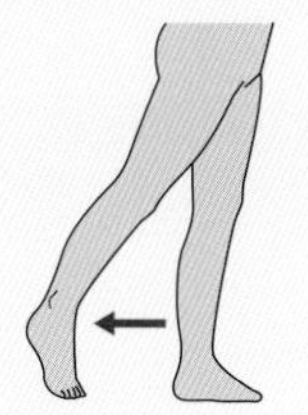

Column 股関節のリラクゼーション療法

大腿四頭筋の筋萎縮により大腿骨が骨盤に引き寄せられ、膝が屈曲した状態で股関節が拘縮を起こしている状態や、内転筋などの筋萎縮で股関節の開脚ができない状態が散見される。その場合、大腿四頭筋や内転筋などを動かすことで、股関節の可動域の拡大を図る。まず膝関節を60度～ 90度、股関節を90度にポジショニングし、股関節は関節窩に大腿骨頭がはまっていることを確認し、膝関節の角度を変えずに大腿骨を軸にして、ねじり運動を数回行う。このとき施術者は必ず内側の手で対象者の足を下からしっかり支えるようにする。ただし施術初期は現状の可動域にとどめるように気をつける。

Section

4-1 大殿筋（だいでんきん）

glteus maximus（グルーティアス マクスィマス）

粗大な筋線維束から成り、殿部の丸みを形づくる。殿筋の中で最も重く、殿部の大部分を占める。この筋は歩行周期中の踵接地期に最もよく働く。これは踵接地期に生じる骨盤、体幹の前方への屈曲力に対抗するための筋活動である。

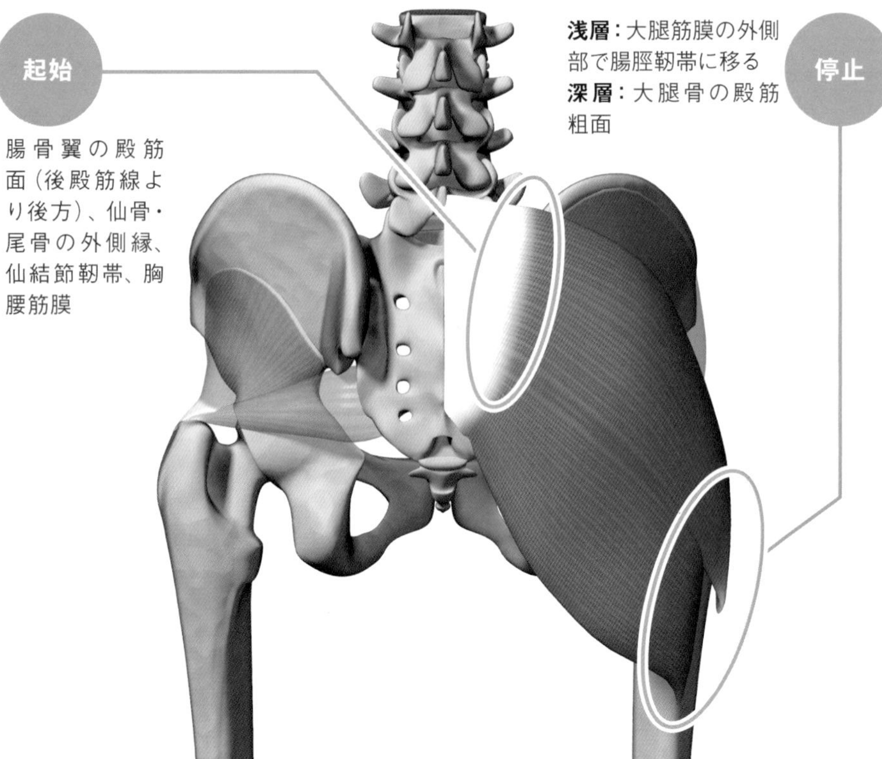

支配神経

下殿神経（L4 ～ S2）

主な働き

股関節の伸展（とくに屈曲位からの伸展）外旋、膝関節の伸展

該当するADL

階段を上ったり、座位から起立する時に働く。

該当するスポーツ動作

歩行、ランニングやジャンプの動作などで働く。

触診方法

❶腹臥位における殿部の主たる膨らみを観察する。

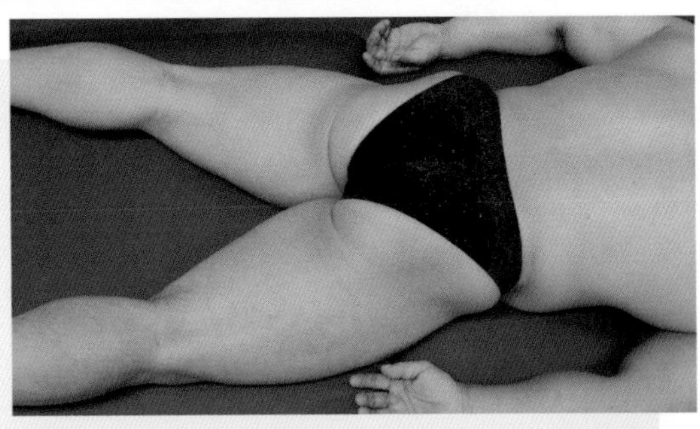

❷膝を屈曲した状態から股関節を伸展する。

❸殿部において筋の収縮を触知する。

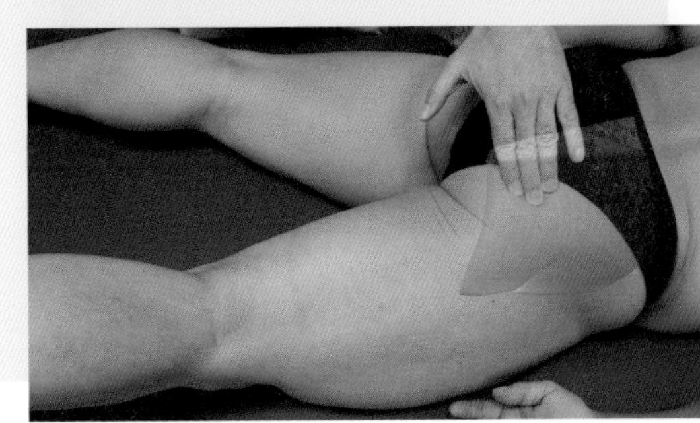

筋性疼痛による発現部位の触診感

- 仙骨および尾骨の外縁部において、ザラザラとした筋硬結が触知される。
- 優秀なアスリートについては、この起始部の輪郭がはっきり確認できる膨隆が存在する。
- 仙結節靭帯からの起始部において、靭帯が肥厚したような硬質線維束が触知される。
- 圧迫にて局在のはっきりしない陰部周辺の関連痛を発現する。
- 大殿筋下部線維は、浮腫を伴った過緊張線維束として触知される。
- 圧迫により大腿にかけて関連痛を発現する。

筋性疼痛による症状

- 仙骨後面から外縁部、仙結節靭帯から大転子下部から大腿後面にかけての痛み
- 外側広筋と強く筋連結するためにともに症候に関与することが多い
- 階段や上り坂で殿部の痛みや力の入りにくさ
- 立ち上がり動作において殿部の痛みと円背傾向になる
- 痔、殿部の冷え、皮膚病にも関与
- 仙骨部多裂筋とともに症候に関わることが多く、ぎっくり腰を頻発
- ぎっくり腰の時には、股関節屈曲の疼痛緩和姿勢が顕著
- 殿部打撲後の尾骨痛症候に強く関与

関連する疾患

- 大殿筋麻痺
- 先天性股関節脱臼
- 変形性股関節症
- 慢性腰痛症
- 大腿骨頸部骨折　など

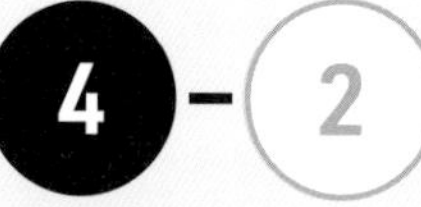

中殿筋

ちゅう でん きん

glteus medius（グルーティアス ミーディアス）

大部分（後部と下部）は大殿筋に被われ、寛骨外筋第二層に属する。強い筋膜を有し、筋膜は厚い三角形をなしている。トレンデレンブルグ徴候とは、この筋の筋力が低下したケースにみられる。

起始

腸骨翼の殿筋面（前殿筋線と後殿筋線の間）、腸骨稜の外唇および殿筋筋膜

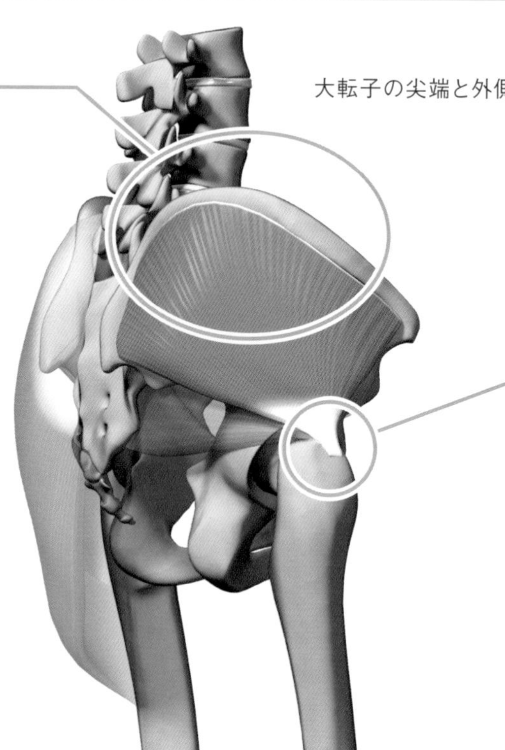

停止

大転子の尖端と外側面

支配神経

上殿神経（L4 ～ S1）

主な働き

股関節の外転、（前部）内旋、（後部）外旋

該当するADL

歩行時の立脚側で働き、遊脚側の骨盤が下がらないように支持するために働く。また直立の時に骨盤を支えるために働く。

該当するスポーツ動作

低い障害物を避けて横に踏み出す時に働く。サッカーやラグビーなど。

触診方法

❶寛骨側方の筋において大腿を外転すると、中央部の皮下において筋腹を触知できる。

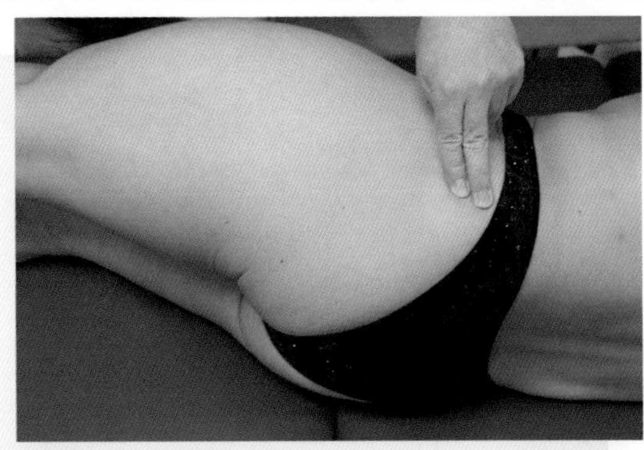

❷大腿外転に抵抗をかける。

❸殿部に指腹を当てると筋の収縮を触知できる。

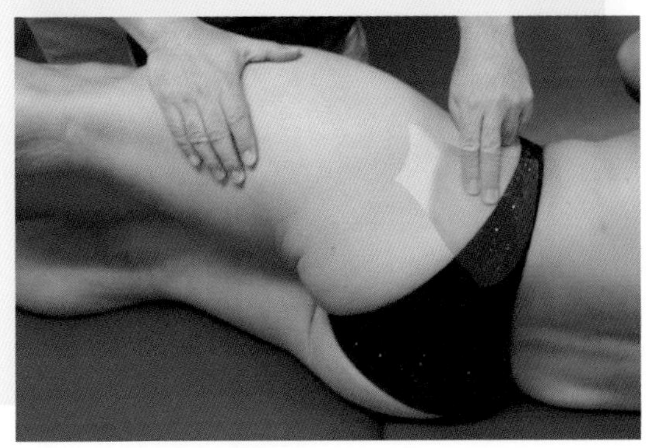

筋性疼痛による発現部位の触診感

- 腸骨翼の起始部では、粘土がこびりついたような筋硬結が触知される。
- 小殿筋と重層する前部線維は、筋膜が緊張し、抵抗感が強い。
- 前部線維の後部のボリュームが最も大きく、大転子付着部は硬いゴムのように触知される。

筋性疼痛による症状

- 坐骨結節周辺や半腱および半膜様筋の筋腹に関連痛を発現する
- 筋性疼痛緩和肢位は顕著な股関節外旋肢位となる
- 坐骨神経痛のような症候が頻発（SLRテストにより鑑別）
- 腰殿部から下腿部にかけて広範囲に痛みや痺れ感を発現
- 靴下やパンツが穿きにくく、あぐらをかくことが困難
- 側臥位において痛い方を上にすると楽になる

関連する疾患

- 中殿筋麻痺
- 先天性股関節脱臼
- 変形性股関節症
- 大腿骨頸部骨折
- 大腿骨転子部骨折　など

Section

4-3 小殿筋

しょう でん きん

glteus minimus（グルーティアス ミニマス）

大殿筋、中殿筋に被われる三角形の筋で、寛骨外筋第二層に属する。中殿筋より深部にあるので、触診は難しい。前部筋束は股関節の内旋作用がある。

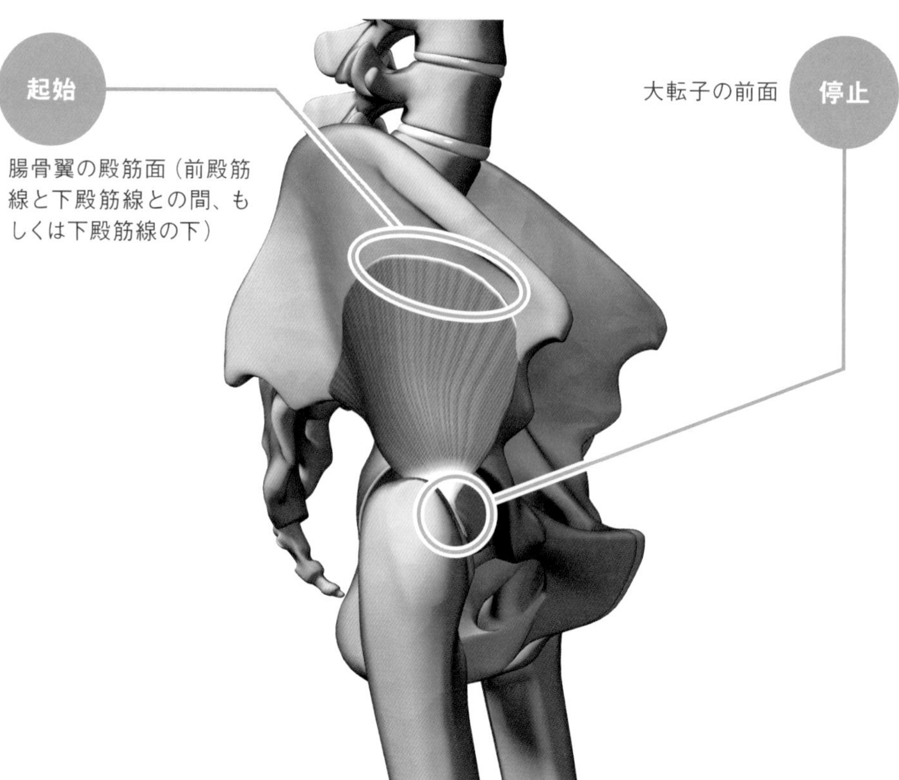

支配神経

上殿神経（L4 ～ S1）

主な働き

股関節の外転、わずかな内旋

該当するADL

二立直立の時に骨盤を支えるために働く。

該当するスポーツ動作

低い障害物を避けて横に踏み出す時に働き、サッカーやアイススケートの横歩が必要な競技で強く働く。

触診方法

❶停止部である大転子の前縁に指腹を押し当てる。

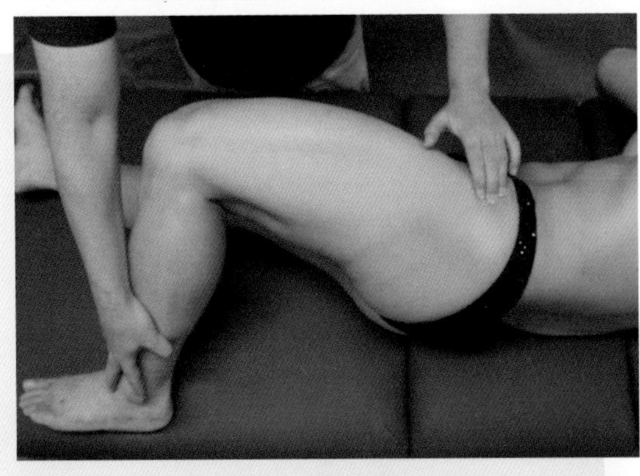

❷股関節内旋に抵抗をかける。

❸深部において筋収縮を触知できる。

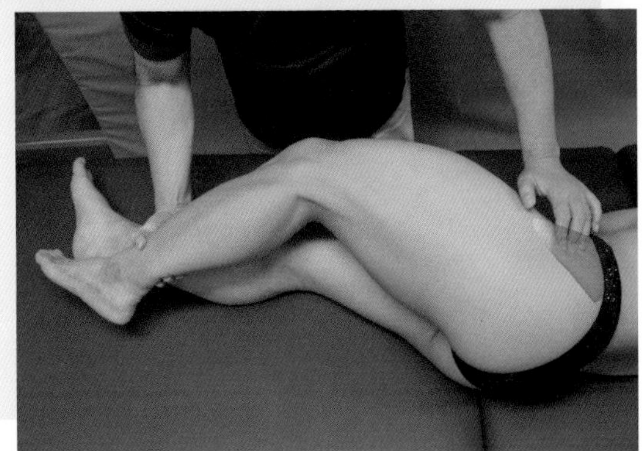

筋性疼痛による発現部位の触診感

- 腸骨翼の起始部では、粘土がこびりついたような筋硬結が触知される。
- 小殿筋の表層の筋膜が緊張し抵抗感が強い。
- 圧迫にて強い圧痛と下腿外側領域への耐え難い関連痛を発現する。

筋性疼痛による症状

- 坐骨結節周辺や半腱および半膜様筋の筋腹に関連痛を発現する
- 筋性疼痛緩和肢位は顕著な股関節外旋肢位となる
- 坐骨神経痛のような症候が頻発（SLRテストにより鑑別）
- 腰殿部から下腿部にかけて広範囲に痛みや痺れ感を発現
- 靴下やパンツが穿きにくく、あぐらをかくことが困難
- 側臥位において痛い方を上にすると楽になる

関連する疾患

- 中殿筋麻痺
- 先天性股関節脱臼
- 変形性股関節症
- 大腿骨頸部骨折
- 大腿骨転子部骨折　など

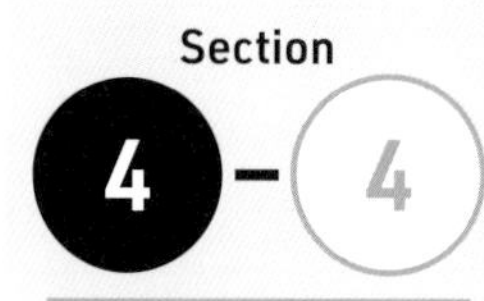

大腿筋膜張筋（だいたいきんまくちょうきん）

tensor fasciae latae

（テンサ ファッシイ ラティ）

大腿外側上部にみられる紡錘形の筋。数少ない股関節の内旋筋の一つで、中殿筋、小殿筋とともに、片脚起立時の骨盤の安定化に関与している。寛骨外筋第一層に属する。

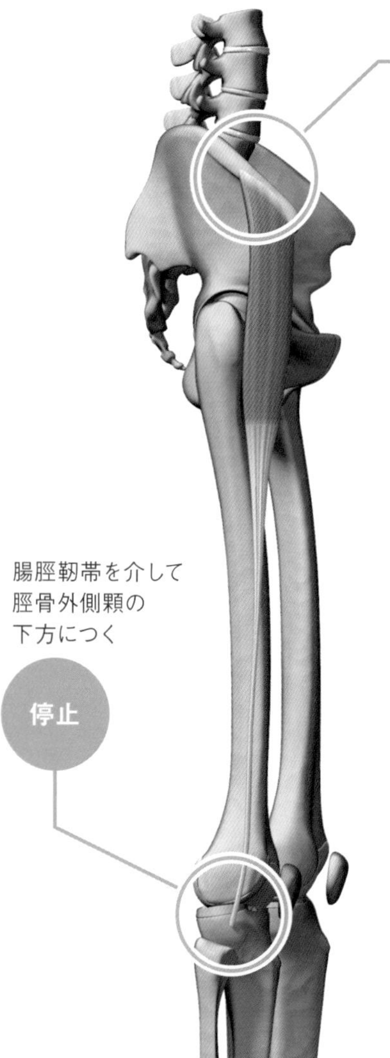

起始

上前腸骨棘、大腿筋膜の内面

停止

腸脛靭帯を介して脛骨外側顆の下方につく

支配神経

上殿神経（L4 ～ S1）

主な働き

股関節の外転、屈曲、内旋。膝関節の伸展、大腿筋膜の緊張

該当するADL

歩行や走る際にまっすぐ足が出るようにするために働く。

該当するスポーツ動作

ハードルや新体操などで働く。

触診方法

❶大腿を屈曲位にて外転させる。

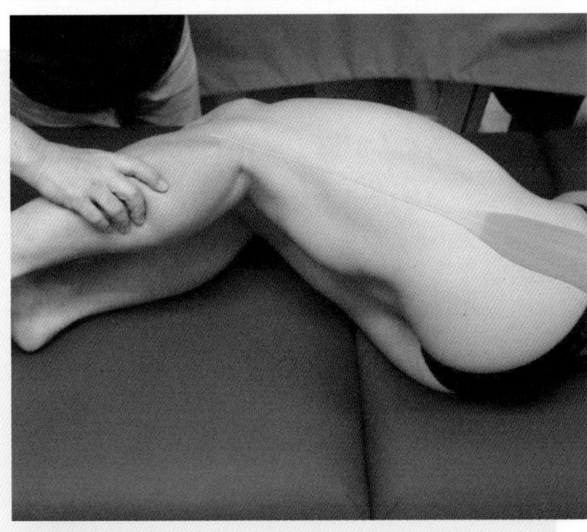

❷上前腸骨棘からの外側から大腿骨頭にかけて筋の収縮を触知できる。

❸大腿下2/3では腸脛靭帯の緊張を観察できる。

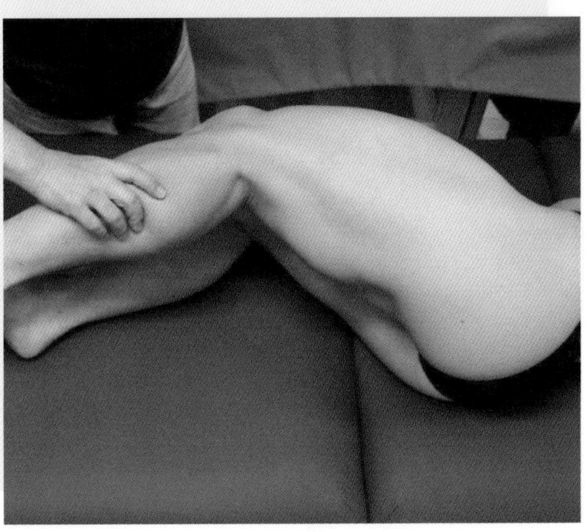

Check！

触診は筋腹から腸脛靭帯まで大腿外側から押し込むように行うとよいが、腸脛靭帯との移行部は確認できない。

筋性疼痛による発現部位の触診感

- 上前腸骨棘から大転子前方を走行し、腸脛靭帯までコードのような過緊張筋が触知される。
- 大転子より尾側では下層に外側広筋が存在するが、2つの筋の判別は難しい。

筋性疼痛による症状

- 股関節周辺の症候は中殿筋や小殿筋と同様
- 外側大腿皮神経を圧迫した大腿外側の痛みむと痺れ症候に関与
- 膝外側の痛み
- 腸脛靭帯炎に関与

関連する疾患

- 上前腸骨棘裂離骨折
- 思春期脊椎分離症
- 腸脛靭帯炎
- Osgood-schlatrter病

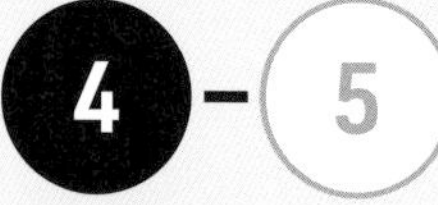

梨状筋（りじょうきん）

piriformis（ピリフォーミス）

系統的に殿筋群に属し、小殿筋の下方に位置する。とくに中殿筋との関係が深い。この筋と中殿筋は、癒合していることもまれではないとされている。

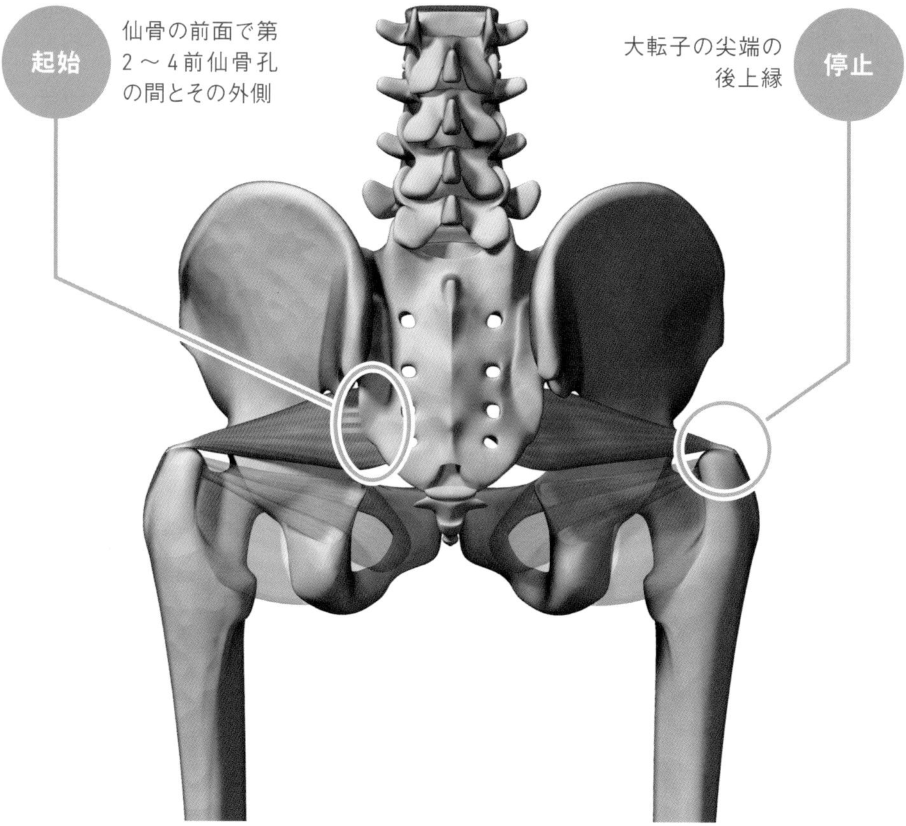

起始
仙骨の前面で第2～4前仙骨孔の間とその外側

停止
大転子の尖端の後上縁

支配神経

仙骨神経叢（S1～S2）

主な働き

股関節の外旋、外転

該当するADL

またがったもの（自転車など）から降りようとして足を踏み出す時に働く。

該当するスポーツ動作

平泳ぎの下肢のフォームで働く。

触診方法

❶指腹で仙骨外側縁を確認、触知し、他方の手で大転子縁を触知する。

❷その間の筋の走行と直角に押し込み筋腹に触れる。

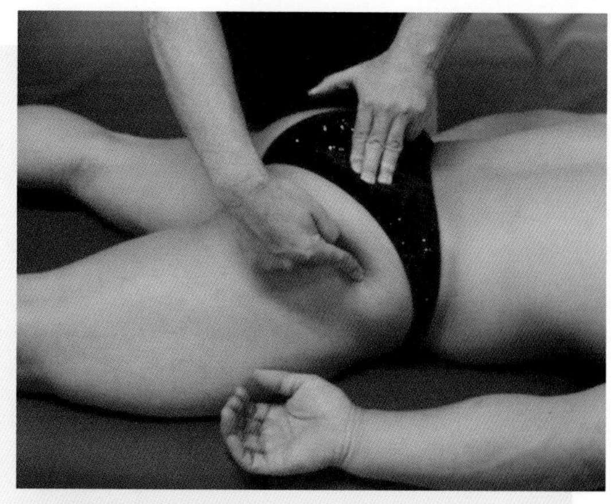

❸その状態から他方の手で股関節外旋に抵抗をかけると、筋の収縮を触知できる。

Check!
この筋は大殿筋線維よりコリコリした一塊の硬い筋線維として感知できる。

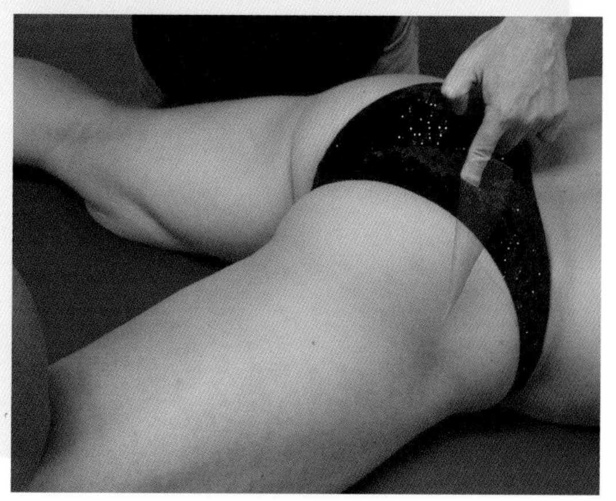

筋性疼痛による発現部位の触診感

- 深層外旋六筋全体としては、表層を大殿筋に被われるために正確な触診は難しい。
- 中殿筋後部線維の下方で大坐骨孔領域に過緊張線維束として触知される。
- 圧迫において、殿部から大腿後面にかけての関連痛を発現する。

筋性疼痛による症状

- 殿部領域から大腿後面にかけての痛みを発現する
- 坐骨神経痛のような症候に関与
- 変形性膝関節症に関与
- 股関節後面痛（殿部下部外側面痛）
- 梨状筋症候群（SLRで確認）

関連する疾患

- 梨状筋症候群
- 変形性股関節症
- 大腿部頸部骨折　など

Section

4-6 大腿方形筋（だいたいほうけいきん）

quadratus femoris（クワドラタス フェモリス）

厚い方形の筋で、強力な股関節外旋筋で下双子筋の下縁に位置する。殿部深層にあり、内閉鎖筋、外閉鎖筋、上双子筋、下双子筋、大腿方形筋、梨状筋の6筋を指して、深層外旋6筋と呼ぶ。

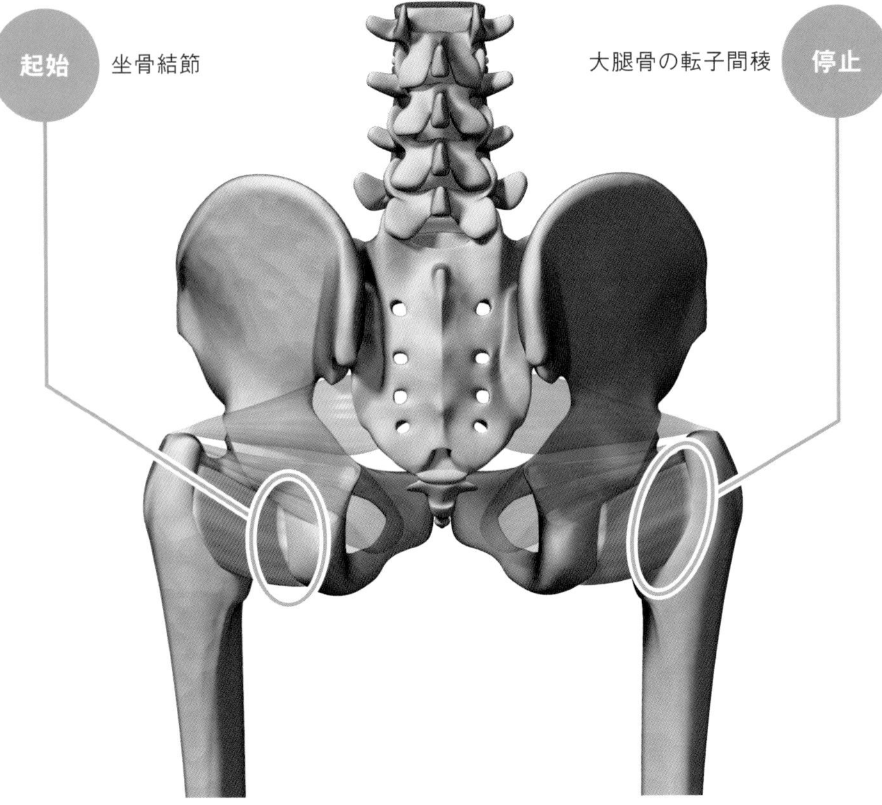

支配神経

坐骨神経（L4 ～ S2）

主な働き

股関節の外旋

該当するADL

またがったもの（自転車など）から降りようとして足を踏み出す時に働く。

該当するスポーツ動作

平泳ぎの下肢のフォームで働く。

触診方法

❶大殿筋の深部において坐骨結節外側から大転子の間に指腹を押し当てる。

One point !

この筋は坐骨結節外側縁から小転子と大転子の間にある骨の突出部である転子間稜に向かってほぼ水平に走行するので、それをイメージし大殿筋深部に指を進入させていくとよい。

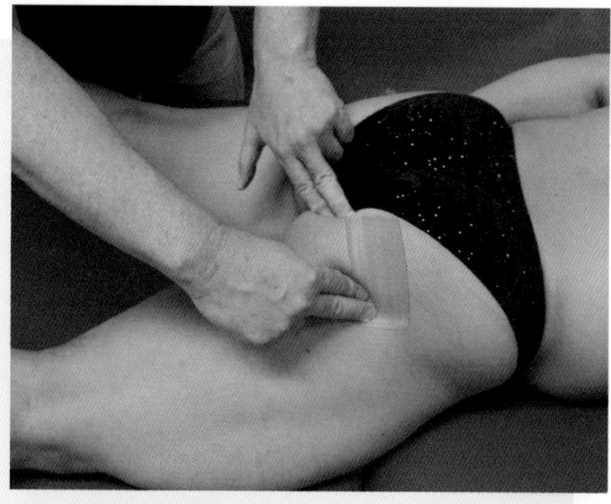

❷膝を90°屈曲した股関節外旋に抵抗をかける。

❸筋の収縮を触知できる。

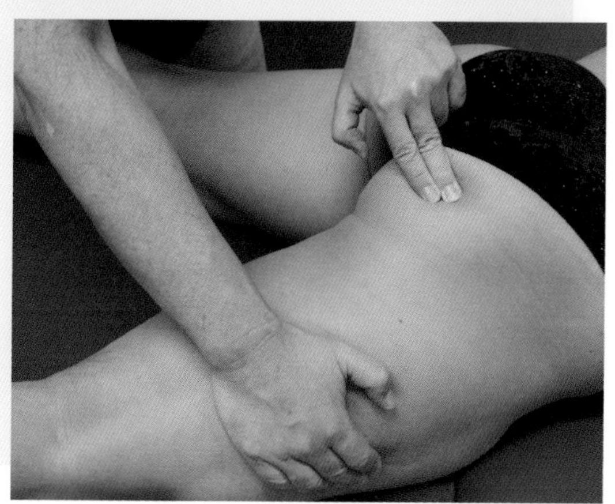

筋性疼痛による発現部位の触診感

- 深層外旋六筋全体としては、表層を大殿筋に被われるために正確な触診は難しい。
- 坐骨結節と大転子の間に、短い過緊張線維束として触知される。
- 圧迫により股関節前面への関連痛を発現する。
- そして股関節が外れそうな感覚になる。

筋性疼痛による症状

- 殿部領域から大腿後面にかけての痛みを発現する
- 坐骨神経痛のような症候に関与
- 変形性膝関節症に関与
- 股関節後面痛（殿部下部外側面痛）
- 梨状筋症候群（SLRで確認）

関連する疾患

- 梨状筋症候群
- 変形性股関節症
- 大腿部頸部骨折　など

Section

4-7 長内転筋

ちょう ない てん きん

adductor longus（アダクタ ロンガス）

恥骨筋の内側に位置する長い扁平な三角形の筋。この筋の外側縁と縫工筋内側縁と鼠径靱帯下縁とで囲まれた部分を大腿三角（スカルパ三角）という。

起始

恥骨結節の下方

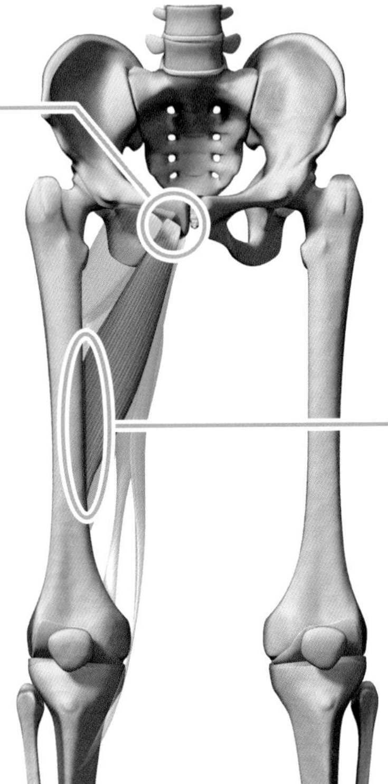

停止

大腿骨の後面中央
（内側唇の中部1/3）

支配神経

閉鎖神経（L2～3）

主な働き

股関節の内転、屈曲

該当するADL

太腿を引き付けて閉じる動作で強く働く。また腰の回転に影響する。

該当するスポーツ動作

サッカーやバスケットボール、バレーボールなどで交互ステップや横移動をする際に働く。

触診方法

❶股関節を屈曲・外転する。

❷恥骨から大腿骨の後面に走行する明確な筋腹が確認できる。

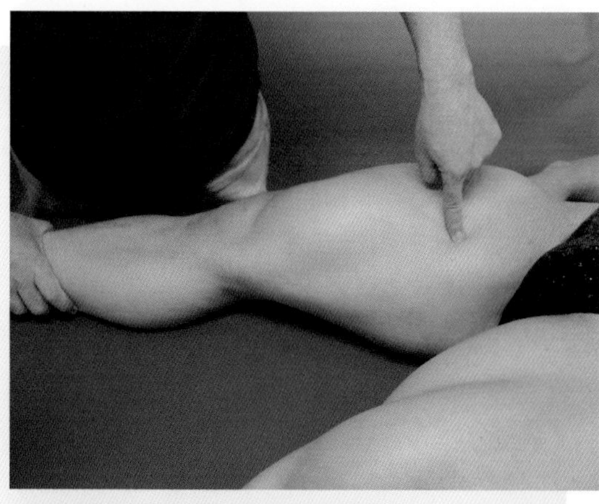

❸脚を内転させて抵抗をかけると、起始部付近から大腿中央までの筋の収縮を触知できる。

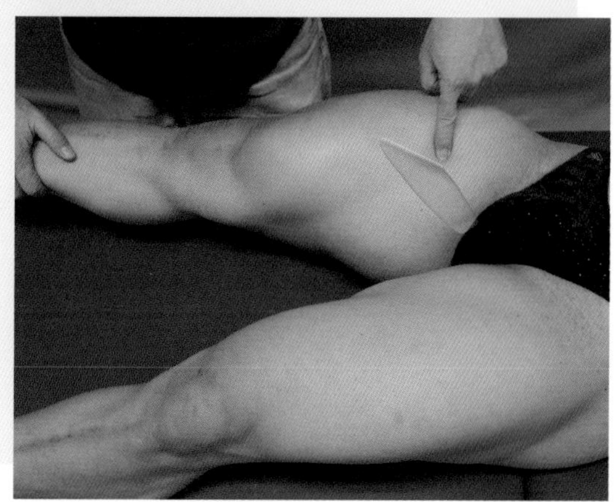

One point !

薄筋は大腿最内側に位置し、その外前面にこの筋が確認できる。薄筋は柔らかく、この筋はそれより硬い腱のような線維として判別できる。

筋性疼痛による発現部位の触診感

- 恥骨から大腿内側中央部に至る緊張したコードのような過緊張線維束として触知される。
- 鋭い圧痛が発現する。
- 恥骨周辺から膝関節内側面、鵞足、膝蓋靱帯部までの関連痛を発現する。

筋性疼痛による症状

- 変形性膝関節症に関与
- 恥骨から大腿内側上部の痛みを発現
- 膝関節内側面の痛みを発現
- あぐら姿勢において股関節開排制限を発現

関連する疾患

- 内転筋肉離れ
- 内転筋断裂
- 内転筋拘縮
- 大腿切断　など

Section

4-8 大内転筋（だいないてんきん）

adductor magnus（アダクタ マグナス）

内転筋の中で最大最強で、起始する範囲が広いため、上部はかなり厚い筋束からなる。この筋の腱性部は、広筋内転筋腱板を介して内側広筋と連結するが、大腿の内側で伸筋と屈筋を分ける境となる。

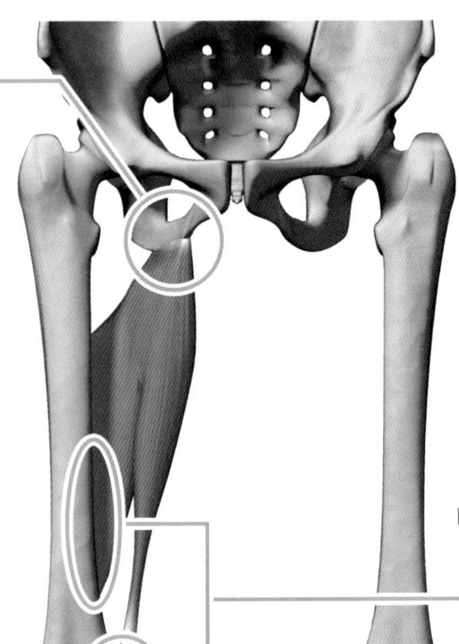

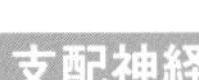

支配神経

閉鎖神経（L3～L4）、脛骨神経（L4～L5）

該当するADL

歩行時に軸足における骨盤の安定性を生み出す働きをする。

主な働き

股関節の内転、（前部）屈曲、（後部）伸展

該当するスポーツ動作

サッカーのサイドパスや平泳ぎの時の大腿を挟む動作で働く。

触診方法

❶股関節を屈曲・外転し、膝を軽く屈曲させる。

❷内転に抵抗をかけると筋の隆起が確認できる。

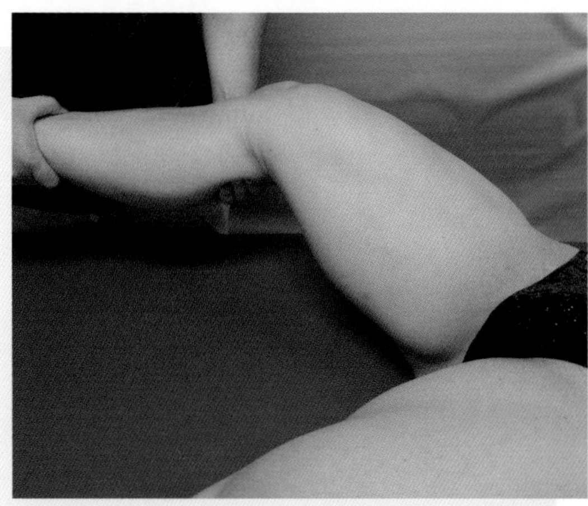

❸大腿近位では長内転筋と薄筋の間に指を押し込むと、筋の収縮を触知できる。

❹そのまま遠位へ内転筋結節まで筋の収縮をたどると触知できる。

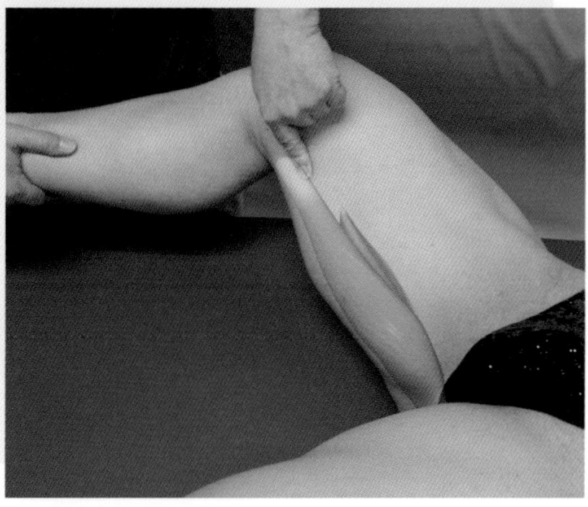

筋性疼痛による発現部位の触診感

・大腿骨の内転筋結節付着部では、強く張った大内転筋の腱が触知でき、強い圧痛がある。
・筋腹部は明確な形態の触察はできない。
・全体的には浮腫を感じ、つかみどころのない感触であることが多い。

筋性疼痛による症状

・内側広筋、薄筋、半腱および半膜様筋、長内転筋とともに、膝内側あるいは膝後内側領域の痛みに関与
・下腿以下の腫脹および浮腫に強く関与
・足関節捻挫、痛風、シンスプリント、下腿コンパートメント症候群などの関与

関連する疾患

・内転筋断裂
・内転筋肉離れ
・内転筋拘縮　など

Section

4-9 大腰筋（だいようきん）

psoas major（ソウアス メイジャ）

股関節屈筋の中では最も強力な筋。大腰筋と腸骨筋を合わせて腸腰筋と呼ばれる。腸骨筋とともに姿勢維持や歩行に重要な役割を果たす。

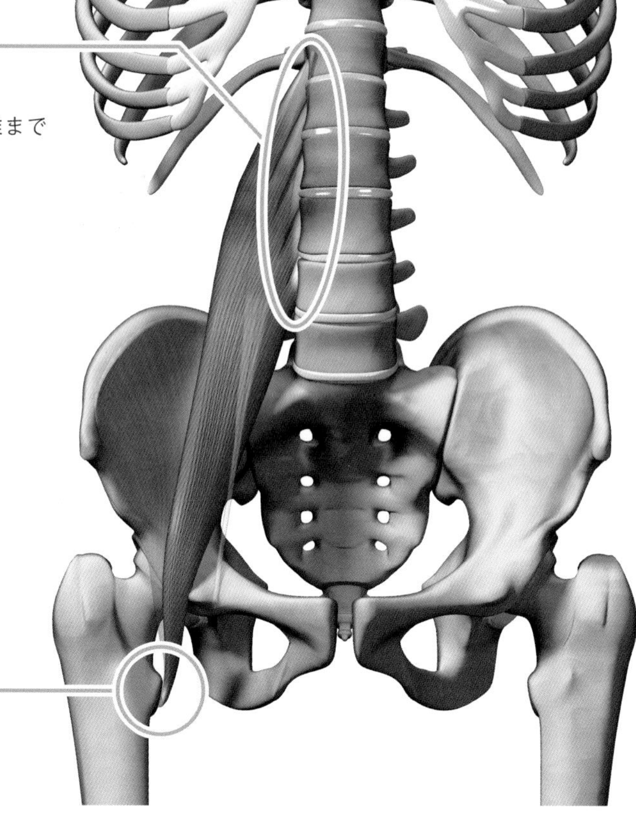

起始

浅頭：第12胸椎～4腰椎までの椎体および椎間円板
深頭：全腰椎の肋骨突起

停止

大腿骨の小転子

支配神経

腰神経叢の筋枝と大腿神経の枝（L1～4）

主な働き

股関節屈曲、わずかな外旋

該当するADL

歩行時に遊脚側の大腿を持ち上げるために働く。脚を前方に振り出す動作で働く。

該当するスポーツ動作

ランニングや階段を上る時などに働く。

触診方法

❶腸骨稜の高さで、腹直筋の筋腹外側から椎体に向けて指腹を押仕込んでいくと、筋腹に触れる。

Check!

この筋の筋腹は頭側ほど広く、足先側ほど細くなっていく。へその高さで最も筋腹が厚く感知しやすい。

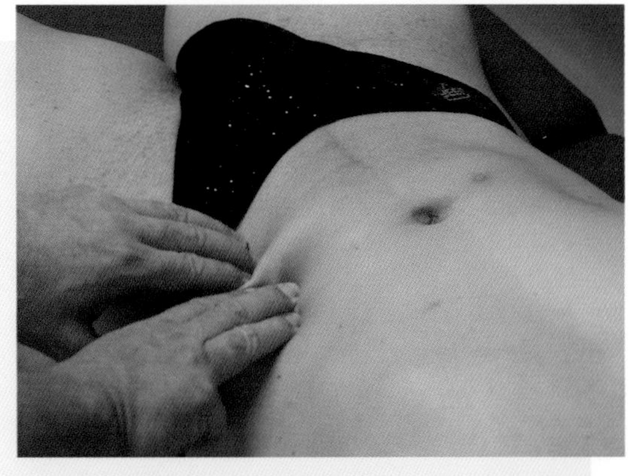

❷その状態から股関節を屈曲し、抵抗をかけると筋腹を触知できる。

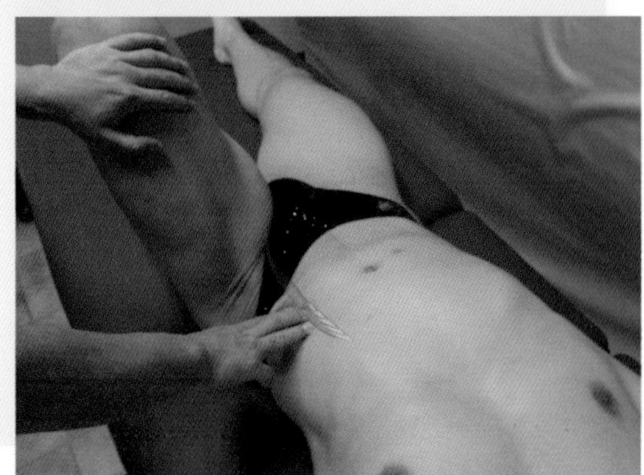

筋性疼痛による発現部位の触診感

- 腹直筋の外側かつ内腹斜筋および腹横筋の深層で、脊柱際にバナナ大で太く触知される。
- 表層はヌルヌルして、股関節前面内側や腹腔内深部への内臓痛と疑われるような関連痛を発現する。

筋性疼痛による症状

- 便秘、頻尿、漏尿、生理痛に関与し内臓疾患を疑わせる腹部痛に関与
- 股関節屈曲を制限し、ズボンや靴下が履きにくい、足の爪が切れなくなるなどの症状
- 坐骨神経痛あるいは椎間板ヘルニアのような症候
- 腰椎および仙椎領域で局在のはっきりしない深部痛に関与
- 側腹部から鼠径部にかけての痛みを伴う腰痛に関与

関連する疾患

- 慢性腰痛
- 脊柱管狭窄
- 変形性股関節
- 化膿性腸腰筋炎
- 股関屈曲拘縮　など

Section

4-10

腸骨筋（ちょうこつきん）

illiacus（イリアカス）

大腰筋とともに姿勢維持や歩行に重要な役割を果たす。腸骨の筋肉で股関節の屈曲（わずかに外旋）、脊柱の屈曲を行う。腸骨窩と下前腸骨棘から起こり、大腰筋と合流して腸腰筋となる。股関節の屈曲を行う最も重要な筋肉である。

起始

腸骨内面の腸骨窩

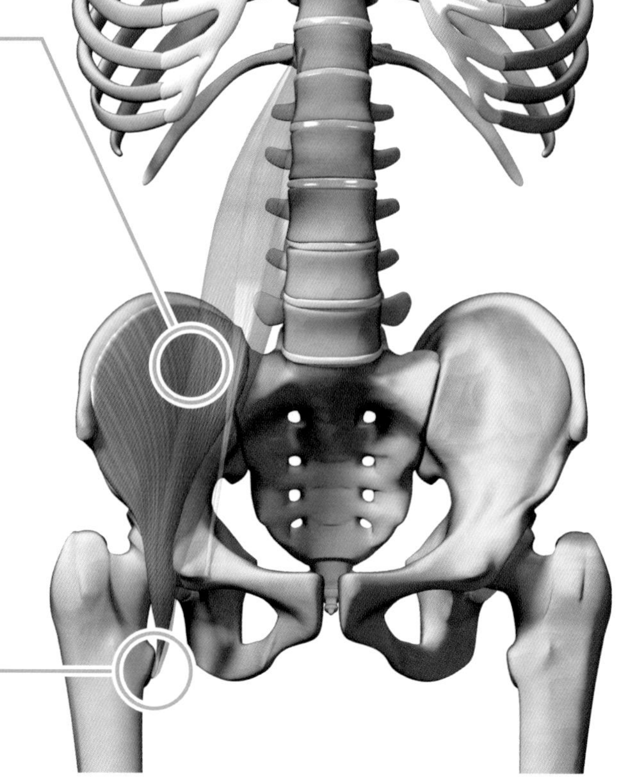

停止

大腿骨の小転子

支配神経

腰神経叢の筋枝と大腿神経の枝（L1 ～ 4）

主な働き

股関節屈曲、外旋

該当するADL

歩行時にで遊脚側の大腿を持ち上げるために働く。

該当するスポーツ動作

ランニングや階段を上る時などに働く。

触診方法

❶腸骨部において、上前腸骨棘内側から腸骨前面の奥まで指を差し込むと筋腹に触れる。

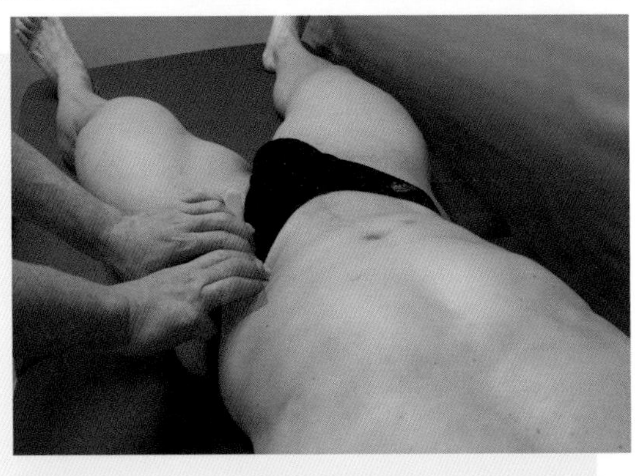

❷股関節屈曲に抵抗をかけると、筋の収縮を触知できる。

One point !

鼠径部の強い触診は、強い疼痛を伴うため、ゆっくり指を押し込むとよい。また大腰筋内側に大腿動脈が走行するため、拍動を感じる時は無理な触診を避けるべきである。

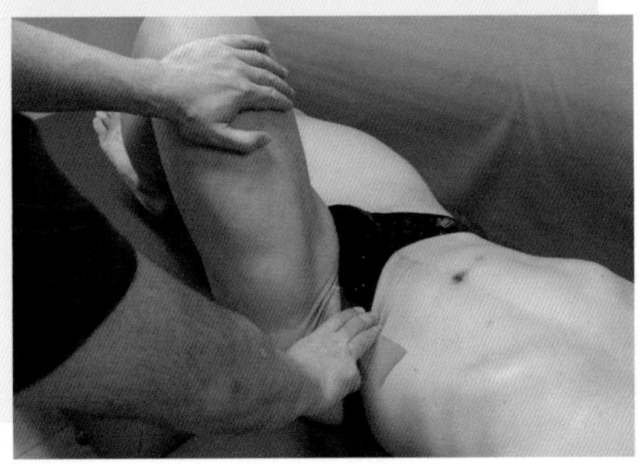

筋性疼痛による発現部位の触診感

- 腸骨稜において表面のヌルヌルとした半球状に触知できることが多い。
- 圧痛にて下腹部から股関節にかけて関連痛を発現する。
- 大腿三角（長内転筋、縫工筋、鼠径靱帯）の深部で筋実質の塊として腸腰筋が触知できる。
- 圧迫した時にその関連痛が腸腰筋に沿って出現することで恥骨筋と判別する。

筋性疼痛による症状

- 便秘、頻尿、漏尿、生理痛に関与し内臓疾患を疑わせる腹部痛に関与
- 股関節屈曲を制限し、ズボンや靴下が履きにくい、足の爪が切れなくなるなどの症状
- 坐骨神経痛あるいは椎間板ヘルニアのような症候
- 腰椎および仙椎領域で局在のはっきりしない深部痛に関与
- 側腹部から鼠径部にかけての痛みを伴う腰痛に関与

関連する疾患

- 慢性腰痛
- 脊柱管狭窄
- 変形性股関節
- 化膿性腸腰筋炎
- 股関屈曲拘縮　など

Column 股関節の痛みについての考察

股関節の痛みについては、X線所見での股関節構造の変形がその原因とされる。しかし、股関節周辺の痛みを訴える症例の臨床観察においては、痛みの程度は画像診断での変形の有無やその程度と比例しないことも多く、痛みの領域も股関節の前外側面から大腿外側面にかけてみられることが多い。

◉臨床でよく見られる股関節の運動痛

①股関節前面

大腿直筋の筋短縮痛は、下前腸骨棘付着部で痛みを再現し、場所を明確に指し示すことができる。歩行時に股関節前面の深部で差し込むような痛みを発現し、筋長の短縮はあぐら肢位など股関節外旋で下前腸骨棘付着部に運動痛が発現する。

腸腰筋の筋短縮痛は、股関節前面の深部で痛みを再現し、上前腸骨赫の内側深部や大腿三角（長内転筋、縫工筋、鼡径靭帯）深部の大腿骨小転子付着部の圧迫により明確に認知される。靴下が履きにくい、足の爪が切れないなどの症候を発現する。

②股関節前外側面

中殿筋前部線維、小殿筋、大腿筋膜張筋、外側広筋の筋短縮痛は、股関節の前外側面から大腿外側面で痛みを再現する。

③股関節内側面

内転筋群、腸腰筋の筋短縮痛は、股関節の前面から大腿内側面で痛みを再現する。

◉大腿骨頸部骨折

大腿骨の付け根の部分は股関節を形作っているが、大腿骨頸部骨折は大腿骨頸部で起こる骨折であり、股関節を包む関節包の中で生じている。大腿骨頸部は湾曲しており、構造的に外からの力が加わりやすい。骨頭は軟骨に覆われ表面からの血流がないため、大腿骨頸部に骨折を生じると、骨頭部分に血流の障害が生じていることも多い。

年齢を重ね、骨粗鬆症などにより骨がもろくなると、軽く転んだだけや捻っただけといった些細な衝撃により骨折してしまう。大腿骨頸部骨折は骨の弱い方、特に高齢の女性に多く生じる。不全骨折で痛みを伴うものの、ある程度動ける状態が起こることがあるが、多くは進行して完全骨折となる。

Leg / knee

Chapter 5

膝関節周辺の痛みに関与する筋

筋の概略図

膝関節の伸筋群は総称して大腿四頭筋と呼ばれる。大腿部の前面に位置し4つの筋肉すなわち大腿直筋、外側広筋、中間広筋および内側広筋から構成されている。ハムストリングスは半腱様筋、半膜様筋、そして大腿二頭筋の3つの筋肉で構成され、膝関節の屈曲に関わっている。ハムストリングスの内側の筋肉すなわち半膜様筋と半腱様筋は、膝窩筋とともに膝の内旋に関与し、一方、外側の大腿二頭筋は膝の外旋に関与する。

ハムストリングスの3つの筋肉と大腿直筋は二関節筋である。二関節筋は他の筋肉の収縮により、その起始部か停止部をしっかり固定されているときに最も効率よく働く。

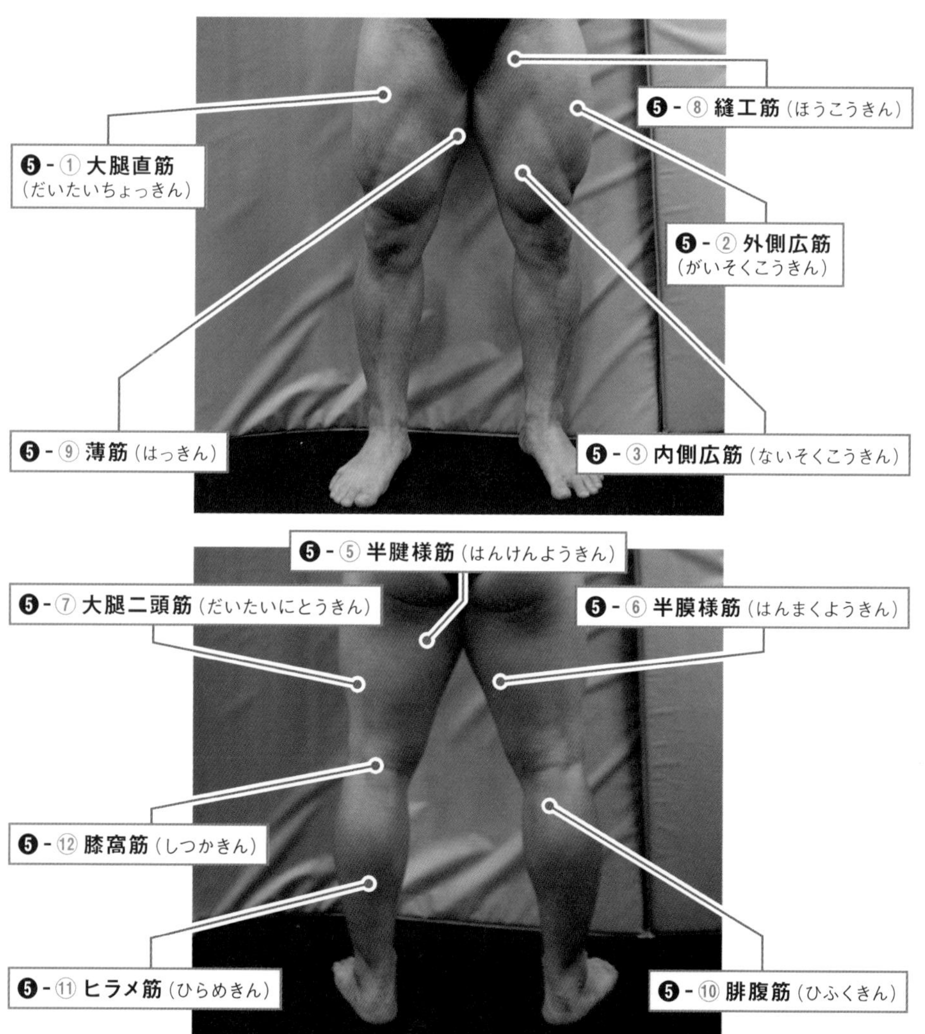

運動の和英表現

脚・膝　Leg / knee

長座位
Long-sitting

下肢は骨盤に対して垂直位
Legs are in vertical alignment with pelvis

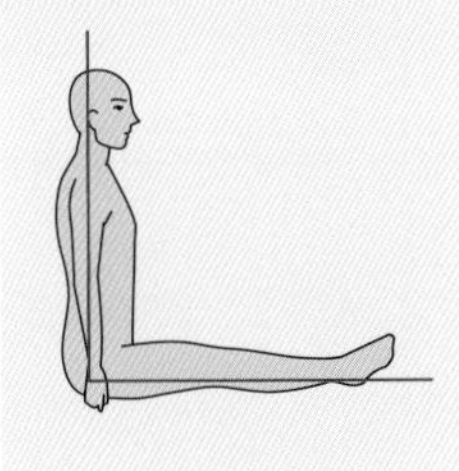

膝の屈曲・伸展
Knee flexion / extension

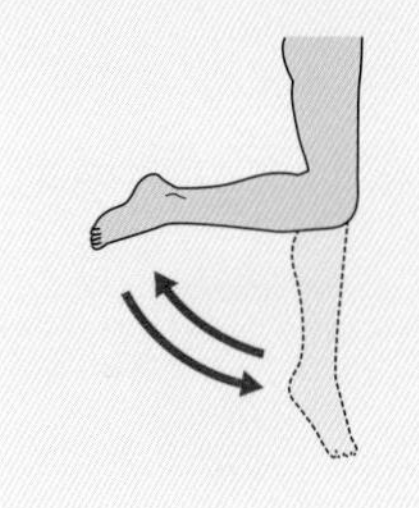

回旋足動
Circumduction

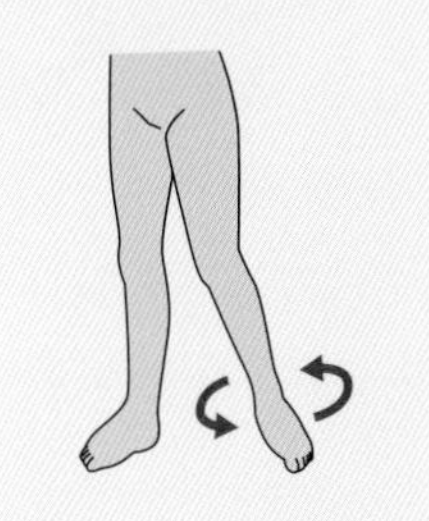

Column 膝関節のリラクゼーション療法

膝関節が拘縮を起こしている場合、90度前後で起きていることが多く、膝関節の運動ができない。その際、ハムストリング（半腱様筋・半腱様筋と大腿二等筋）の結合組織部のみに刺激を与えることで、可動域の拡大を図ることを目的とする。膝を包み込むように両手で持ち、それぞれの腱を施術者の中指で引っ掛けるように固定し、大腿骨に平行に施術者側へ何度か引っ張り腱を緩める。

Section

5-1 大腿直筋（だいたいちょっきん）

rectus femoris（レクタス フェモリス）

大腿前面の中央部を縦走する強大な筋で、大腿四頭筋の中で唯一の二関節筋で中間広筋を被う。この筋の浅層の線維は羽状構造をしており、速く力強い筋収縮に有利な形態をしている。歩行では大腿を持ち上げる働きがある。

起始

腸骨の下前腸骨棘、
寛骨臼上縁

停止

膝蓋靱帯となり
脛骨粗面に付着

支配神経

大腿神経（L2 ～ 4）

主な働き

膝関節の伸展、股関節の屈曲

該当するADL

正座位からの立ち上がりや歩行、走行時の膝を伸ばす際に働く。また階段を上る時にも強く働く。

該当するスポーツ動作

あらゆるスポーツの下肢動作、歩・走・跳・蹴などで主要な働きをする。

触診方法

❶膝関節を軽く屈曲した状態から膝伸展に抵抗をかける。

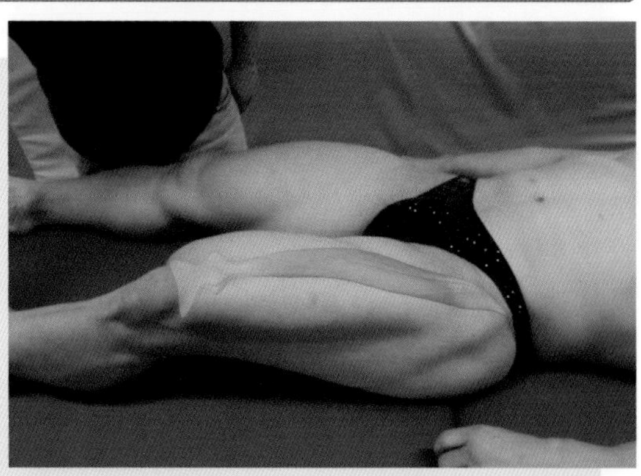

❷起始部近くから大腿中央部の遠位までの筋の収縮が触知・観察できる。

Check!

抵抗をかけると、近位部では縫工筋と大腿筋膜張筋の間で、遠位部では内・外側広筋の間で筋腹を観察できる。

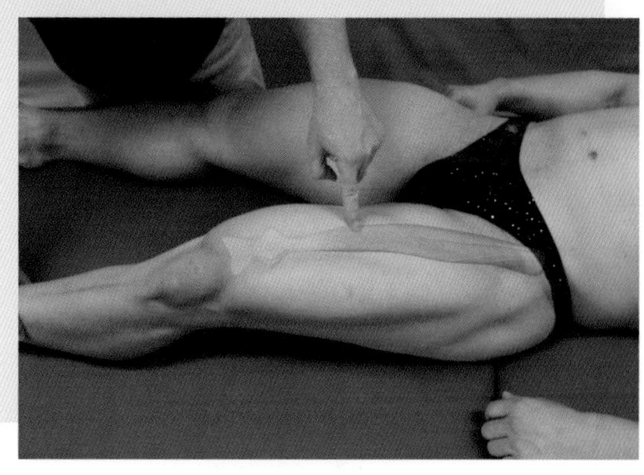

筋性疼痛による発現部位の触診感

- 筋全体がコードのような過緊張筋として触知される。
- 近位1/2の筋腹部では圧痛と、耐え難い関連痛を発現する。
- 下前腸骨棘付着部の圧迫では、股関節前面の深部に差し込むような痛みを発現する。
- 他動的な股関節屈曲時に骨性様可動域制限が発現
- 立脚期に股関節前面深部に鋭く差し込むような痛み
- 荷重し踏ん張った時の「膝崩れ」現象に関与
- 腹臥位での他動的膝関節屈曲時に尻上がり現象の発現

筋性疼痛による症状

- 大腿前面のだるさや冷え
- 膝蓋骨から膝蓋靱帯周辺の膝関節前面痛を発現
- 股関節の痛みと可動域制限にて、「あぐら」姿勢など股関節開排制限に関与

関連する疾患

- 大腿四頭筋拘縮症
- Osgood-Schlatter病
- 大腿直筋肉離れ
- 慢性腰痛症　など

Section

5-2 外側広筋（がいそくこうきん）

vastus lateralis（ヴァスタス ラテラリス）

大腿四頭筋の外側部形成し、表面に腸脛靭帯が縦走する。停止腱の一部は外側膝蓋支帯を形成する。膝関節を伸展させる（下腿を伸ばす）作用がある。

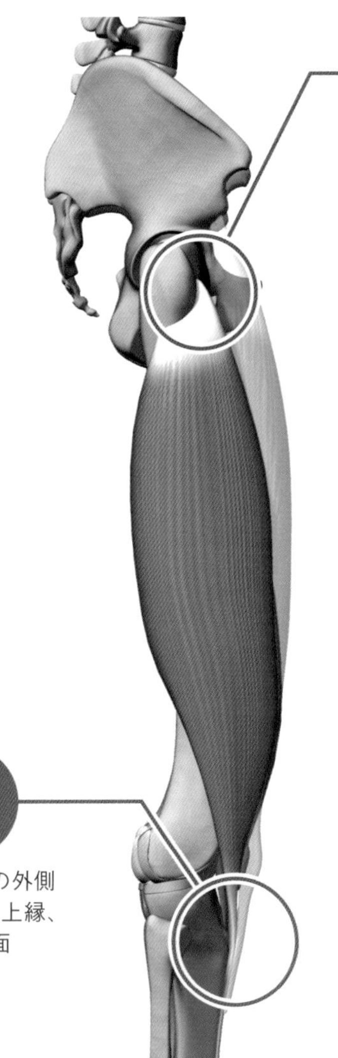

起始

大腿骨の大転子の基部、粗線外側唇

停止

膝蓋骨の外側もしくは上縁、脛骨粗面

支配神経

大腿神経（L2 〜 4）

主な働き

膝関節の伸展

該当するADL

正座位からの立ち上がりや歩行、走行時の膝を伸ばす際に働く。また階段を上る時にも強く働く。

該当するスポーツ動作

あらゆるスポーツの下肢動作、歩・走・跳・蹴などで主要な働きをする。

触診方法

❶股関節を軽く屈曲外転位、そして膝関節を軽く屈曲位から膝伸展に抵抗をかける。

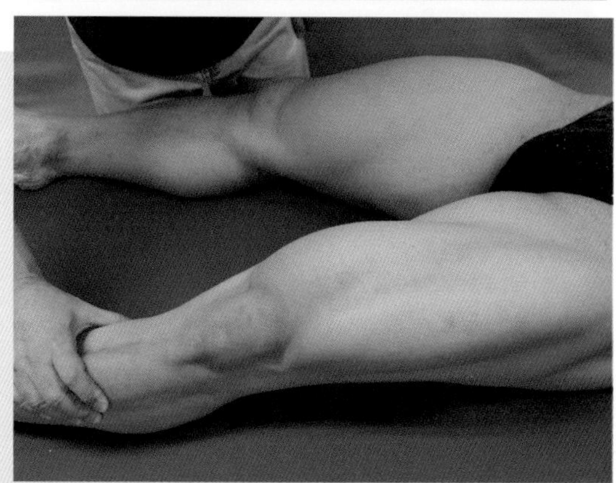

❷大腿外側において起始から停止部までの筋の収縮を触知・観察できる。

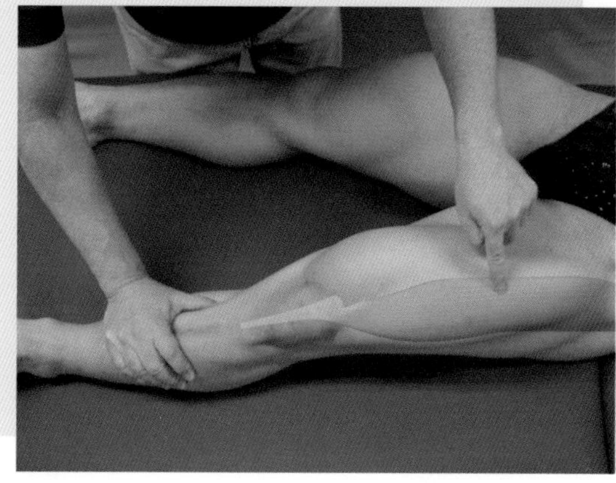

One point !

腸脛靭帯で覆われる部位の触診は、腹臥位で行うとよい。この筋の外側縁は、腸脛靭帯後縁より深部に指を押し込むと触診できる。

筋性疼痛による発現部位の触診感

- 大転子外側面から起始している線維束は、表層を大腿筋膜張筋に被われ、この筋は大腿骨に硬くこびりついた硬質の筋線維束として触知され、鋭い圧痛がある。
- 腸脛靭帯の前方では、コードのような過緊張線維束が触知され、圧迫によって股関節前外側面から膝外側面にかけて広く関連痛を発現する。

筋性疼痛による症状

- 膝関節痛に関与
- 股関節痛に関与
- 腸脛靭帯炎に関与
- 坐骨神経痛に関与
- 大殿筋と強く筋連結し、ともに症候に関与することがある

関連する疾患

- 膝蓋骨不安定症
- 膝蓋骨脱臼
- 膝関節拘縮
- Osgood-Schlatter病
- jumper's knee　など

Section

5-3 内側広筋（ないそくこうきん）

vastus medialis（ヴァスタス ミーディアリス）

大腿四頭筋の内側部を形成する。停止腱の一部は内側膝蓋支帯を形成する。膝関節を伸展させる（下腿を伸ばす）作用がある。

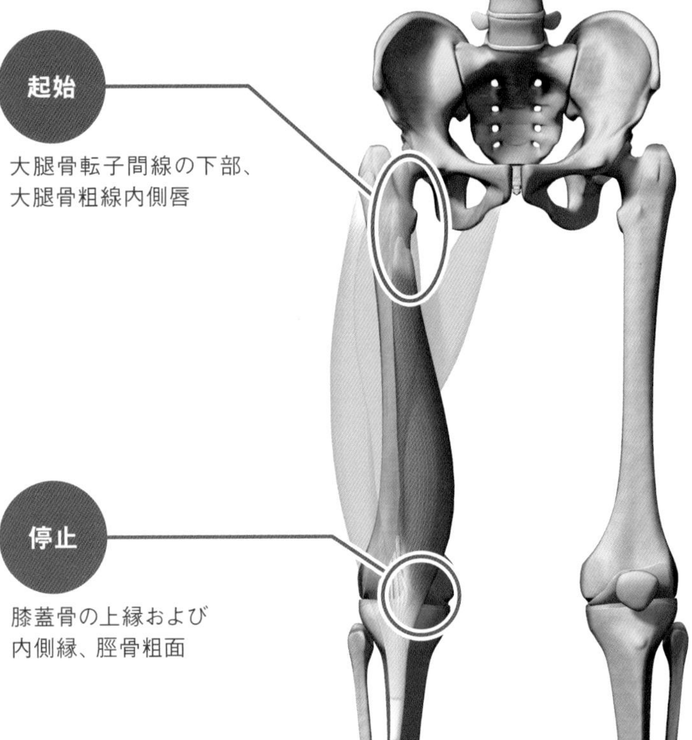

支配神経

大腿神経（L2～4）

主な働き

膝関節の伸展

該当するADL

正座位からの立ち上がりや歩行、走行時の膝を伸ばす際に働く。また階段を上る時にも強く働く。

該当するスポーツ動作

あらゆるスポーツの下肢動作、歩・走・跳・蹴などで主要な働きをする。

触診方法

❶膝関節を軽く屈曲した状態から膝伸展に抵抗をかける。

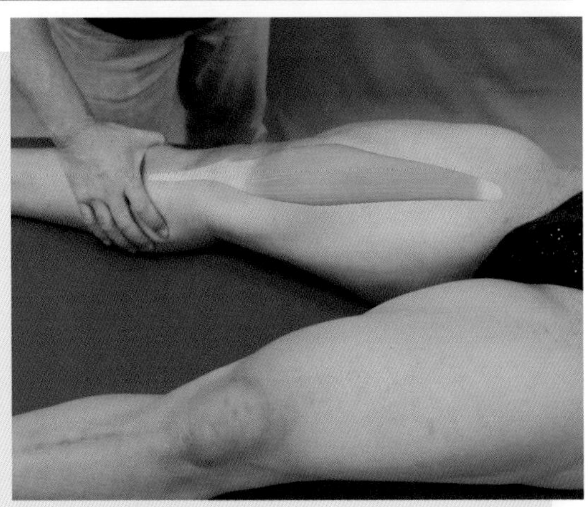

❷大腿直筋と縫工筋の間に筋の収縮を触知・観察できる。

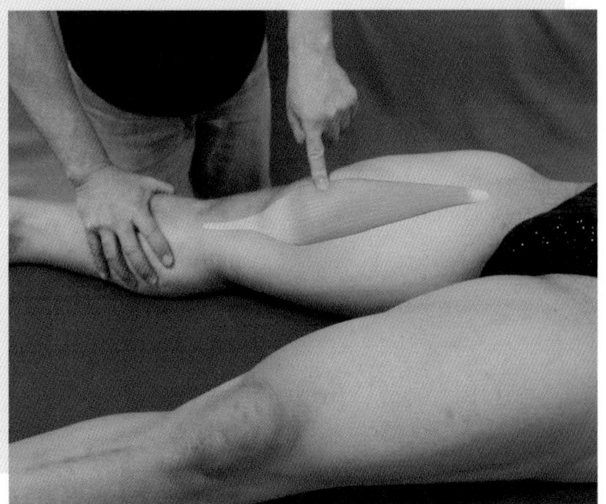

Check!

大腿中央あたりで、大腿直筋内側縁と縫工筋が離れる位置より遠位に、大腿直筋と筋間を形成する。この筋間は大腿遠位1/3にて、この筋と大腿直筋とが筋連結するまでを確認できる。

筋性疼痛による発現部位の触診感

- 筋腹の中央部、最も内側、大腿直筋に離接した長く走行する過緊張線維束が触知できる。
- 鋭い圧痛とともに大腿内側から膝蓋骨内側に至る関連痛を発現する。
- 膝蓋骨に収束する末梢線維束では、ゴムのような筋硬結や細いコードのような線維束が観察され、圧迫により膝内側への触診反応がみられる。

筋性疼痛による症状

- 大腿下部内側のだるさや冷え
- 膝関節完全伸展の最終域においての可動域制限と膝内側前面痛
- 膝内側前面痛

関連する疾患

- 膝蓋骨不安定症
- 大腿四頭筋萎縮
- 膝関節拘縮
- 膝蓋骨脱臼　など

Section

5-4

中間広筋（ちゅうかんこうきん）

vastus intermedius
（ヴァスタス インターミーディアス）

3つある広筋の中央部で大腿直筋に被われて、表面からは触診できない。内側広筋との境は明らかであるが、外側広筋との境ははっきりしない。

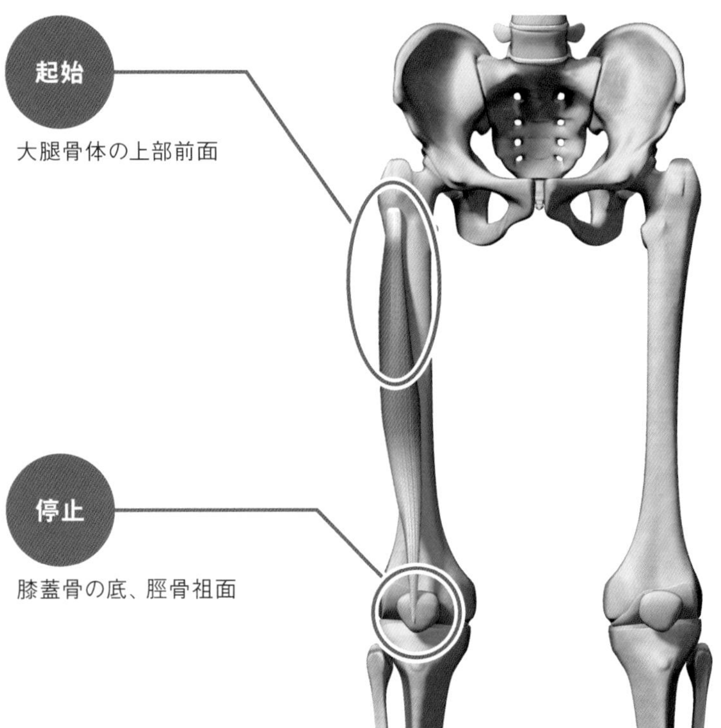

支配神経

大腿神経（L2～4）

主な働き

膝関節の伸展

該当するADL

正座位からの立ち上がりや歩行、走行時の膝を伸ばす際に働く。また階段を上る時にも強く働く。

該当するスポーツ動作

あらゆるスポーツの下肢動作、歩・走・跳・蹴などで主要な働きをする。

触診方法

❶端坐位において、正面に位置する大腿直筋を触診・確認する。

❷大腿骨内側顆および外側顆を後方から包み込むように指を当てて、そのまま軽く押し当てながら近位に向かって指を進める。

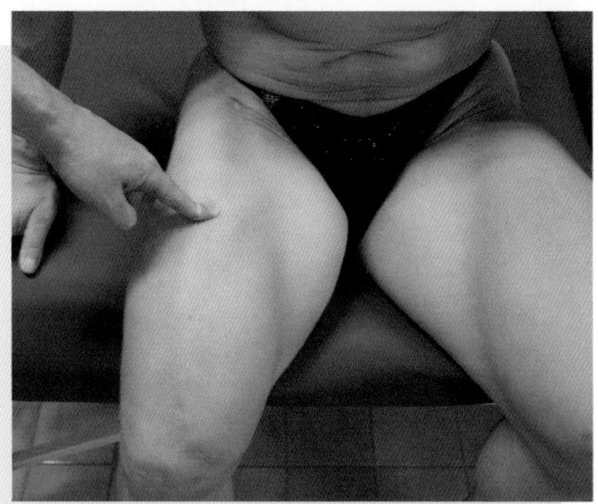

❸骨幹端部を越えたあたりで左右からやや前方に向けて深く押し込むと、中間広筋の筋腹に触れる。

❹そのあたりの中間広筋は、表層を走行する共同腱の幅より広く約4～5cm程度である。

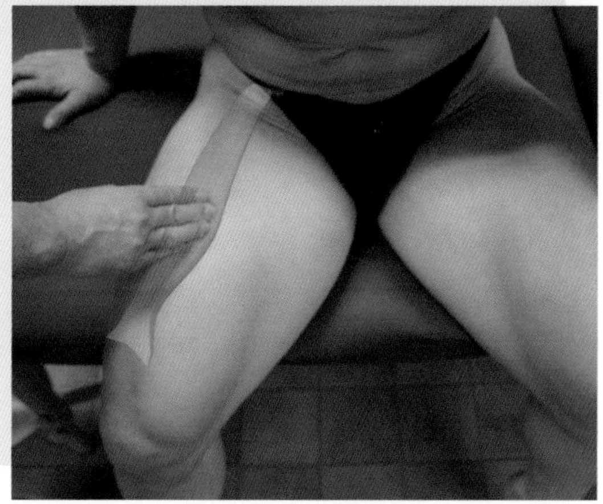

筋性疼痛による発現部位の触診感

- 他の大腿直筋、内側広筋、外側広筋に被われるため明確な触診ができない。
- 大腿直筋および外側広筋の下層で、大腿骨面に硬くこびりついた硬質線維束として観察できる。
- 圧迫により大腿全面に局在のはっきりしない関連痛を引き起こす。
- 大腿骨外側顆において、膝蓋骨の外側上部への圧迫にて、膝関節の深部に響くような関連痛を発現する。

筋性疼痛による症状

- 膝前面痛
- 膝関節拘縮
- 膝関節筋とともに、膝蓋骨直上部や裏面および膝関節の奥へ差し込むような痛み

関連する疾患

- 中間広筋挫傷
- 大腿骨骨幹部骨折
- 膝関節拘縮
- 大腿骨顆上骨折　など

Section

5-5 半腱様筋（はんけんようきん）

semitendinosus（セミテンディノウサス）

半腱様筋と半膜様筋を合わせて内側ハムストリングスともいう。半腱様筋は細長い筋で、その下半分は長い腱となっている。停止腱は鵞足を形成する。

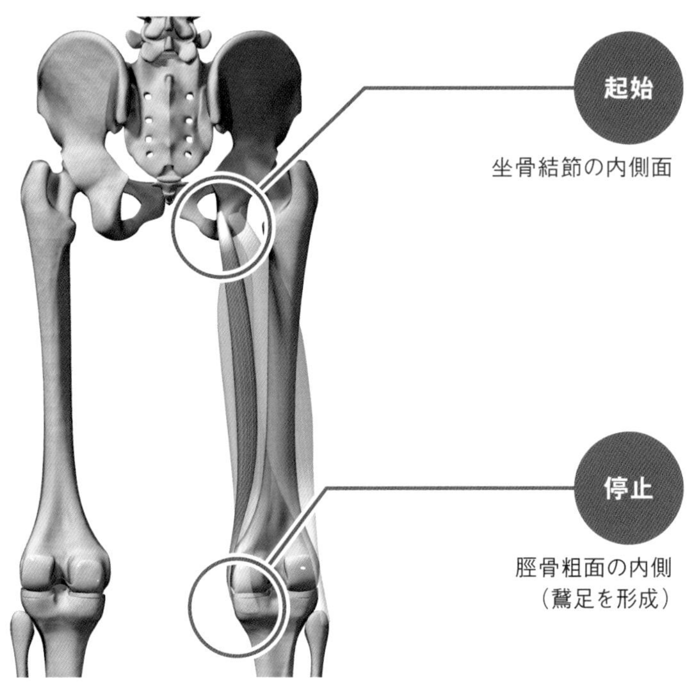

支配神経

脛骨神経（L4 ～ S2）

主な働き

膝関節の屈曲、膝屈曲時に下腿を内旋、股関節の伸展

該当するADL

あぐらや正座からの立ち上がり動作において膝を立てる際に働く。また、歩行時に体幹が前方に屈曲するのを防ぐために働く。直立時には下腿を内施させるために働く。

該当するスポーツ動作

ランニング時に、脚（遊脚側）を前へ振り出す最後の瞬間、減速させ、着地動作を確実に行なわせる働きがある。同時に体幹が屈曲するのを防ぐ。

触診方法

❶腹臥位において膝屈曲に抵抗をかける。

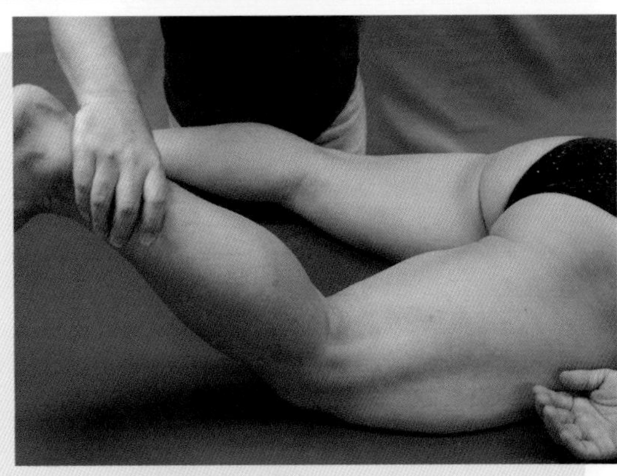

❷膝窩内側に隆起する腱と大腿内側に隆起する筋腹を観察できる。

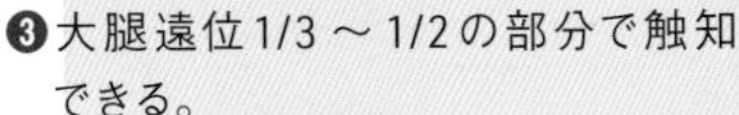

Check!

この筋は鵞足を形成する4筋の1つとして半膜様筋の浅部を筋交叉し、半膜様筋停止部の中枢側浅部に付着する。

❸大腿遠位1/3 ～ 1/2の部分で触知できる。

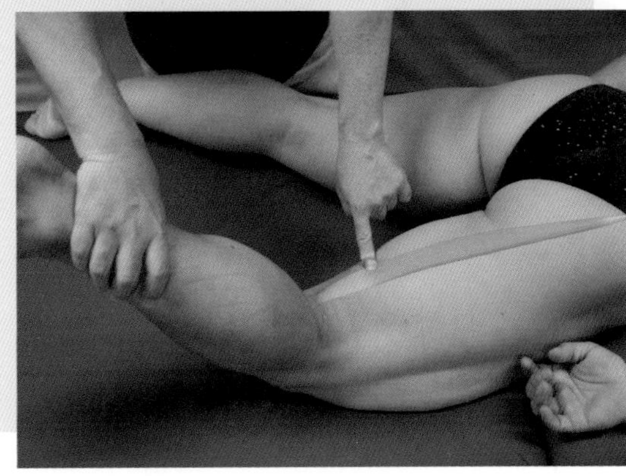

筋性疼痛による発現部位の触診感

- この筋は筋腹全体が太くて長いコードのような過緊張筋として存在する。
- 大腿骨上でブラブラと逃げやすく捉えがたい。
- 内転筋群の浮腫と過緊張により、硬く感じられる。
- 末梢の腱部は硬い弦のようになり、圧迫すると鵞足部への関連痛を発現する。

筋性疼痛による症状

- 坐骨神経痛のような症状に関与
- 殿部下部から大腿後面および膝窩部にかけての痛みを発現
- 腰殿部から下肢にかけてのあらゆる症状に関与
- 鵞足部の痛みを発現し、スポーツ外傷では内側側副靱帯損傷や半月板損傷と診断されることが多い

関連する疾患

- 慢性腰痛症
- 腰椎椎間板ヘルニア
- ハムストリングス肉離れ
- 鵞足炎
- 前十字靱帯損傷

Section

5-6 半膜様筋

はん まく よう きん

semimembranosus（セミメンブラノウサス）

ハムストリングの一つであり主に膝関節を屈曲させる作用を持つが、膝関節と股関節を跨いでいる二関節筋でもあるので、股関節の伸展動作にも関与する。ハムストリングの中では股関節の伸展動作より、膝関節の屈曲動作に強く作用する。また、股関節の内転や下腿部の内旋にも補助的に作用する。膝関節屈曲時の内側半月板や後方関節包の挟み込みを防止し、円滑な屈曲運動を誘導している役割を持つ重要な筋肉でもある。

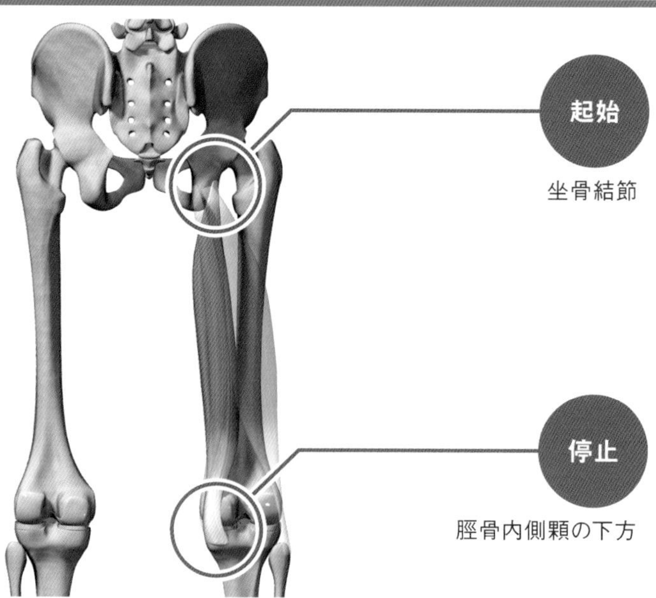

支配神経

脛骨神経（L4 ～ S2）

主な働き

膝関節の屈曲、膝屈曲時に下腿を内旋、股関節の伸展

該当するADL

あぐらや正座からの立ち上がり動作において膝を立てる際に働く。また、歩行時に体幹が前方に屈曲するのを防ぐために働く。直立時には下腿を内施させるために働く。

該当するスポーツ動作

ランニング時に、脚（遊脚側）を前へ振り出す最後の瞬間、減速させ、着地動作を確実に行なわせる働きがある。同時に体幹が屈曲するのを防ぐ。

触診方法

❶腹臥位で膝屈曲に抵抗をかける。

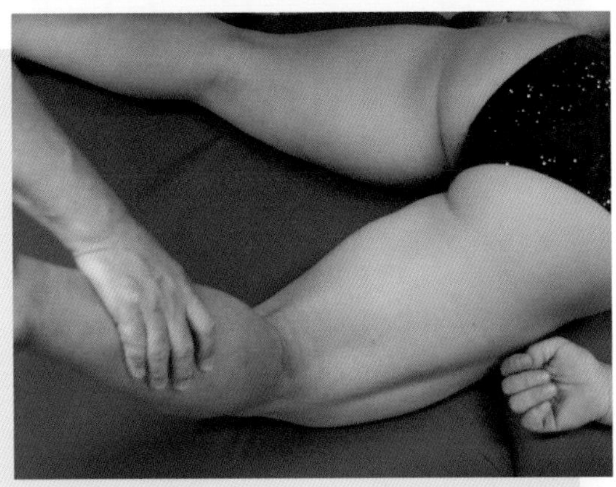

❷半腱様筋の両側5～6cm程度の幅で筋の収縮を触知・観察できる。半腱様筋深部に潜るように広い筋腹を持つ。

One point !

この筋は半腱様筋深部に潜るように広い筋腹をもつため、筋腹は半腱様筋より太く感じられ、内側に走行しているように感じられるが、実際はより外側まで存在しているので注意が必要である。

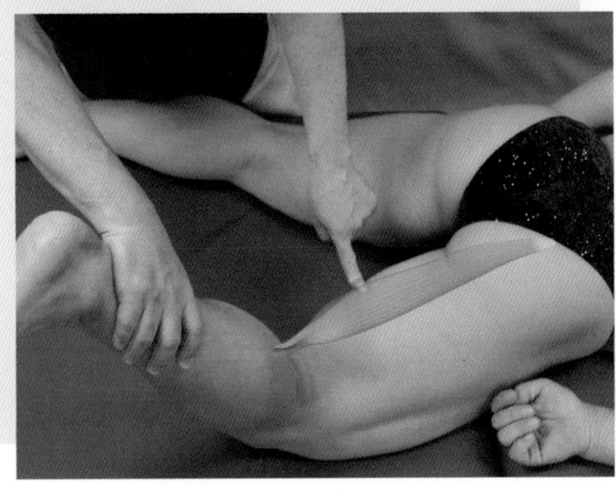

筋性疼痛による発現部位の触診感

- この筋は、半腱様筋の下層で、ボリューム感があり、弾力の強い過緊張筋として触知される。
- 圧迫にて、鋭い圧痛と膝関節周辺の関連痛を発現する。

筋性疼痛による症状

- 坐骨神経痛のような症状に関与
- 殿部下部から大腿後面および膝窩部にかけての痛みを発現
- 腰殿部から下肢にかけてのあらゆる症状に関与
- 鵞足部の痛みを発現し、スポーツ外傷では内側側副靭帯損傷や半月板損傷と診断されることが多い

関連する疾患

- 慢性腰痛症
- 腰椎椎間板ヘルニア
- ハムストリングス肉離れ
- 鵞足炎
- 前十字靭帯損傷
- tight hamstrings　など

Section

5-7 大腿二頭筋

だい たい に とう きん

biceps femoris（バイセプス フェモリス）

通常、大腿二頭筋、半腱様筋、半膜様筋の3つの筋を合わせて「ハムストリングス」と呼ばれている。大腿二頭筋は、外側ハムストリングスとも呼ばれ、二関節筋である。下腿を固定させるため、骨盤を直立させ、歩（走）行の際に股関節で体幹が前方に屈曲するのを防ぐ働きがある。

起始

❶**長頭**：坐骨結節
❷**短頭**：大腿骨の粗線外側唇の下方1/2

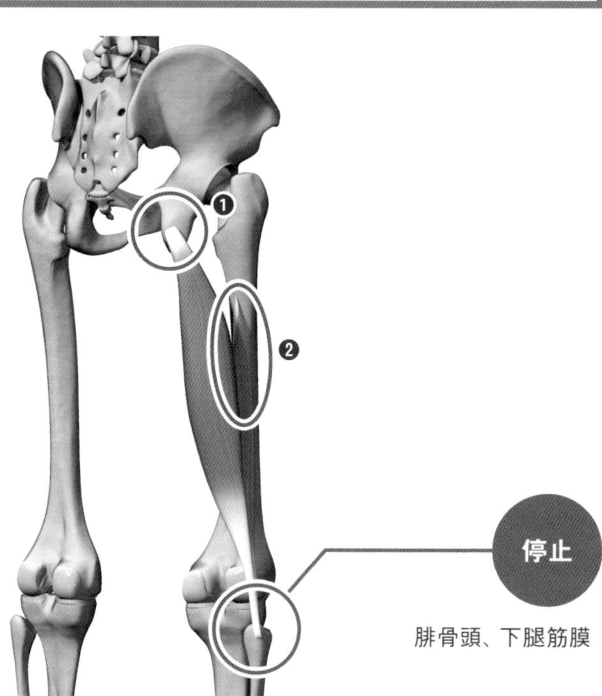

停止

腓骨頭、下腿筋膜

支配神経

長頭：脛骨神経（L5 ～ S2）
短頭：総腓骨神経（L4 ～ S2）

主な働き

膝関節の屈曲、膝屈曲時に下腿を外旋、股関節の伸展

該当するADL

股関節の安定性を保ち、膝を曲げたり外旋させたりする時に働く。また、歩行時に体幹が前方に屈曲するのを防ぐ働きをする。

該当するスポーツ動作

ランニング時に、脚（遊脚側）を前へ振り出す最後の瞬間、ブレーキをかけて、着地動作を確実に行なわせる働きがある。

触診方法

❶腹臥位で膝屈曲に抵抗をかける。

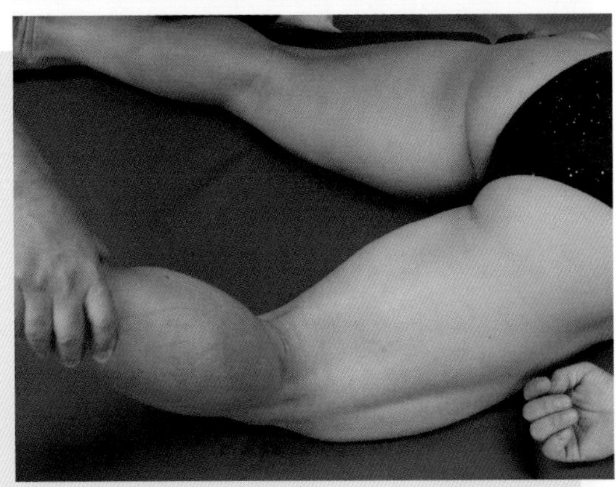

❷長頭は坐骨結節の遠位から大腿後面外側において、筋の収縮を観察・触知できる。

❸短頭は大腿後面遠位外側から腓骨頭に向かうところにおいて、筋の収縮を観察・触知できる。

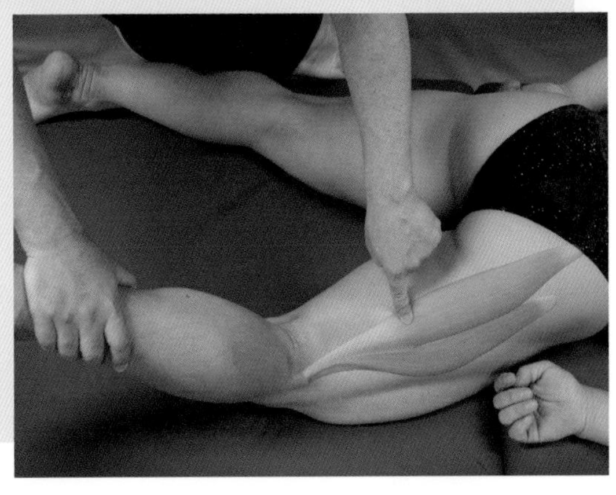

筋性疼痛による発現部位の触診感

- 長頭線維束は坐骨結節から大腿中央部まで、コードのような過緊張線維束が触知される。
- 大腿の遠位1/3領域の短頭線維束は、細い硬いコードのように感じられる。
- 筋が弛緩するとバラバラとは羽状筋線維が感じられるようになり、鋭い圧痛がある。

筋性疼痛による症状

- 坐骨神経痛のような症状に強く関与
- 殿部から大腿後面外側および膝窩部にかけての痛みを発現
- 肉離れの時にはギクッと差し込む激痛により膝関節屈伸運動が制限
- 膝関節の屈伸時に膝外側後面で痛みを発現

関連する疾患

- tight hamstrings
- 膝関節屈曲拘縮
- 大腿二頭筋断裂、肉離れ
- 外側半月板損傷
- 腓骨頭脱臼　など

Section

5-8 縫工筋（ほうこうきん）

sartorius（サートウリアス）

大腿前面の最浅層を斜めに走る細い長い筋で、二関節筋である。筋線維の長さが、人体中最長（30cm以上）である。停止腱は鵞足を形成する。

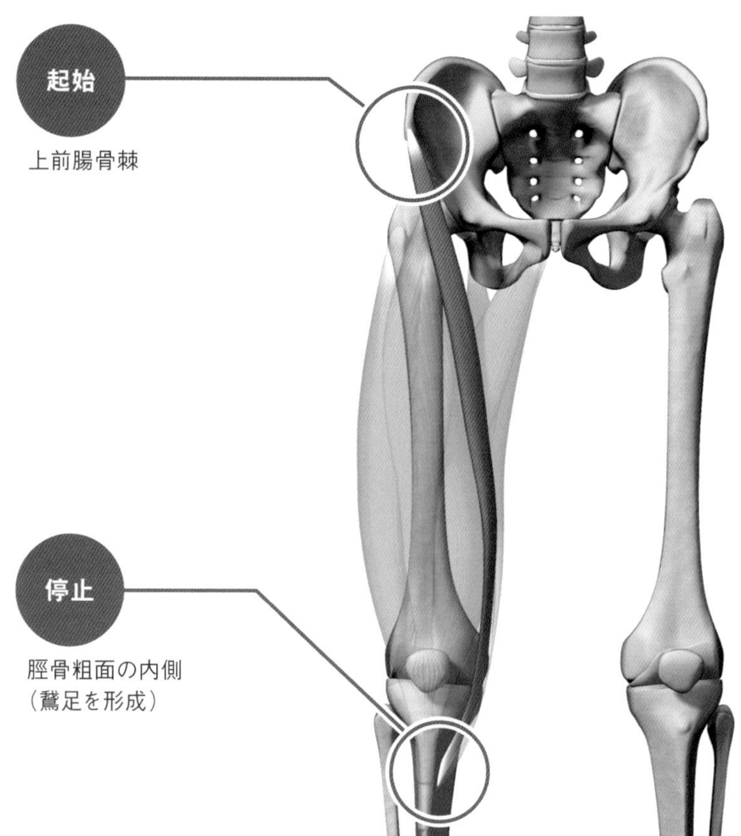

起始

上前腸骨棘

停止

脛骨粗面の内側
（鵞足を形成）

支配神経

大腿神経（L2～L3）

主な働き

股関節の屈曲、外転、外旋、膝関節の屈曲、内旋

該当するADL

あぐらをかく時に働く。

該当するスポーツ動作

大腿四頭筋と協力して、膝を伸ばした位置に固定する。ハードル競技などで強く働く。

触診方法

❶膝を屈曲し、股関節の屈曲・外転・外旋に抵抗をかける。

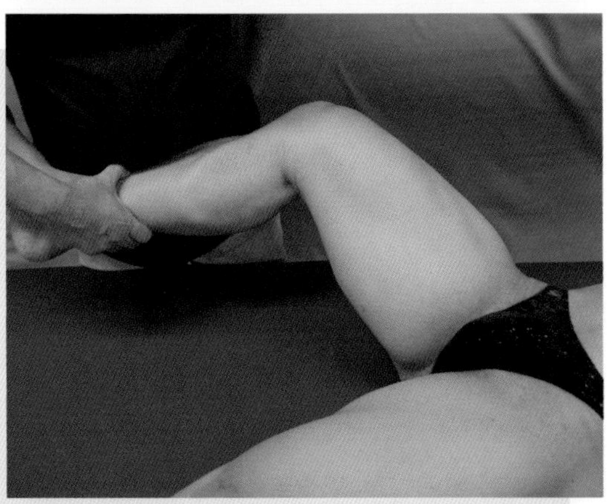

❷大腿前面の最浅層を斜めに走る細長い筋の収縮を観察・触知できる。

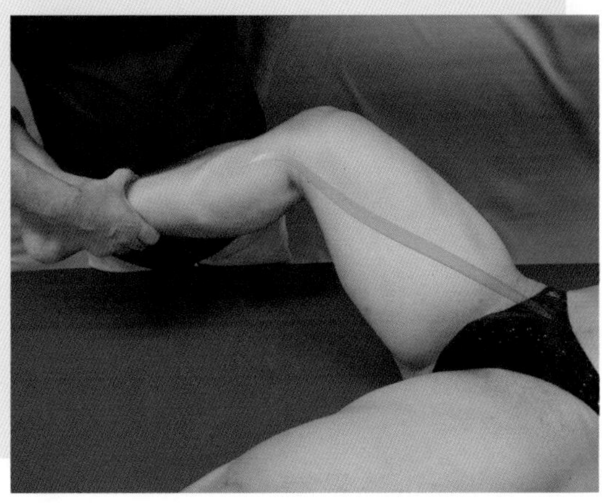

One point !

中央部の筋腹は薄く、触察は外側縁から筋腹を集まるように行い、内側縁からも筋腹を集まるように行う。

筋性疼痛による発現部位の触診感

- この筋は、大腿前面を上外側から下内側に向かい、つるが巻き付くように内側広筋の後縁に沿って走行する。
- 上前腸骨棘周辺では大腿直筋の内側を下内側に走行する筋腹が触知される。
- それ以外の筋腹は明確に触知しにくい。

筋性疼痛による症状

- 膝内側関節裂隙から鵞足部にかけての痛み
- 下腿の回旋時に膝がずれるような不安定感
- 下肢を強く踏ん張り、そして下腿に外旋力が加わった時の強い痛み

関連する疾患

- 鵞足炎
- 上前腸骨棘裂離骨折
- 平泳ぎ膝　など

Section

5-9 薄筋（はっきん）

gracilis（グラスィリス）

大腿内側を走る平たい帯状の筋で、大腿内転筋群（恥骨筋、薄筋、長内転筋、短内転筋、大内転筋）の一つ。股関節と膝関節を超える二関節筋。停止腱は鵞足を形成する。

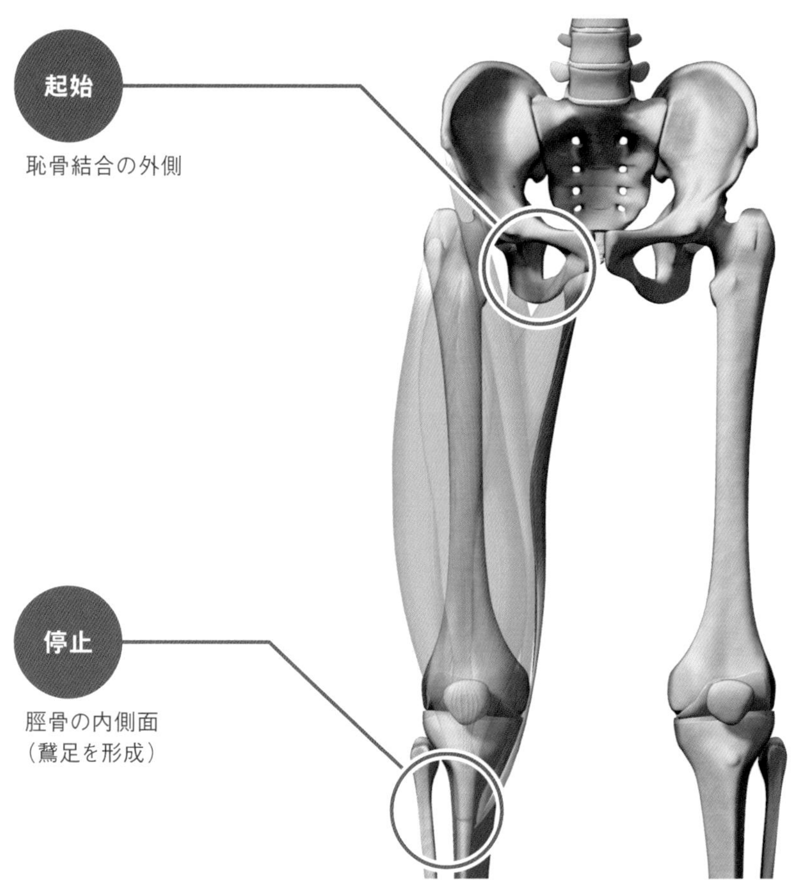

支配神経

閉鎖神経（L2 ～ 4）

主な働き

股関節の内転、膝関節の屈曲、下腿の内旋

該当するADL

正座をする時に働く。

該当するスポーツ動作

サッカーのサイドキックなどで働く。

触診方法

❶股関節を軽く内旋位、膝を伸展位にて股関節内転に抵抗をかける。

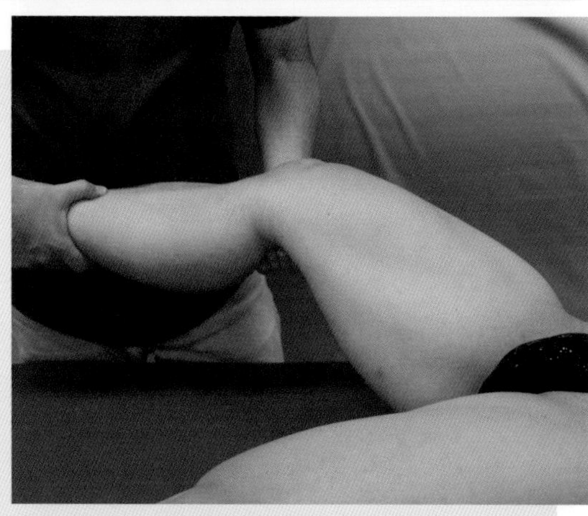

❷大腿内側において遠位の大腿骨内側上顆から大腿骨内側近位までの筋の収縮を触知できる。

Check!

この筋は大腿最内側を走行し、柔らかい筋のため弛緩状態では触察は困難である。

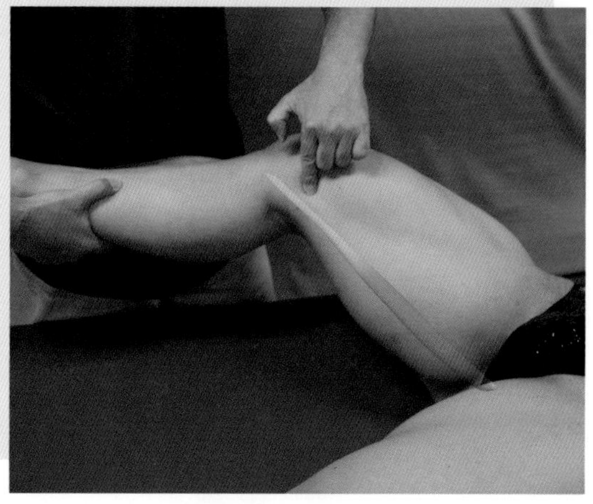

筋性疼痛による発現部位の触診感

- この筋は大腿の内側で、近位1/2長内転筋の後際に、過緊張筋として触知される。
- またこの筋は、遠位1/2領域では縫工筋の後際に、過緊張筋として触知される。

筋性疼痛による症状

- 膝内側関節裂隙から鵞足部にかけての痛み
- 下腿の回旋時に膝がずれるような不安定感
- 下肢を強く踏ん張り、そして下腿に外旋力が加わった時の強い痛み

関連する疾患

- 鵞足炎
- 平泳ぎ膝
- 前十字靭帯損傷
- 変形性膝関節症　など

Section

5-10 腓腹筋（ひふくきん）

gastrocnemius（ガストロクニーミアス）

下腿後面で最も浅いところに位置するいわゆる「ふくらはぎ」の筋で、二関節筋である。ヒラメ筋とともに下腿三頭筋を構成する。アキレス腱（踵骨腱）は人体で最も太く強い腱。足の底屈と膝の屈曲作用がある。

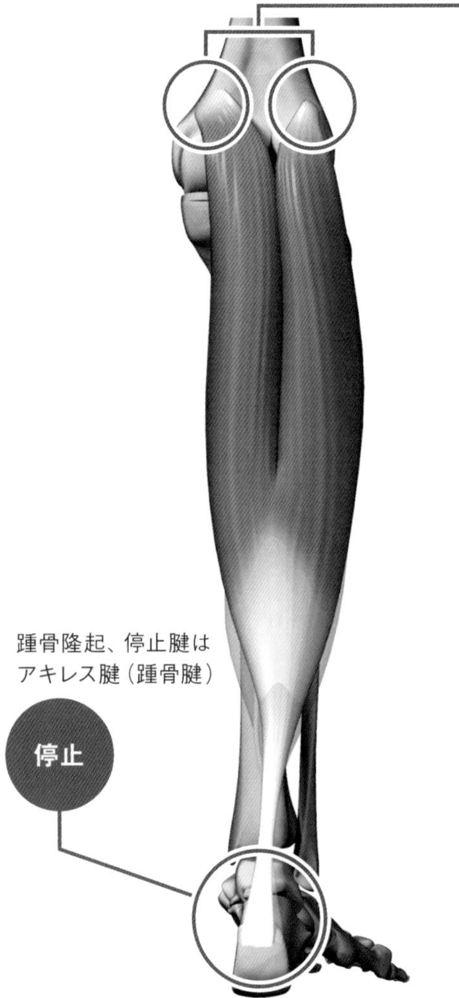

起始

内側頭：大腿骨の内側上顆
外側頭：大腿骨の外側上顆

停止

踵骨隆起、停止腱はアキレス腱（踵骨腱）

支配神経

脛骨神経（L4 ～ S2）

主な働き

膝関節の屈曲、足関節の底屈

該当するADL

高い物をとる時など、つま先立ちの際に働く。膝を曲げると足の底屈作用は弱まる。

該当するスポーツ動作

瞬発的な短距離走やジャンプ動作が含まれる種目動作において強く働く。

触診方法

❶足関節底屈に抵抗をかける。

Check!

この筋はヒラメ筋とともにアキレス腱を形成するが、アキレス腱はこの抵抗を加えると踵骨近位で膨隆する。

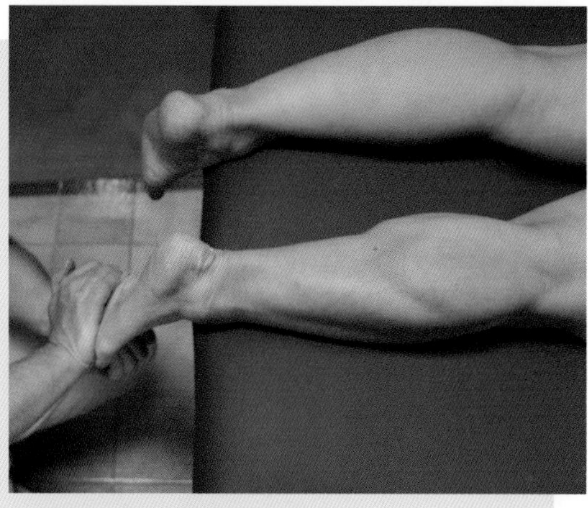

❷内側頭と外側頭の隆起を観察できる。

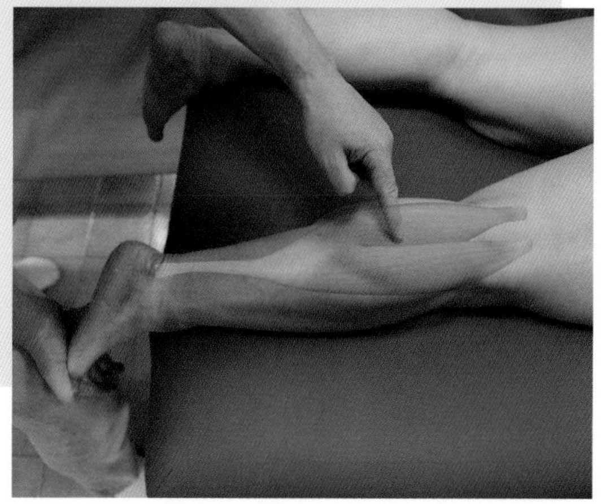

筋性疼痛による発現部位の触診感

・内側頭線維は脛骨後面領域にてゴムボールのような抵抗感を伴い、その中に過緊張線維束が触知される。
・脛骨顆部および大腿骨顆部後面領域にて過緊張線維束が触知され、強い圧痛がある。

筋性疼痛による症状

・下腿後面のこむら返り
・アキレス腱炎や踵後面の痛みに関与
・ジョギングなどの軽い走行時に膝窩の痛み
・正座時に膝窩から下腿後面にかけての痛み

関連する疾患

・アキレス腱断裂
・アキレス腱周囲炎
・腓腹筋肉離れ　など

Section

5-11 ヒラメ筋（ひらめきん）

soleus（ソリアス）

大部分が腓腹筋に覆われている厚みのある強力な底屈筋。ふくらはぎの膨らみはヒラメ筋の厚みによる。腓腹筋とともに下腿三頭筋を構成する。アキレス腱（踵骨腱）は人体で最も太く強い腱。

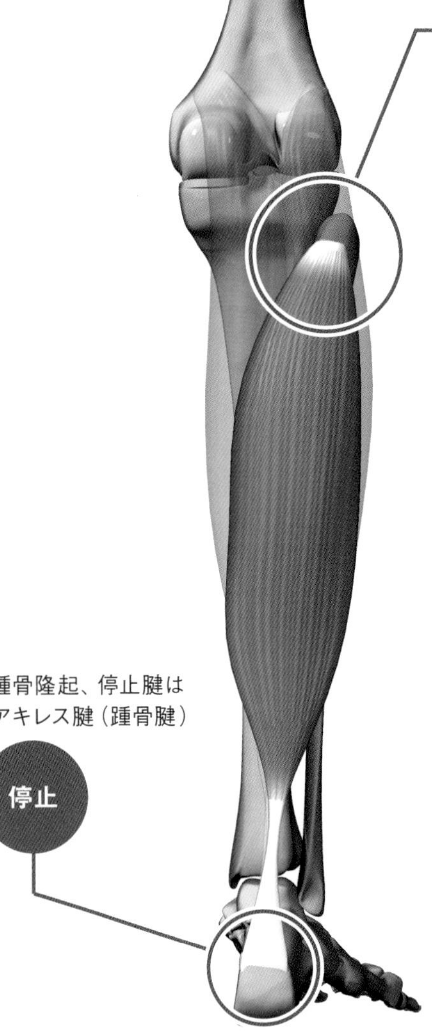

起始

腓骨頭、腓骨と脛骨の間のヒラメ筋腱弓、脛骨後面のヒラメ筋線と内側縁

停止

踵骨隆起、停止腱はアキレス腱（踵骨腱）

支配神経

脛骨神経（L4 ～ S2）

主な働き

足関節の底屈

該当するADL

高い物をとる時など、つま先立ちの時に働く。直立の時は、下腿を後ろに引いて支える時に働く。腓腹筋に比べ赤筋の割合が高く、姿勢維持や長時間起立に貢献する。

該当するスポーツ動作

歩・走動作やジャンプ動作が含まれる種目で働く。競歩やマラソンなどでも強く働く。

触診方法

❶足関節底屈に抵抗をかける。

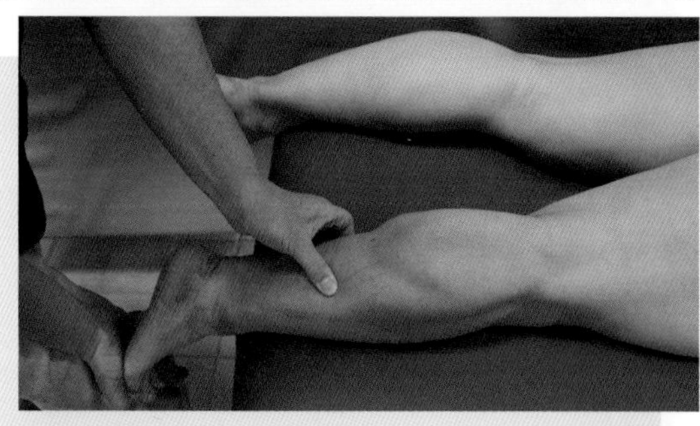

❷腓腹筋の下で観察、触知できる。

❸膝関節を90度屈曲して抵抗をかけると、より筋の隆起が明確になる。

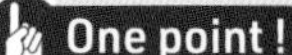

One point！

この筋はアキレス腱深部まで筋線維が存在するため、アキレス腱深部を押し込むように指を進入させると触察できる。

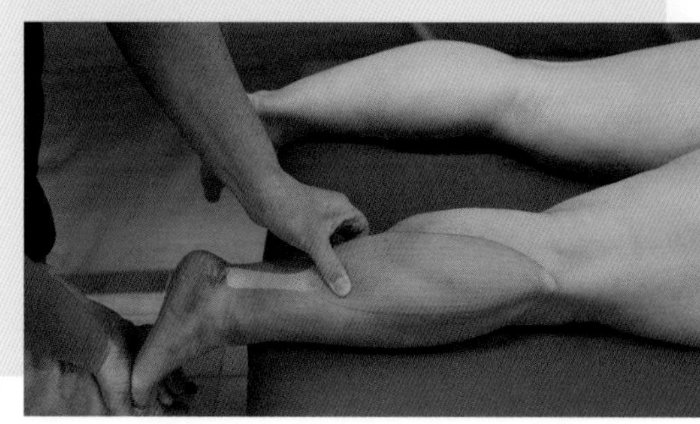

筋性疼痛による発現部位の触診感

- 筋全体として、下腿後面において浮腫を伴い、パンパンに腫れたように触知され、強い圧痛を伴う。
- 脛骨後面内側に沿って、弾力感のある過緊張線維束が触知される。
- 内側縁上端部からヒラメ筋腱弓に向かう膝窩筋との境界領域に過緊張線維束が触知され、圧痛により下腿深部や前面にまで関連痛を発現することもある。
- 外側では、腓骨頭から起始している筋線維が硬結し、コードのような過緊張線維束として触知される。
- アキレス腱に集束する線維束は腓腹筋とともに硬結化し、ゴムのように感じられる。

筋性疼痛による症状

- アキレス腱の痛みや肥厚
- 下腿後面こむら返りや冷え
- 正座時の下腿後面痛に関与し、とくに膝窩周辺では外側下部の痛み
- 肉離れを頻発し、足関節背屈での運動痛が認められないことで腓腹筋と区別する
- 足関節安定性に強く関与し、とくに階段昇降など強い筋収縮時に痛み
- 正座時に下腿後面にゴムボールを挟んでいるかのような抵抗感と痛みを無発現
- 血流障害においてシンスプリント、足関節捻挫、痛風、外反母趾などの症候に深く関与

関連する疾患

- アキレス腱断裂
- アキレス腱周囲炎
- 腓腹筋肉離れ　など

Section

5-12 膝窩筋（しつかきん）

popliteus（ポプリティアス）

膝関節の後面を上外側から下内側に走る扁平な筋。関節を包んでいる関節包に付着する。膝を屈曲（曲げる）し、膝の固定を外す筋。

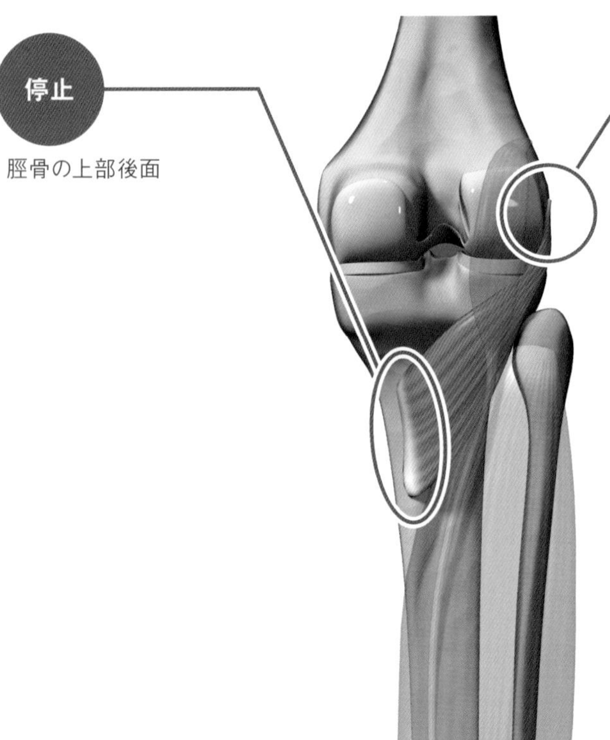

支配神経

脛骨神経（L4 ～ S1）

主な働き

膝関節の屈曲、膝屈曲時に下腿を内旋

該当するADL

膝を曲げてかがむ時、後十字靭帯を助け、脛骨の上を大腿骨が前方に移動するのを防ぐために働く。

該当するスポーツ動作

レスリングや柔道などの格闘技、ラグビーやアメリカンフットボールなどで強く働く。

触診方法

❶下腿後面上部外側の腓骨頭内側に押し込むように指腹を当てる。

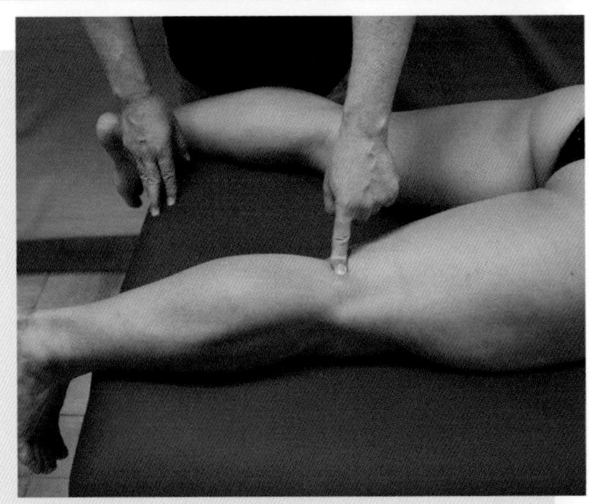

❷膝関節を軽く屈曲した状態から屈曲・内旋に抵抗をかける。

❸腓腹筋の深部において筋の収縮が感じられる。

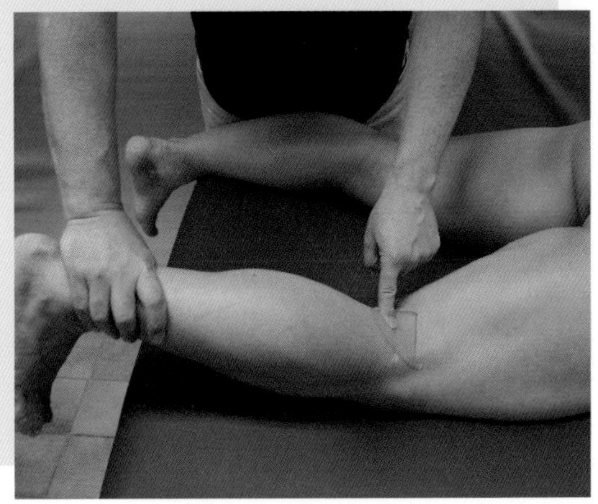

筋性疼痛による発現部位の触診感

- 膝窩内側の脛骨後面に表層を腓骨筋に被われてゴムボールのような抵抗感が触知され、強い圧痛がある。
- 脛骨顆部後面を圧迫した痛みと間違えることも散見され、注意が必要である。

筋性疼痛による症状

- 正座時にゴムボールを膝窩に挟んでいるかのような抵抗感と痛みを発現
- ジョギングなどの軽い走行時に膝窩の痛み

関連する疾患

- 膝窩筋腱大腿骨付着部裂離骨折
- 膝窩筋腱陥頓
- 外側半月板損傷
- 慢性膝窩部痛　など

Column 膝関節の痛みについての考察

膝関節の痛みについては、①半月板損傷、②靭帯損傷、③オスグッド・シュラッター病、④変形性膝関節症などの診断が多い。X線所見での損傷や異常がその原因とされることが多いが、その痛みの程度が画像診断での損傷や変形の有無および程度と比例しないことも多い。

膝の運動に関与する筋群の多くは股関節や足部にまで付着するため、広範囲にわたる考察が必要となることも多い。

足を踏ん張った際の膝の痛みや不安定感がなかなか改善されにくい場合には、足関節運動に関与する筋群に問題が見つかることも少なくない。

内側ハムストリングス（半腱様筋・半膜様筋）と内転筋群は、股関節および膝関節の痛みに関与することが多いが、その筋過緊張は下腿以下の循環不全を引き起こし、足指まで広範囲にあらゆる疼痛症候の改善を阻害する原因となる。

膝関節周辺の筋性疼痛は、検査で明確に再現できないことも多いため、対象者自身に痛みが出現する日常生活動作やスポーツ動作をしてもらうことで運動痛を誘発し、さらに触察でその痛みの部位をできるだけ明確に確認することが重要である。

◉オスグッド・シュラッター病

スポーツを活発に行う発育期の男児にみられることが多い。サッカーなどの膝に負担がかかるスポーツにより発症し、膝の下に痛みを伴う隆起が生じる。スポーツ活動を継続することで膝の症状が増悪することが懸念されるため、病状に応じてスポーツを中断する。膝の皿に相当する膝蓋骨の下に隆起が生じ、徐々に目立つようになってくる。また骨が盛り上がることから同部位に痛みも生じるようになり、この痛みは特にジャンプしたり走ったりする動作に付随して増強する。このような痛みによって、スポーツパフォーマンスが著しく低下してしまい、運動の中断を余儀なくされることもある。

◉オスグッド・シュラッター病の原因

膝に慢性的な運動負荷がかかることにより発症する。膝関節を曲げたり伸ばしたりする際には大腿四頭筋が働くが、大腿四頭筋により生み出される力は大変強く、運動に付随して膝に強い負荷がかかる。サッカーやバスケットボールなどのスポーツでは、膝に継続して強い力がかかるため、膝に大きな負担が生じ発症する。成長期には骨はかなりのスピードで成長するが、筋肉や腱は骨が伸びていくスピードにはついていけず、相対的に筋肉や腱が短く骨と筋・腱の「不適合」状態となるため、同じ運動負荷でも筋肉や腱が骨へ付着している部分への負荷がより大きくなる。すなわち身長がどんどん伸びている時期は、オスグッド病などが発症しやすい状況といえる。

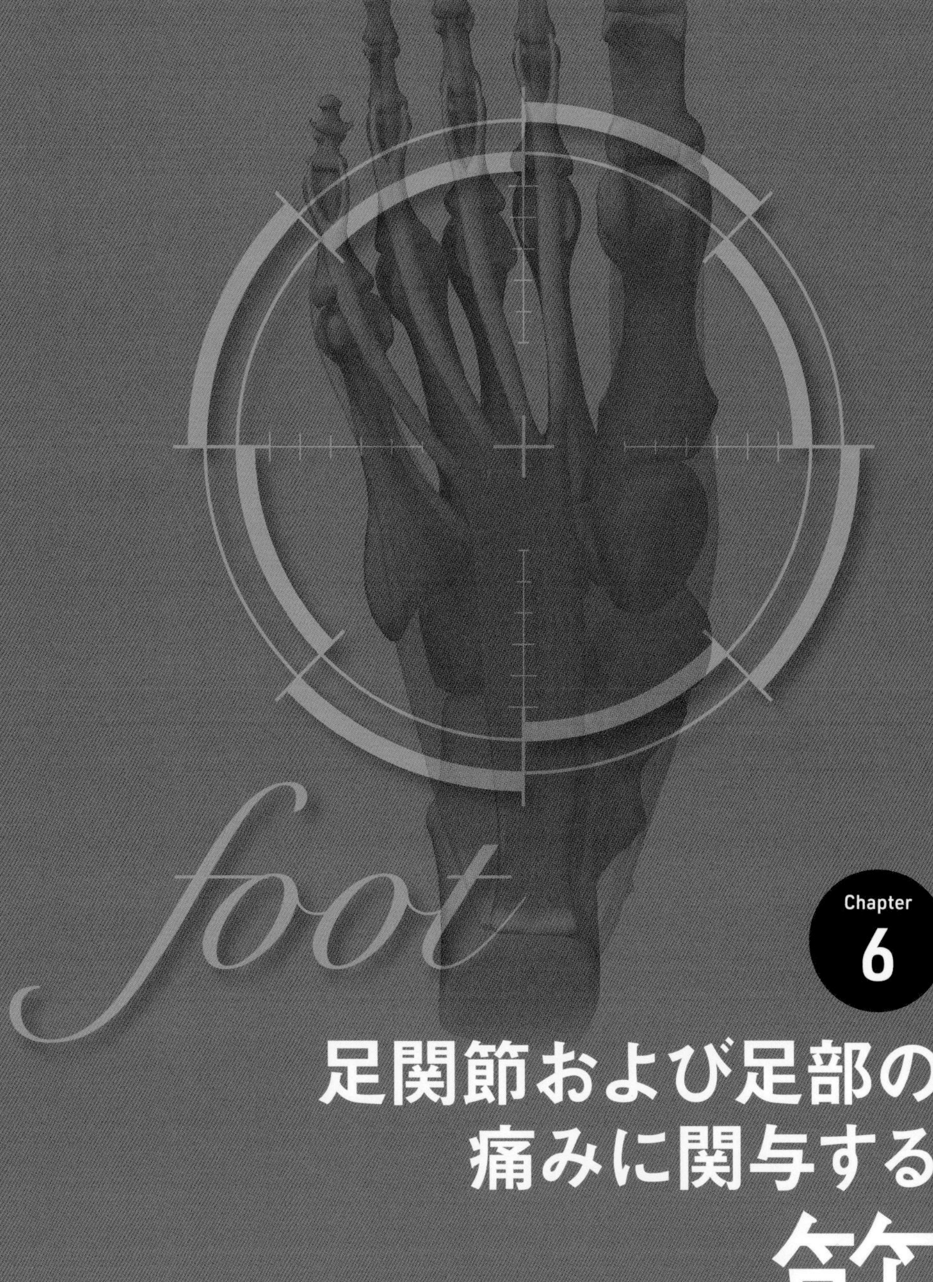

Chapter 6

足関節および足部の痛みに関与する筋

筋の概略図

下腿の前方に位置する筋肉は背屈筋群で、後方には底屈筋群が位置する。特に腓腹筋の内側頭と外側頭およびヒラメ筋は合わせて下腿三頭筋と呼ばれている。また足を外反させる筋群はほとんど下腿の外側に位置し、内反させる筋肉は下腿の内側に位置する。前方部には前脛骨筋、長母趾伸筋、長趾伸筋、第三腓骨筋から構成されている。外側部は短腓骨筋と長腓骨筋の外反筋が存在する。後方浅部には腓腹筋、ヒラメ筋、足底筋が存在し、後方深部は長趾屈筋、長母趾屈筋、膝窩筋および後脛骨筋から構成されている。

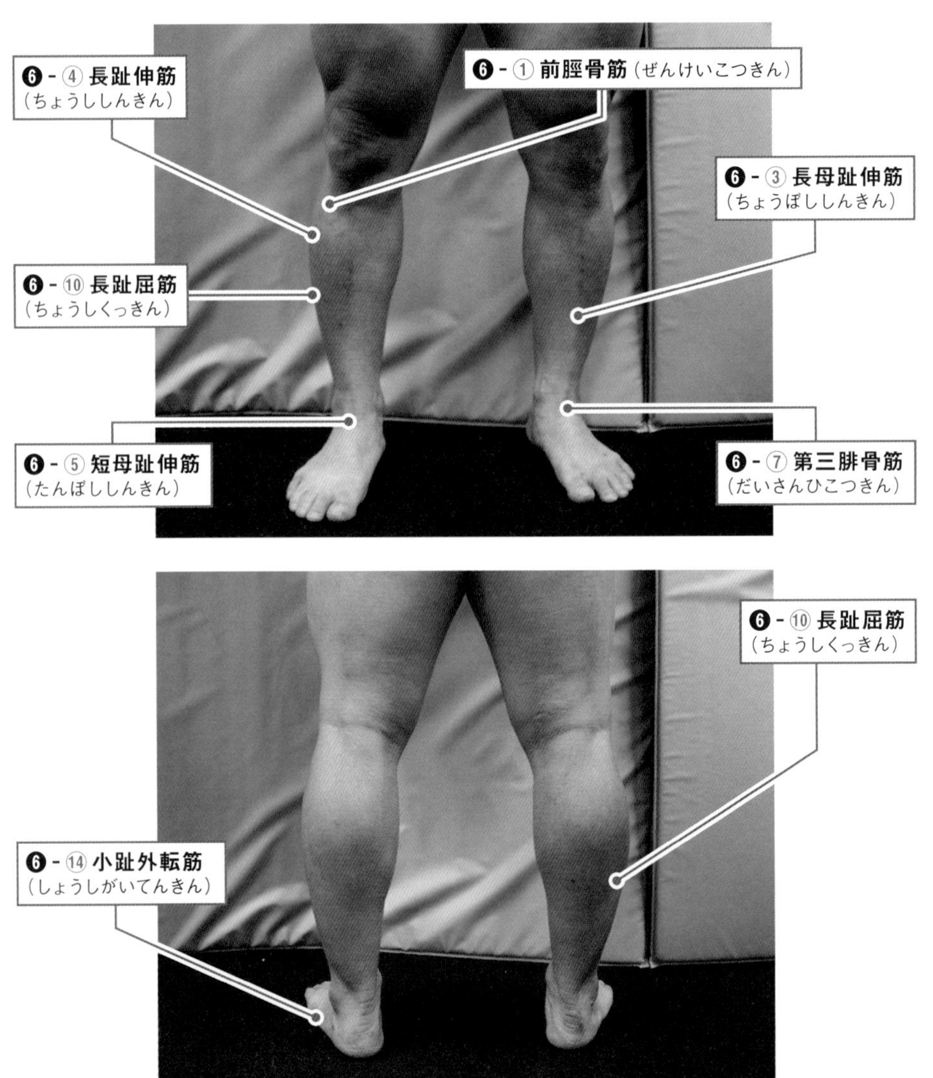

運動の和英表現

足 foot

足は下腿に対し直角
Vertical 90-degree to the leg

足は軽く外反
Eversion-foot slightly turned out-ward

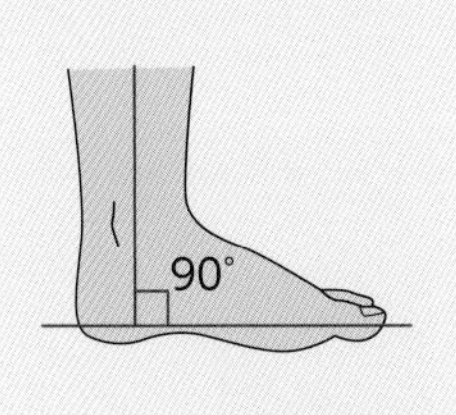

回外
Supination

回内
Pronation

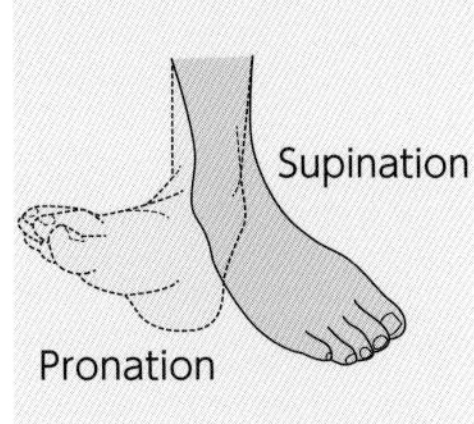

背側屈曲
Dorsal flexion

足底屈曲
Plantar flexion

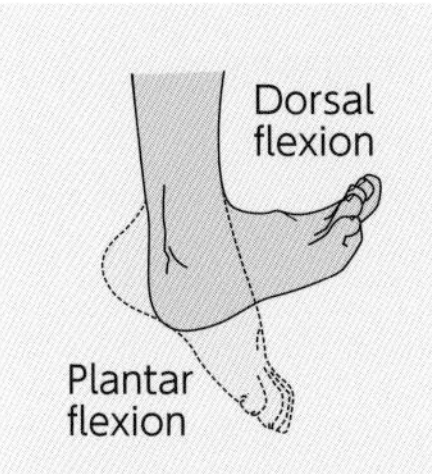

つま先の屈曲・伸展
Toe flexion / exten-sion

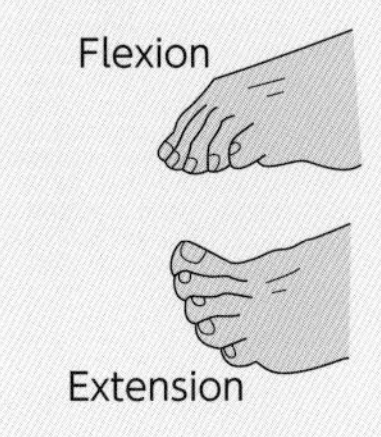

つま先の外転・内転
Toe abduction / adduction

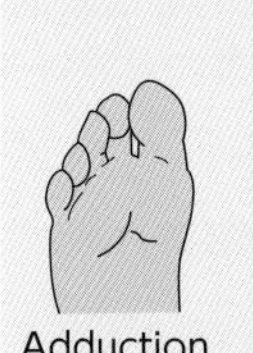

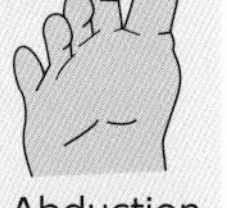

Column 足の指関節のリラクゼーション療法

寝たきりが長期化すると拘縮が起き、指関節が不規則な形に変形することがある。その際に、長・短拇指伸筋の腱や長・短指伸筋の腱を動かすことを目的とする。足底と足背を固定し、指一本ずつを動かすようにする。また指関節に変形がある場合は、通常の関節の部位に戻す方向に動かす。

Section 6-1

前脛骨筋（ぜんけいこつきん）

tibialis anterior（ティビアリス アンティアリア）

脛骨前縁（向こうずね）のすぐ外側にある長い筋で、足首では腱になっている。下腿前面の中では最も触診しやすい筋である。腱は上および下伸筋支帯によって足首に固定されている。足の背屈の主力筋。

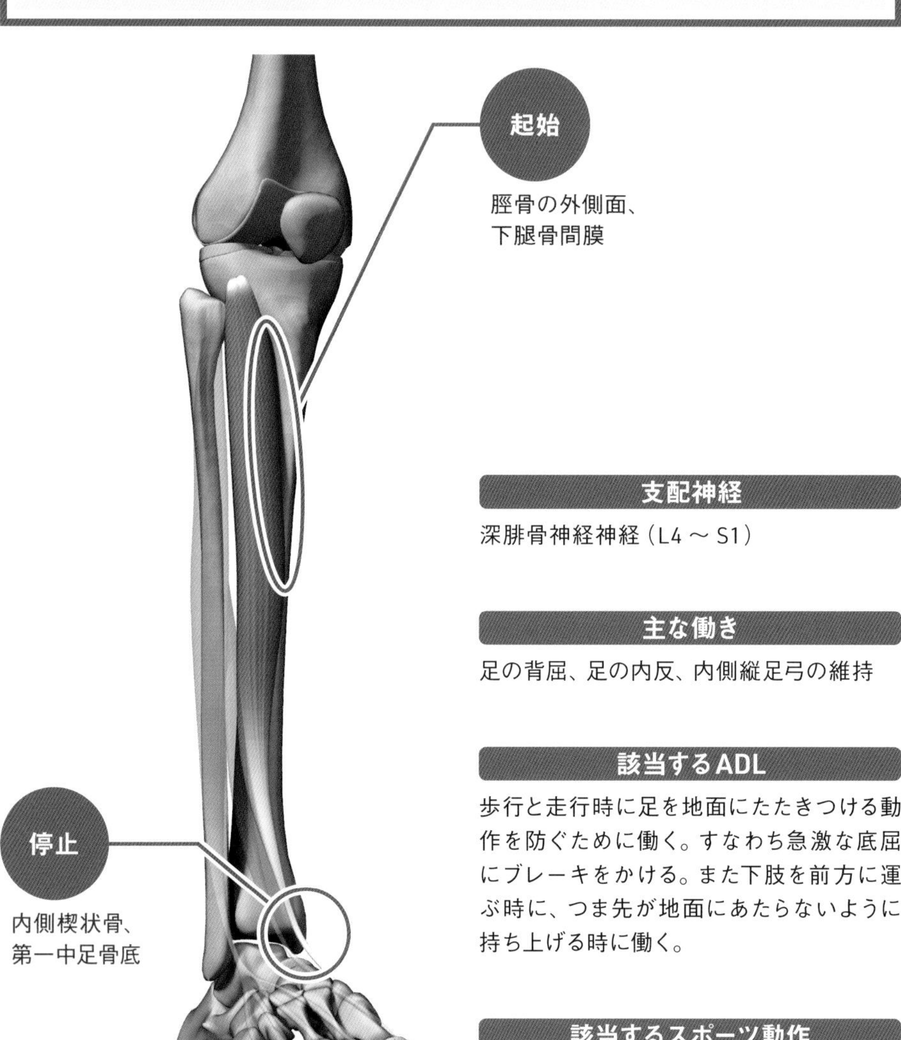

支配神経

深腓骨神経神経（L4 ～ S1）

主な働き

足の背屈、足の内反、内側縦足弓の維持

該当するADL

歩行と走行時に足を地面にたたきつける動作を防ぐために働く。すなわち急激な底屈にブレーキをかける。また下肢を前方に運ぶ時に、つま先が地面にあたらないように持ち上げる時に働く。

該当するスポーツ動作

競歩やトレッキング、ランニングなどで強く働く。

触診方法

❶足部を内返しながら足根を背屈する。

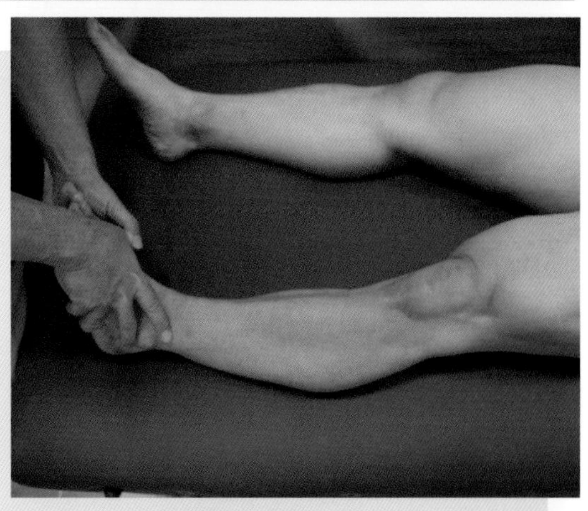

❷脛骨前縁外側で筋の収縮と腱の隆起が観察できる。

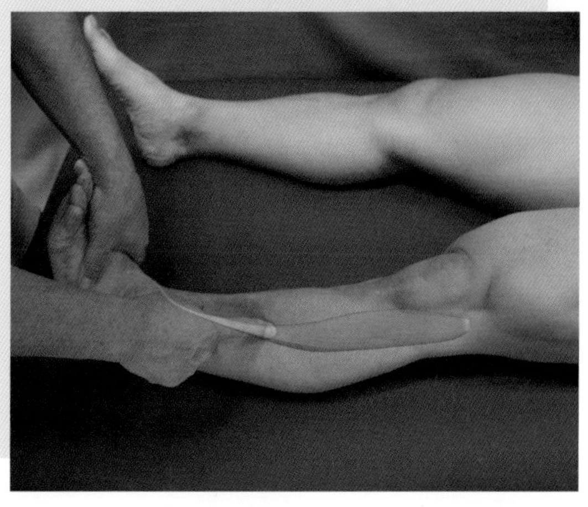

One point !

筋腹は脛骨粗面のおよそ1cm外側から確認でき、さらに末梢に向かってたどると、脛骨前縁から外側におよそ3cmの幅をもって、下腿遠位1/3付近までの間で確認できる。

筋性疼痛による発現部位の触診感

- 筋全体に内圧が高まり、圧迫すると強い抵抗のある過緊張線維束として触知される。
- 足関節前内側領域を通過する腱部に、浮腫を伴い肥厚を感じることもある。

筋性疼痛による症状

- 下腿前面の感覚異常やだるさ、冷えなど
- 足関節背屈力の低下により、歩行時につま先の地面への引っ掛かり
- しゃがみ込み肢位での足関節背側可動域制限、および内果前方での痛みの発現
- 下腿前コンパートメント症候群に関与
- 足部の冷えや異常感覚

関連する疾患

- 腓骨神経麻痺
- 前側慢性コンパートメント症候群（前脛骨筋症候群）
- 前脛骨筋腱断裂　など

Section

6-2 後脛骨筋

こう けい こつ きん

tibialis posterior（ティビアリス ポスティアリア）

長趾屈筋と長母趾屈筋とに覆われる下腿後面の最も深層の筋。上部は羽状、下部は半羽状。足の裏の内側の縦アーチの形成に重要な役割をしている。

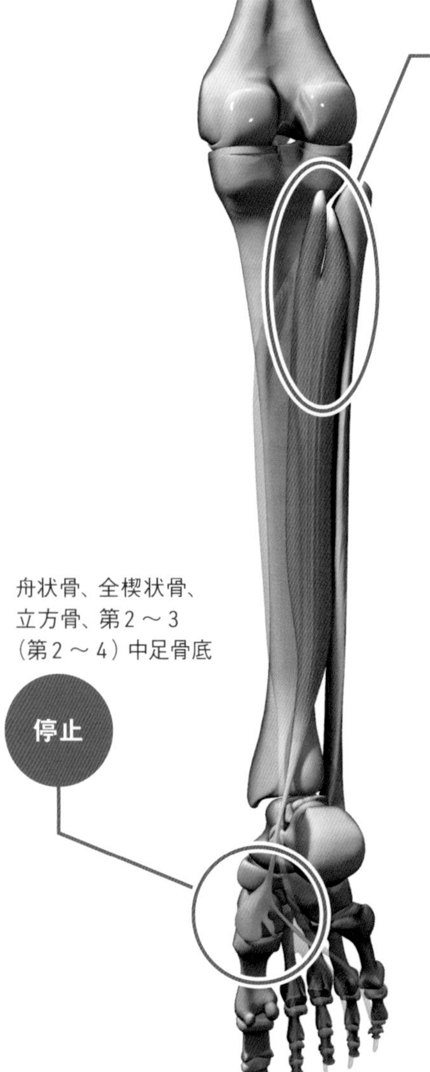

起始

下腿骨間膜、脛骨後面と腓骨の内側面

停止

舟状骨、全楔状骨、立方骨、第2～3（第2～4）中足骨底

支配神経

脛骨神経（L5～S2）

主な働き

足関節の底屈、足の内反

該当するADL

内側縦足弓を維持し、つま先立ちや自転車のペタルを踏み込む時に働く。

該当するスポーツ動作

陸上競技の短距離走や走り幅跳びなどで働く。レジスタンス・トレーニングのカーフレイズなどでも強く働く。

触診方法

❶足関節を底屈、内反させて抵抗をかける。

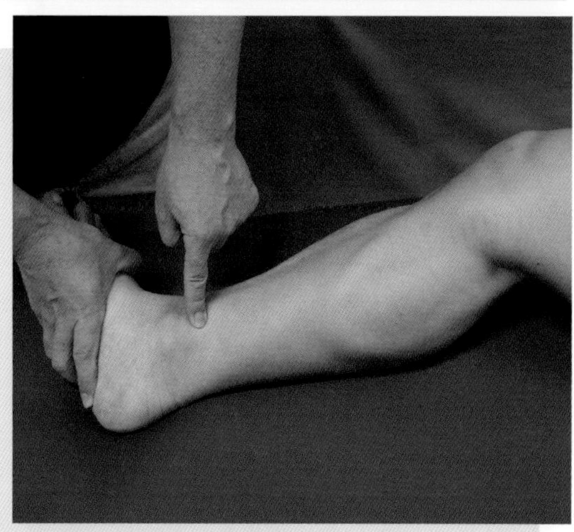

❷内果後方から舟状骨粗面に走る腱を観察でき、指腹を当てれば腱の緊張を触知できる。

❸近位に移動すると、長趾屈筋の外側において筋腹の収縮を触知できる。

One point !

この筋の筋腹の触診は、腓骨頭下方後面から腓骨の後面に押し込むように圧迫を加えることにより、間接的な触診が行なえる。

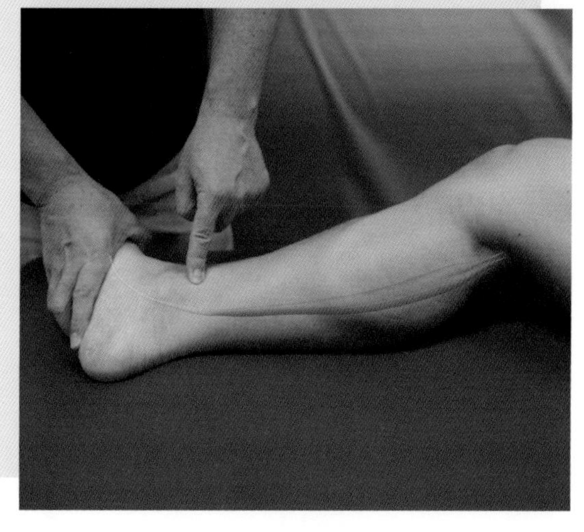

筋性疼痛による発現部位の触診感

・下腿後面のほぼ中央領域に位置するが、明確な触診はできない。

筋性疼痛による症状

・扁平足に関与
・足趾の痛みや異常感覚
・下腿遠位内側縁の痛み
・タコ、魚の目の痛みに関与

関連する疾患

・後脛骨筋腱機能不全
・後脛骨筋腱腱鞘炎
・足関節果部骨折
・扁平足障害
・シンスプリント　など

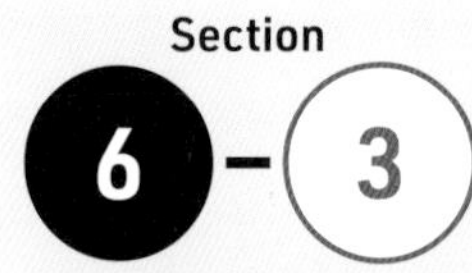

長母趾伸筋（ちょうぼししんきん）

extensor hallucis longus
（エクステンサ ハリュスィーズ ロンガス）

腓骨内側面と骨間膜の起始部では、隣り合う2つの筋によって完全に覆われている。長母趾伸筋の腱鞘は内果のレベルでようやく始まるが、遠位へと伸び、第1中足骨底あるいは頭まで至る。起始部と筋腹のほとんどは前脛骨筋と長指伸筋に覆われて、表面から観察できない。

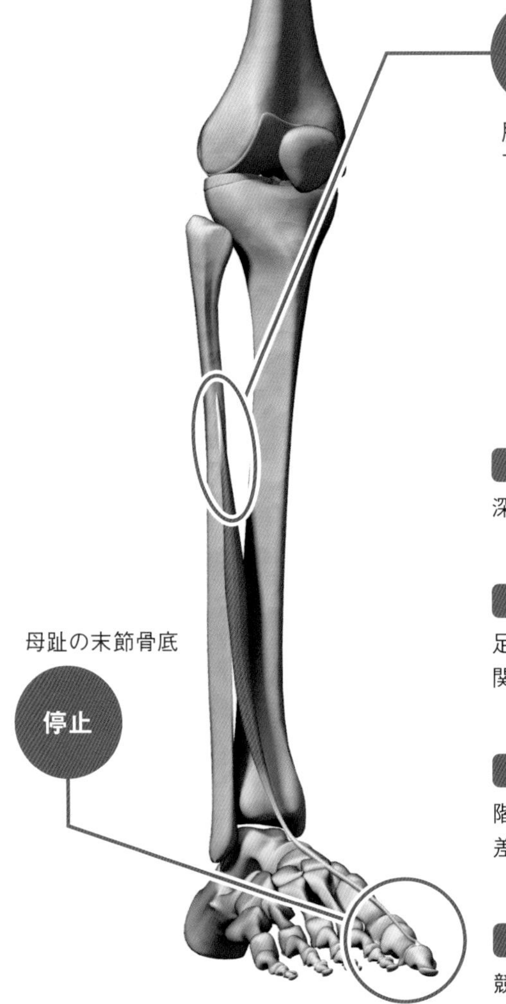

起始

腓骨体前面中央、
下腿骨間膜の前面

停止

母趾の末節骨底

支配神経

深腓骨神経（L4 ～ S1）

主な働き

足関節の背屈、足の内反、母趾の伸展（IP関節）

該当するADL

階段を上る時のように、母趾のつま先が段差を越える時に働く。

該当するスポーツ動作

競歩やトレッキング、登山などで働く。

触診方法

❶母趾を伸展すると、母趾から第一中足骨の足背において腱の隆起を観察できる。

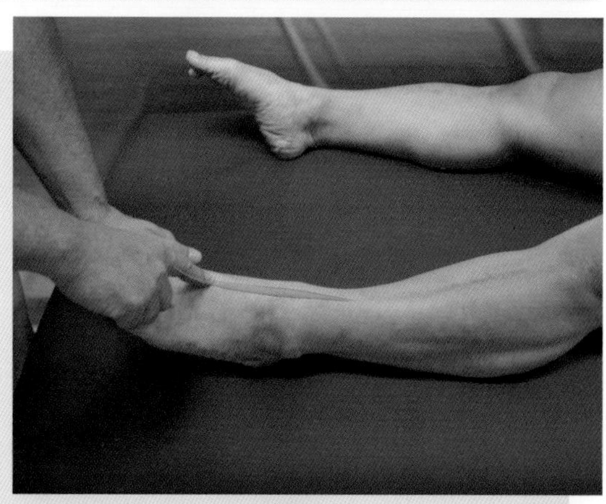

❷第2～5趾を底屈位にしたまま母趾伸展に抵抗をかける。

❸腓骨前面中部1/2から前脛骨筋の外側を走行する筋の収縮を触知できる。

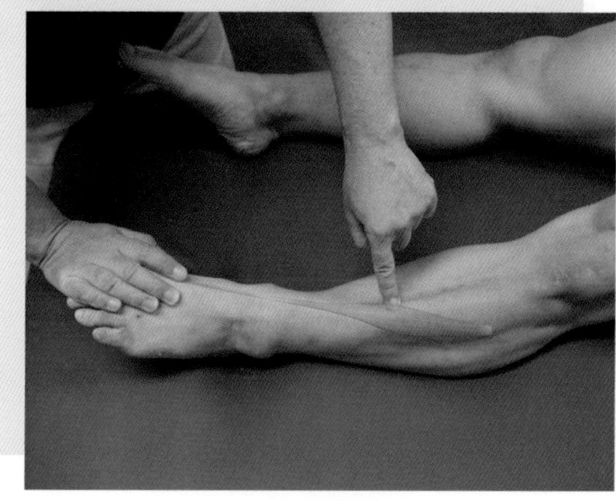

筋性疼痛による発現部位の触診感

・下腿の遠位約1/3で前脛骨筋が腱に移行し、脛骨上を下内側に走行し、脛骨前縁の直外側で筋膜が触知できる。
・圧迫すると、母指への関連痛を発現する。

筋性疼痛による症状

・母趾の痛み、だるさ、冷えなど
・しゃがみ込み肢位での足関節背側可動域制限および痛みの発現
・母趾背屈力の低下により、歩行時のつま先の地面の引っ掛かり

関連する疾患

・腓骨神経麻痺
・前側慢性コンパートメント症候群（前脛骨筋症候群）
・腰椎椎間板ヘルニア
・長趾伸筋腱断裂
・長母趾伸筋腱断裂　など

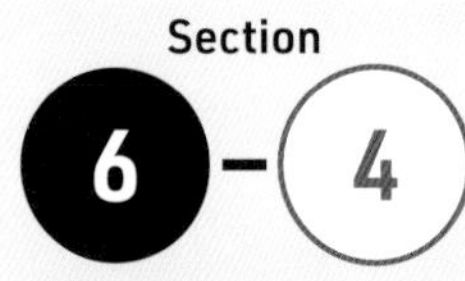

長趾伸筋（ちょうししんきん）

extensor digitorum longus
（エクステンサ ディジトーラム ロンガス）

足の背屈の補助筋で、前脛骨筋の外側に沿って足の指まで付いている長い筋。足首を反ったり、足の趾を反ったりする働きがあるので、歩く時によく働く。下外側部は分化して第三腓骨筋となる。

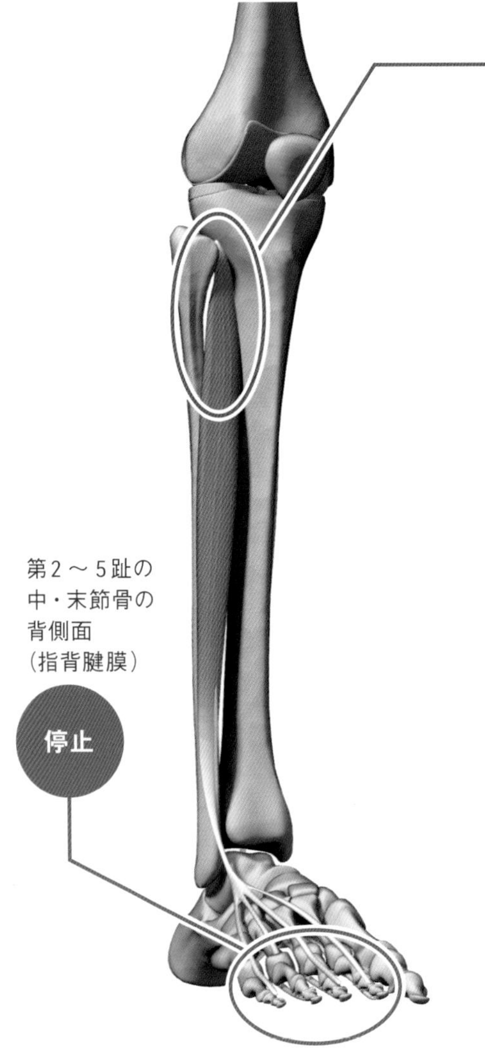

起始

脛骨上端外側面、
腓骨前縁、下腿骨間膜、
下腿筋膜

支配神経

深腓骨神経（L4～S1）

主な働き

足関節の背屈、足の外反、第2～5趾の伸展（MP、PIP、DIP）

該当するADL

階段を上る時のように、母趾のつま先が段差を越える時に働く。

該当するスポーツ動作

競歩やトレッキング、登山などで働く。

触診方法

❶足趾を伸展させると、足背において第2～5趾につく腱の隆起が観察・触察できる。

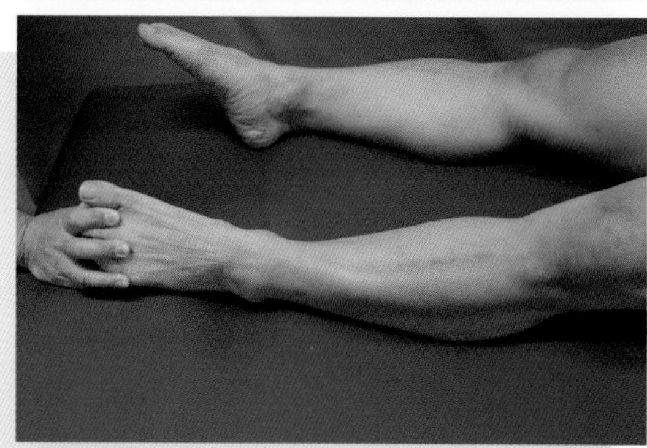

❷第2～5趾を伸展させ抵抗を加えて、指腹で腱の走行を近位にたどる。

❸脛骨外側顆、腓骨体前面上部3/4から前脛骨筋外側の間で筋の収縮を触知できる。

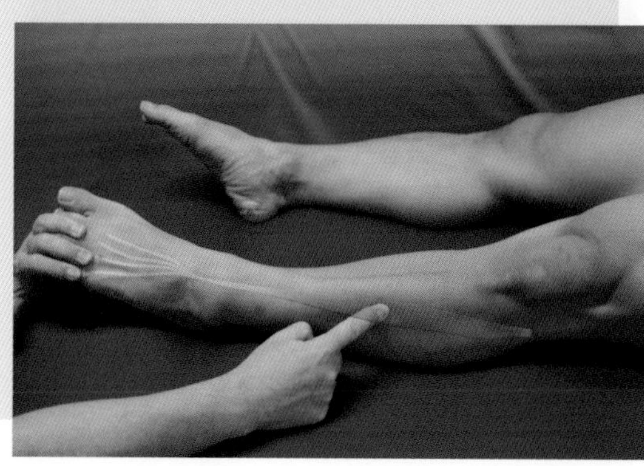

筋性疼痛による発現部位の触診感

- 近位1/3の線維束は、前脛骨筋と長腓骨筋の筋溝に位置し、体表から触知できないこともある。ゴムのような触診感があり、圧迫にて足背から足趾にかけての関連痛を発現する。
- 中1/3の線維束は、下腿前面においてコードのような過緊張筋束として触知され、強い抵抗感がある。
- 遠位1/3の線維束では表面は腱として触知されるが、その下層には羽状筋が存在する。粘土のような抵抗感と、圧迫にすると足背から足趾にかけて強い関連痛を発現させる。

筋性疼痛による症状

- しゃがみ込み肢位での足関節背側可動域制限、および足関節前面中央での痛みの発現
- 足関節背屈力の低下により、歩行時のつま先の引っ掛かり
- 下腿前面から足背、足指背面にかけてのしびれ、感覚鈍麻、冷え

関連する疾患

- 腓骨神経麻痺
- 前側慢性コンパートメント症候群（前脛骨筋症候群）
- 腰椎椎間板ヘルニア
- 長趾伸筋腱断裂
- 長母趾伸筋腱断裂　など

Section

6 - 5

短母趾伸筋（たんぼししんきん）

extensor hallucis brevis

（エクステンサ ハリュスィーズ ブレヴィス）

やや太い紡錘状の筋。短趾伸筋とともに趾を伸展する筋。腱に付着するのではなく、直接、骨（第一趾の基節骨）に付着して、直接的に母趾を伸展する。この筋肉の触診は、非常に困難。終腱は長母趾伸筋腱の下に重なる。

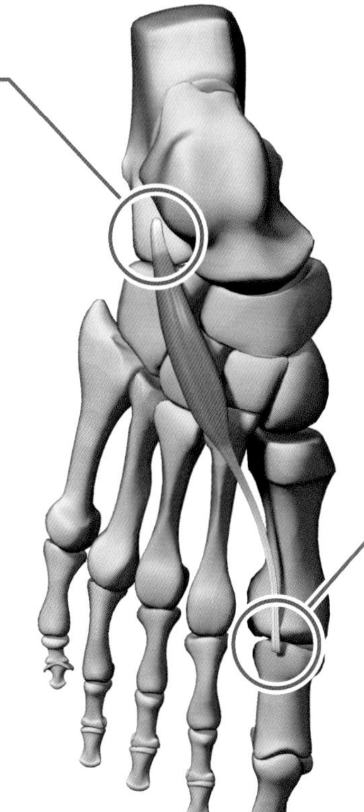

起始

踵骨の前部背側面

停止

母趾の基節骨底

支配神経

深腓骨神経（L4 ～ S1）

主な働き

母趾の伸展（MP関節）

該当するADL

長母趾伸筋とともに母趾を伸ばす時に働く。

該当するスポーツ動作

――

触診方法

❶足関節を軽い底屈位において、第2～5趾を屈曲位にしたまま、母趾の基節骨伸展に抵抗を加える。

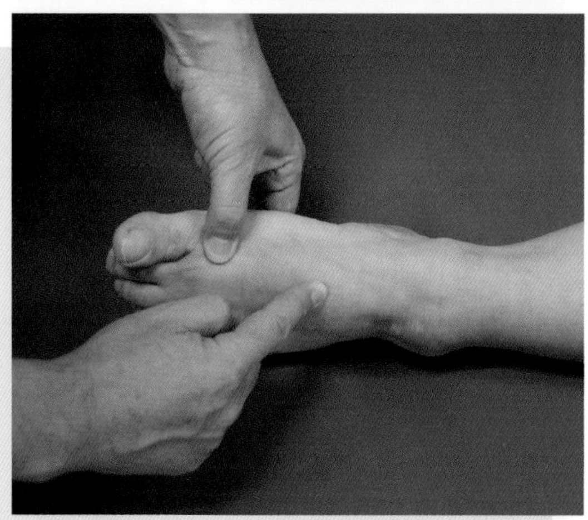

❷足背の長母趾伸筋腱外側において、筋腹の隆起が観察できる。

❸足背で外果の前下部、長母趾伸筋腱と長趾伸筋腱の間に指腹を当てると、その遠位で母趾につく腱の緊張が確認できる。

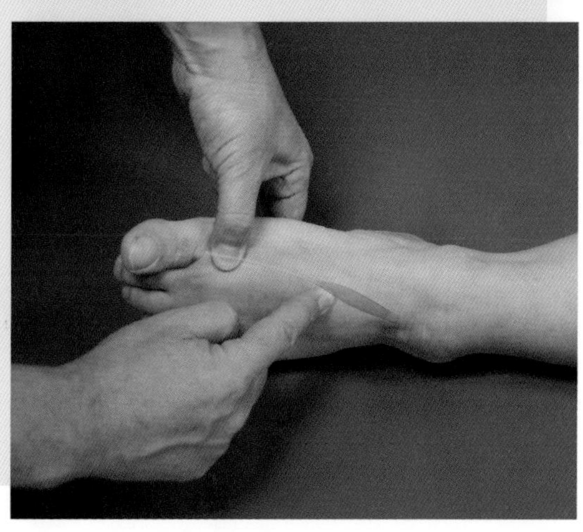

筋性疼痛による発現部位の触診感

- 浮腫を伴い、ゴム膜の中に水分が含まれているように触知される。
- 圧迫すると強い抵抗感がある。

筋性疼痛による症状

- スポーツ競技や段差を歩行中に横足根関節において筋損傷
- 長時間のしゃがみ込み肢位後に当筋領域に痛みの発現

関連する疾患

- 腓骨神経麻痺
- 短趾伸筋腱断裂
- 短母趾伸筋腱断裂　など

Section

6-6

短趾伸筋

たん し しん きん

extensor digitorum brevis

(エクステンサ ディジトーラム ブレヴィス)

短趾伸筋と短母趾伸筋は、足背にある唯一の筋で内在性の筋であるが、短趾伸筋は短母趾伸筋の外側にあり、通常3腱に分かれる。足趾を反らせると、丸い盛り上がりができる。

起始

踵骨の前部背側面

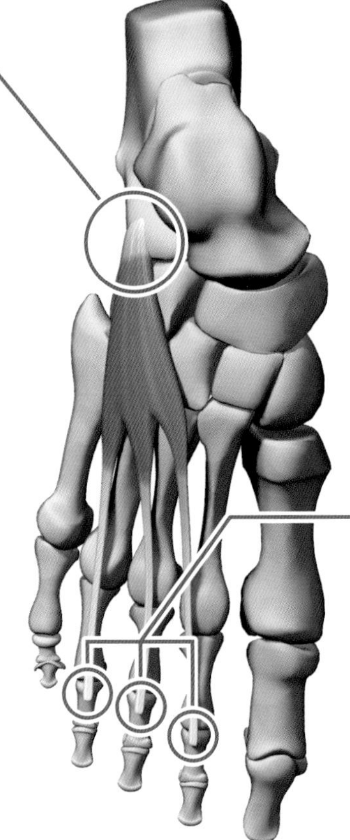

停止

長趾伸筋膜(腱)

支配神経

深腓骨神経(L4 ～ S1)

主な働き

第2～4趾の伸展(5指に存在する場合あり)

該当するADL

足趾を伸ばす時に働く。

該当するスポーツ動作

——

触診方法

❶足関節の軽い底屈位において、第2～4趾の基節骨伸展に抵抗を加える。

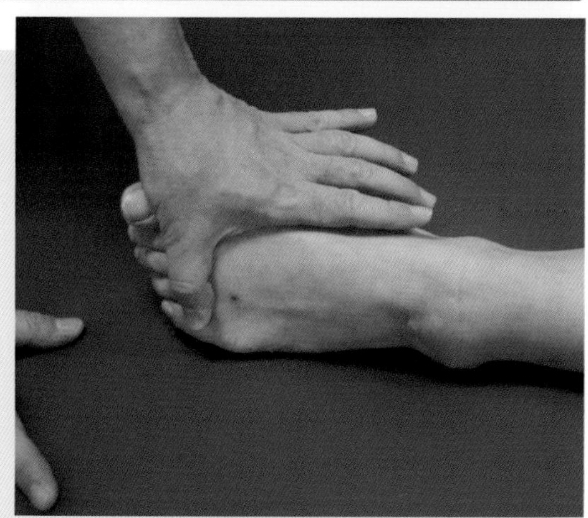

❷長趾伸筋腱と第5中足骨の間で筋腹の隆起が確認できる。

❸そこに指腹を押し当てると、筋の収縮がその遠位で第2～4趾の基節骨につく腱の緊張が触知できる。

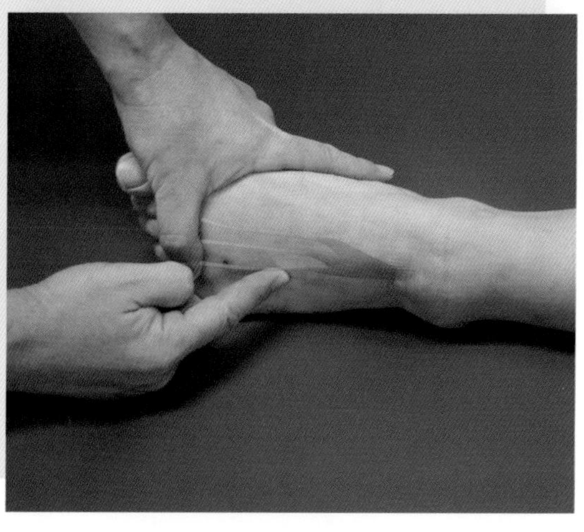

筋性疼痛による発現部位の触診感

- 浮腫を伴い、ゴム膜の中に水分が含まれているように触知される。
- 圧迫すると強い抵抗感がある。

筋性疼痛による症状

- スポーツ競技や段差を歩行中に横足根関節において筋損傷
- 長時間のしゃがみ込み肢位後に当筋領域に痛みの発現

関連する疾患

- 腓骨神経麻痺
- 短趾伸筋腱断裂
- 短母趾伸筋腱断裂　など

Section 6-7

第三腓骨筋（だいさんひこつきん）

peroneus tertius（フィビュラリス ターシャス）

長趾伸筋の下外側部から分離独立した小さな筋で、しばしば欠損している。長短腓骨筋とは支配神経が異なる腱は、上および下伸筋支帯により足首に固定される。

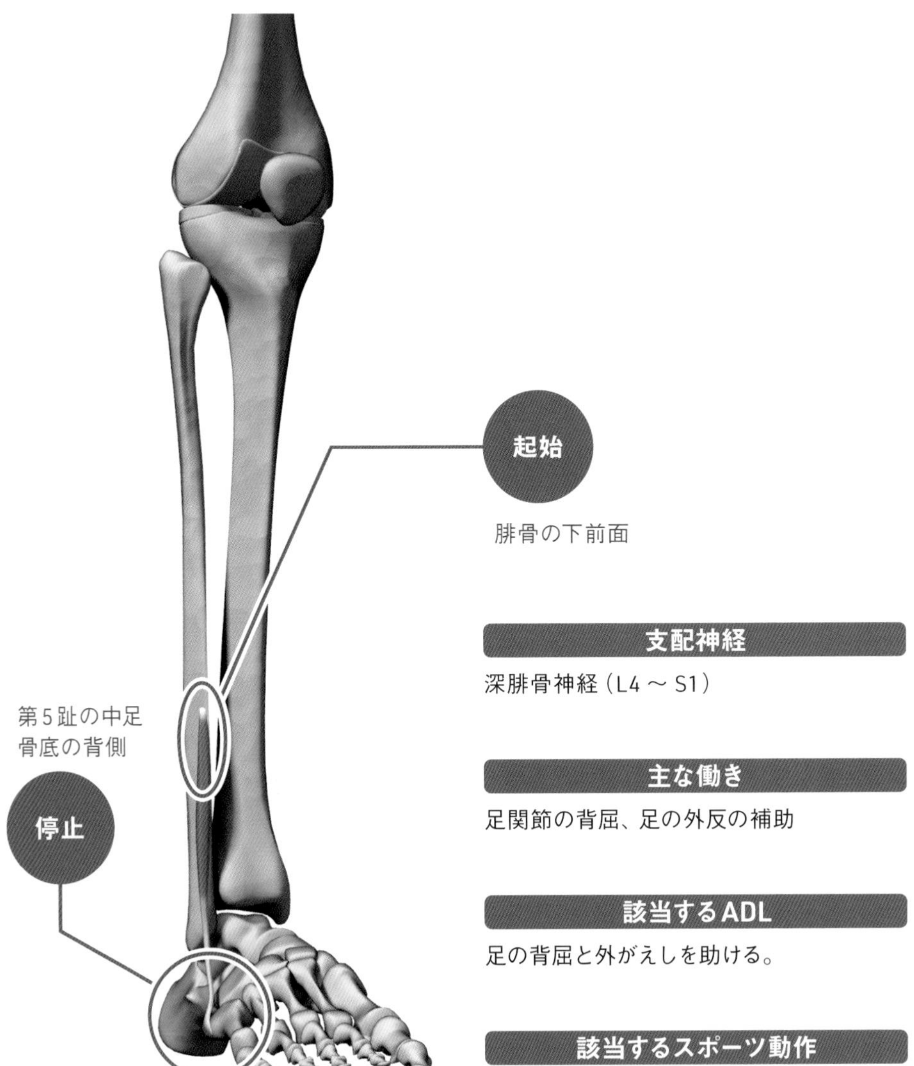

支配神経

深腓骨神経（L4 ～ S1）

主な働き

足関節の背屈、足の外反の補助

該当するADL

足の背屈と外がえしを助ける。

該当するスポーツ動作

——

触診方法

❶足関節背屈外反しながら第5趾を伸展すると、腱の隆起が確認できる。

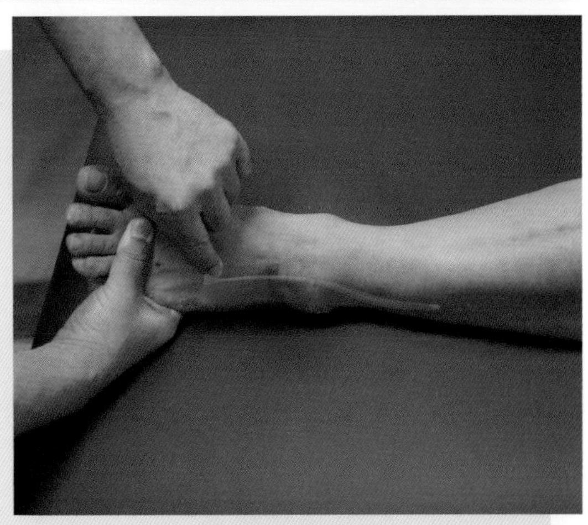

❷第5趾伸展と足関節外反に抵抗を加えると、この腱がより明確に観察・触知できる。

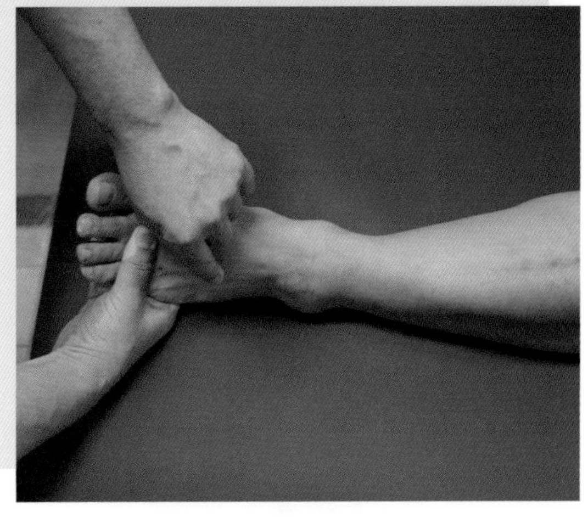

Check!

この筋は個体差が大きく、しっかりした腱として感じられるもの、細い線のように感じられるもの、まったく無いものまでさまざまである。

筋性疼痛による発現部位の触診感

・長趾伸筋の羽状筋との判別はしにくく、浮腫を伴った粘土のように触知され、圧迫すると強い圧痛がある。

筋性疼痛による症状

・足関節内反捻挫において最重要の受傷筋
・慢性の循環障害により「座りダコ」の発症

関連する疾患

・腓骨神経麻痺
・長趾伸筋腱断裂
・長母趾伸筋腱断裂　など

Section

6 - 8

長腓骨筋（ちょうひこつきん）

peroneus longus（ペロウニアス ロンガス）

下腿の外側面にみられる足の外がえしの主力筋で、足弓を維持する働きもある。前脛骨筋とは拮抗筋となる。伸筋群や屈筋群とは、筋間中隔を境目として区分される。

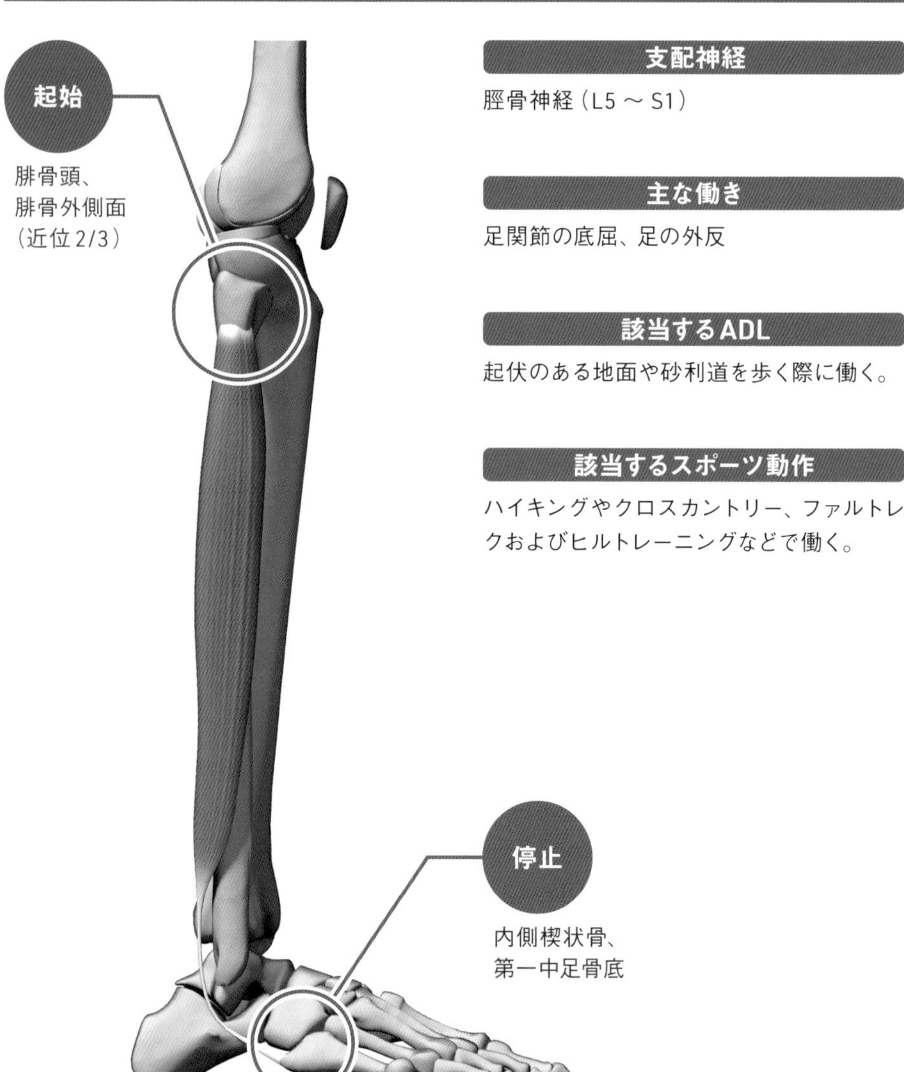

支配神経

脛骨神経（L5 〜 S1）

主な働き

足関節の底屈、足の外反

該当するADL

起伏のある地面や砂利道を歩く際に働く。

該当するスポーツ動作

ハイキングやクロスカントリー、ファルトレクおよびヒルトレーニングなどで働く。

触診方法

❶足関節の軽い底屈位から足部を外がえしする。

❷腓骨体外側上2/3で筋の隆起を、下腿の遠位外側から外果後方で腱の隆起が確認できる。

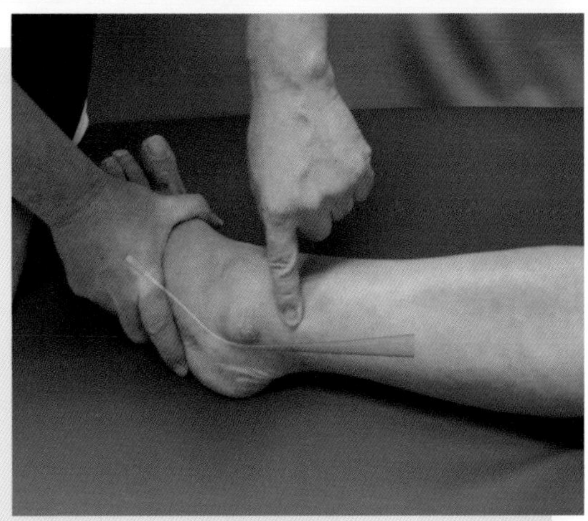

❸そして指腹を当てると、筋の収縮と腱の緊張が触知できる。

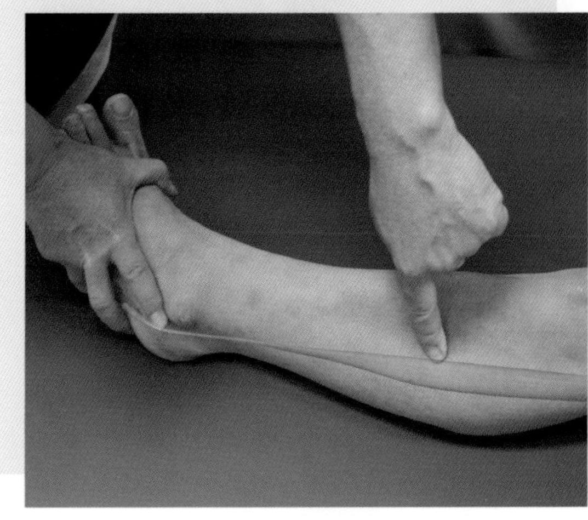

筋性疼痛による発現部位の触診感

・筋全体がゴム膜で包まれたようなコードのような過緊張筋として触知される。
・圧迫すると、強い圧痛と外果周囲への関連痛を発現させる。

筋性疼痛による症状

・足関節捻挫、とくに踵腓靱帯周囲の痛みに関与
・下腿外側のたるさ、冷え
・体重荷重時に外果周辺の痛みを発現
・ヒラメ筋外側線維とともに下腿外側の痛みの発現

関連する疾患

・腓骨筋腱脱臼
・腓骨筋腱損傷
・腓骨筋腱鞘炎
・踵骨骨折
・内がえし捻挫　など

Section

6-9

短腓骨筋（たんひこつきん）

peroneus brevis（ペロウニアス ブレヴィス）

長腓骨筋とともに、足の外がえしの主力筋。足弓を維持する働きもある。腓骨の外側面から起こり、第五中足骨に停止する。

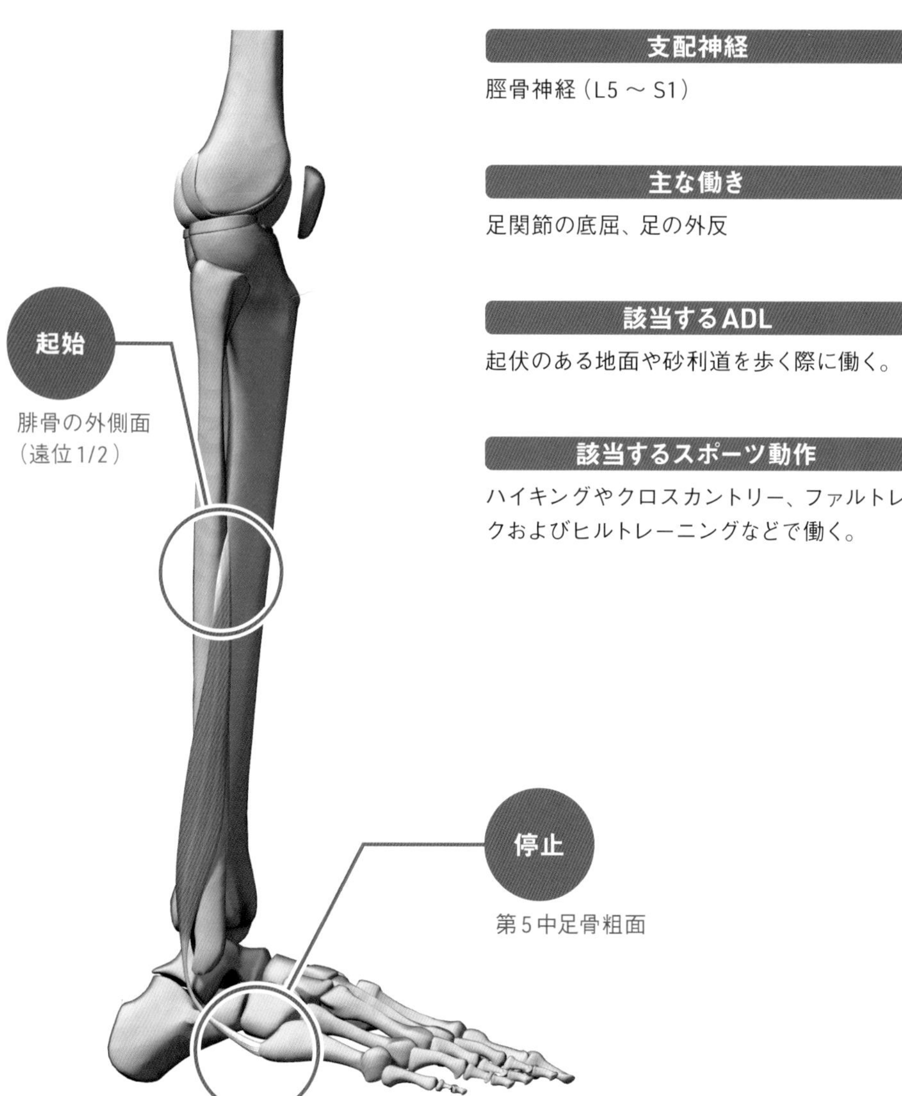

支配神経

脛骨神経（L5 ～ S1）

主な働き

足関節の底屈、足の外反

該当するADL

起伏のある地面や砂利道を歩く際に働く。

該当するスポーツ動作

ハイキングやクロスカントリー、ファルトレクおよびヒルトレーニングなどで働く。

触診方法

❶足関節の軽い底屈位から、足部を外転・回内する。

❷下腿遠位、腓骨体外側面下2/3の長腓骨筋の後方において筋の収縮を確認できる。

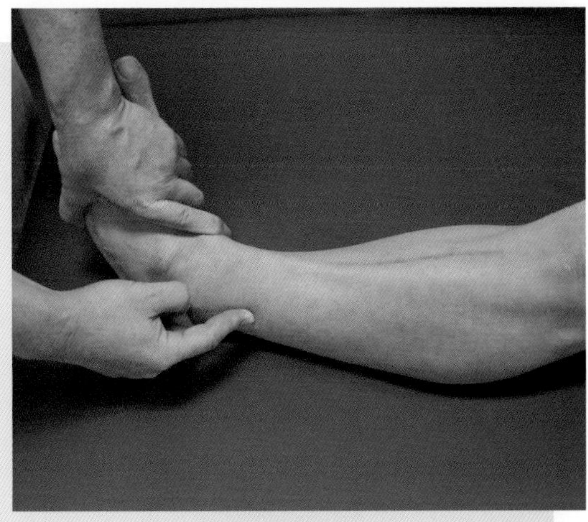

❸そして指腹を当てると筋の収縮が、さらに遠位の外果下方、長腓骨筋腱の前方で腱の緊張が触知できる。

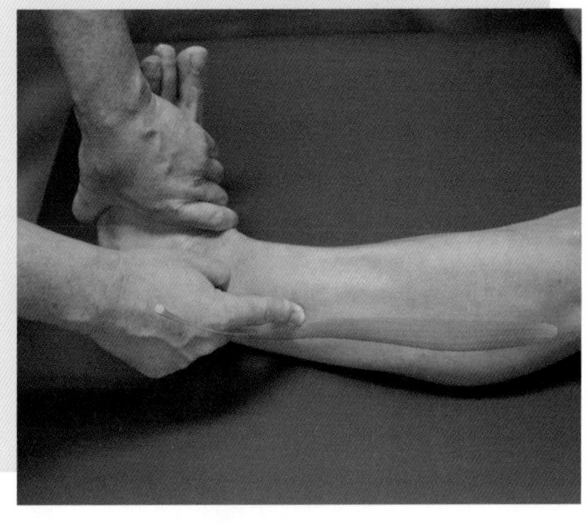

筋性疼痛による発現部位の触診感

・腓骨外側の中央部から下に位置する羽状筋であり、長腓骨筋よりもボリューム感のある過緊張線維束として触知される。
・圧迫すると骨に響くような関連痛を発現する。

筋性疼痛による症状

・長腓骨筋と同様で、外果周辺の痛みにはより強く関与する

関連する疾患

・腓骨筋腱脱臼
・腓骨筋腱損傷
・腓骨筋腱鞘炎
・踵骨骨折
・内がえし捻挫　など

Section
6-10 長趾屈筋（ちょうしくっきん）
flexor digitorum longus
（フレクサ ディジトーラム ロンガス）

下腿背側の深層にある筋で、ヒラメ筋のすぐ下方に位置し、筋腹は長母趾屈筋の内側に位置する。羽状筋である。

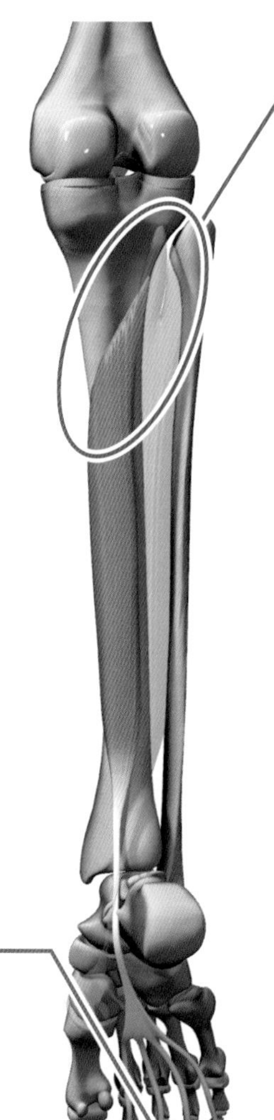

起始

脛骨の後面中央部

停止

第2～5趾骨の末節骨底

支配神経

脛骨神経（L5～S2）

主な働き

足関節の底屈・足の内反、第2～5趾の屈曲（MP・PIP・DIP）

該当するADL

つま先立ち、砂浜や芝生を裸足で歩く時に働く。

該当するスポーツ動作

体操競技の平均台種目や登山、ハイキング、クロスカントリーなどで働く。

触診方法

❶第2～5趾の屈曲に抵抗を加える。

❷内果後方の後脛骨筋腱の後方、長母趾屈筋腱の前方で腱の隆起を確認できる。

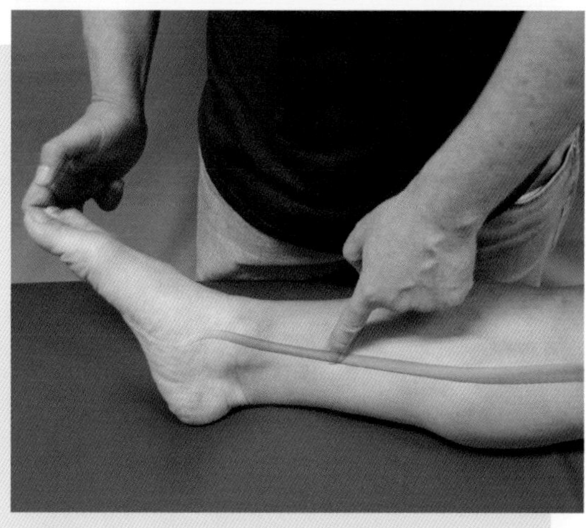

❸指腹を腱に当てて近位に移動させていくと、下腿遠位1/3付近で筋の収縮を触知できる。

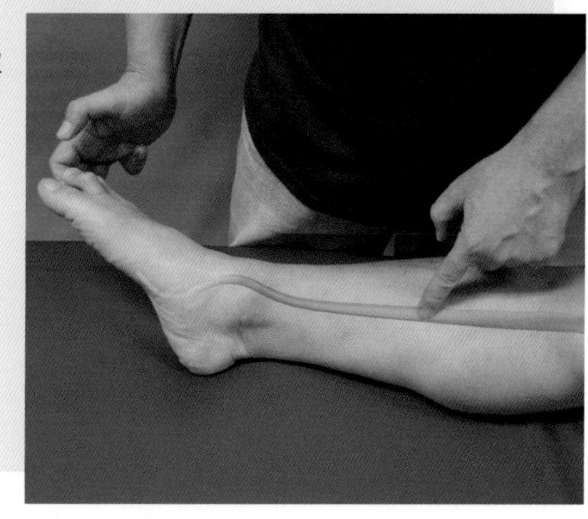

筋性疼痛による発現部位の触診感

・下腿の遠位1/3で脛骨後縁に硬くこびりついたように触知できるが、それ以外の明確な触察は難しい。

筋性疼痛による症状

・扁平足に関与
・足趾の痛みや異常感覚
・下腿遠位内側縁の痛み
・タコ、魚の目の痛みに関与

関連する疾患

・長趾屈筋腱断裂
・アキレス腱断裂
・長母趾屈筋腱断裂
・下腿骨骨折
・足根管症候群　など

Section

6-11 母趾外転筋（ぼしがいてんきん）

abductor hallucis（アブダクタ ハリュスィーズ）

母趾球の内側で表面にあり、内側縦アーチ（踵骨、舟状骨、楔状骨、第一中足骨）を足底面から支持する重要な筋。足の内側縁のふくらみをつくる。

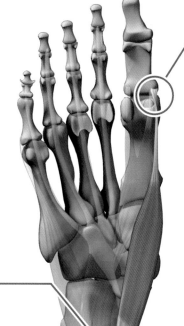

停止

母趾基節骨底の内側

起始

踵骨隆起の内側部、
屈筋支帯、足底腱膜、
舟状骨粗面

支配神経

内側足底神経（L5 ～ S1）

主な働き

母趾の屈曲（MP関節）、外転

該当するADL

母趾の基節を底側に曲げ、内側に引く際に働く。

該当するスポーツ動作

——

触診方法

❶足底の内側部、内側楔状骨と舟状骨に指腹を当てて、母趾を外転させると筋の収縮を確認できる。

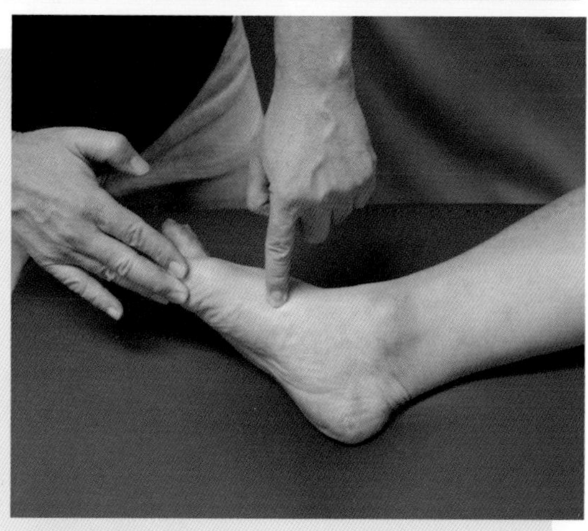

❷母趾の外転に抵抗を加えると、筋の収縮を触知しやすい。

Check!
この筋ついては内側縦アーチが崩れている外反母趾・扁平足では、母趾外転筋の筋断面積が減少し萎縮しているという報告が多くある。

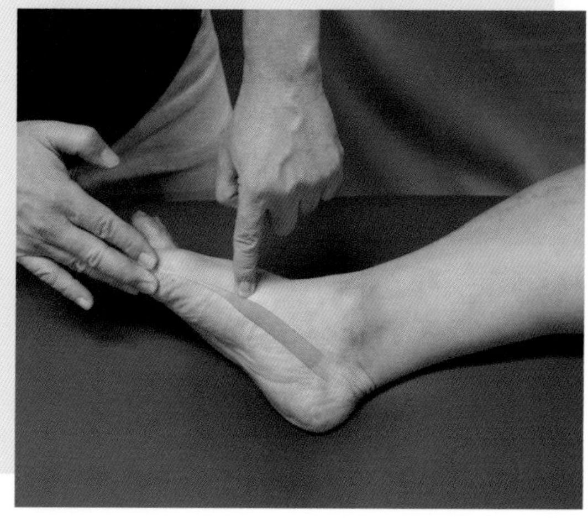

筋性疼痛による発現部位の触診感

- 浮腫を伴いボリューム感が増した過緊張線維束として触知される。
- 圧迫すると、その薄い筋膜からネチッとした筋収縮抵抗が感じられる。

筋性疼痛による症状

- 土踏まずの痛み
- 扁平足の発現および痛み
- 母趾MP関節周辺の痛み
- 踵痛
- 外反母趾の発現および痛み

関連する疾患

- 外反母趾
- 中足骨頭部痛
- 扁平足障害
- 開張足　など

Section

6-12

短母趾屈筋

たんぼしくっきん

flexor hallucis brevis

(フレクサ ハリュスィーズ ブレヴィス)

母趾を屈曲する筋で内側腹は母趾外転筋にほとんどおおわれる。立方骨、楔状骨から始まり、母趾の基節骨底に付着しており、長母趾屈筋腱が筋の中央を走る。

停止

母趾基節骨底の両側

起始

長足底靭帯、楔状骨

支配神経

内側足底神経（L5 ～ S2）、外側足底神経（S1 ～ 2）

主な働き

母趾の屈曲（MP関節）

該当するADL

母趾の基節を曲げ、バランスを保つ時に働く。

該当するスポーツ動作

——

触診方法

❶足関節を底屈・回外位において、長母趾屈筋をゆるめて母指基節骨を屈曲する。

❷第1中足骨下面の外側部で外側頭、内側部で内側頭の収縮を触知できる。

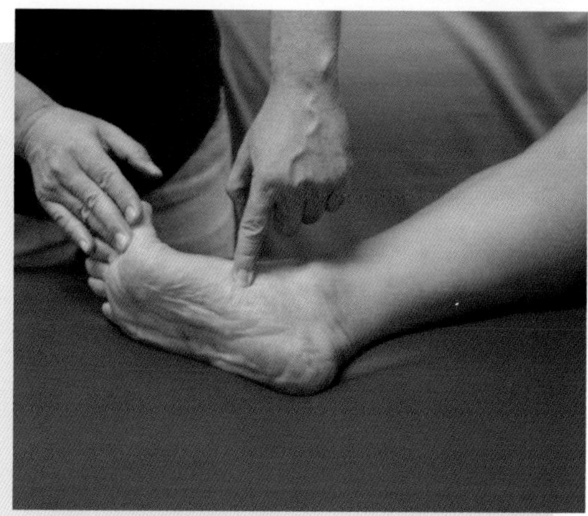

❸母趾の基節骨で屈曲に抵抗を加えると、筋の収縮を触知しやすい。

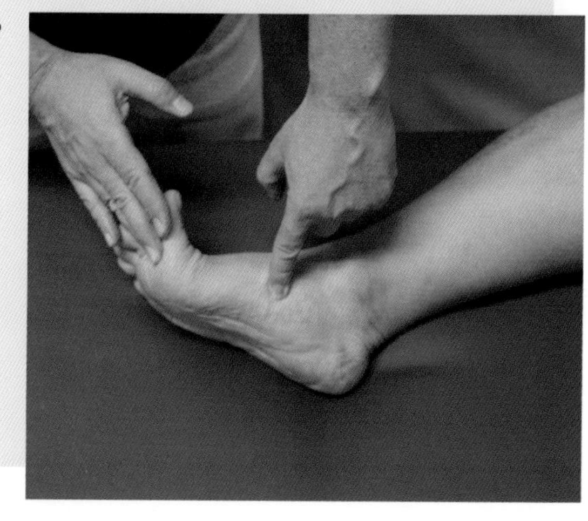

筋性疼痛による発現部位の触診感

- 第1中足骨の足底面領域で母趾外転筋の外側に触察される。
- 疼痛症候を発現している時には、圧迫すると強い圧痛がある。

筋性疼痛による症状

- 土踏まずの痛み
- 扁平足の発現および痛み
- 母趾MP関節周辺の痛み
- 踵痛
- 外反母趾の発現および痛み

関連する疾患

- 外反母趾
- 中足骨頭部痛
- 扁平足障害
- 開張足　など

Section

6-13 短趾屈筋(たんしくっきん)

flexor digitorum brevis

(フレクサ ディジトーラム ブレヴィス)

足底は4つの層から構成され、母趾外転筋、小趾外転筋、短趾屈筋の3つの筋はその浅層第1層に位置する。すなわち足の筋の中で最も表層にあり、足底腱膜におおわれ足底の中央に位置する。

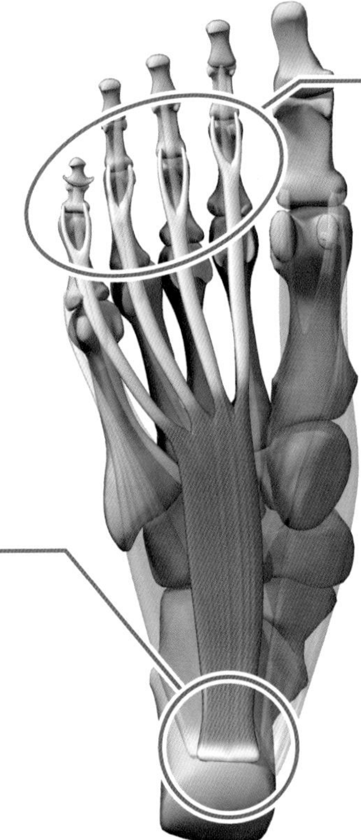

停止

第2〜5趾骨の中節骨底

起始

踵骨隆起下面および
足底腱膜

支配神経

内側足底神経(L5〜S1)

主な働き

第2〜5趾の屈曲(MP・PIP)

該当するADL

足底に体重をかけている時、内側・外側縦足弓(アーチ)を支えるために働く。

該当するスポーツ動作

——

触診方法

❶足関節の底屈・回外位において、母趾屈曲させ第2～5趾の基節骨を屈曲する。

❷足底の足根部に表層の足底腱膜を介して筋の収縮を触知できる。

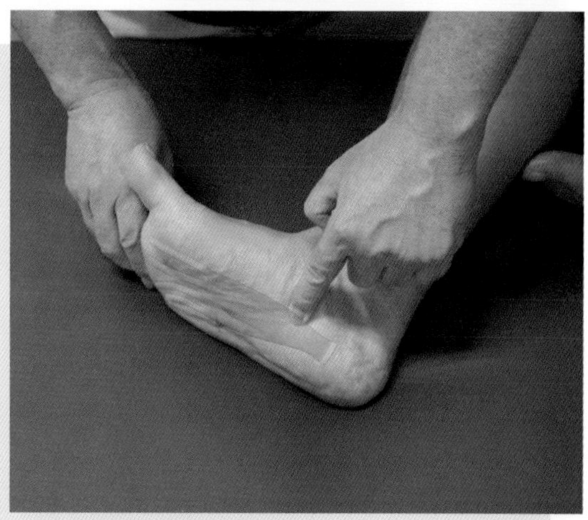

❸基節骨で屈曲に抵抗を加えると、筋の収縮を触知しやすい。

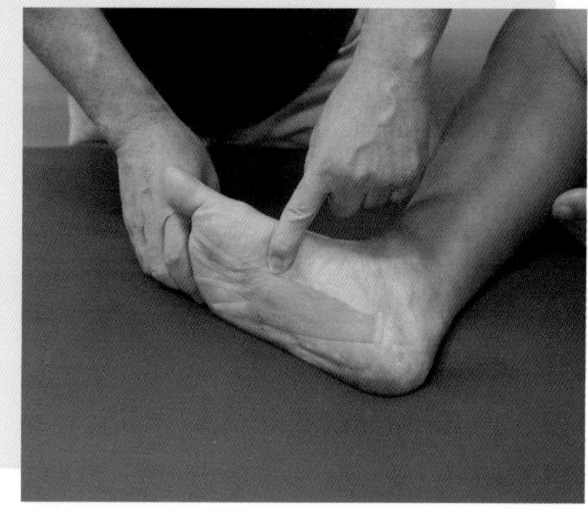

筋性疼痛による発現部位の触診感

・この筋の筋膜の明確な触察はできないが、疼痛症候を発現している場合には、明確な浮腫および表層の過緊張が認められる。
・圧迫すると強い圧痛がある。

筋性疼痛による症状

・踵痛（踵足底の痛み）
・足底部の感覚異常
・足指の冷え、痛み、腫れ
・足底部のタコ、魚の目に関与

関連する疾患

・モートン病
・中足骨頭部痛
・扁平足障害
・開張足　など

Section

6 - 14 小趾外転筋

しょう し がい てん きん

abductor digiti minimi

（アブダクタ ディジタイ ミニマイ）

足底は4つの層から構成され、母趾外転筋、小趾外転筋、短趾屈筋の3つの筋はその浅層第1層に位置する。足の外側縁に沿って措置する浅層筋。足の外側縁のふくらみをつくる。

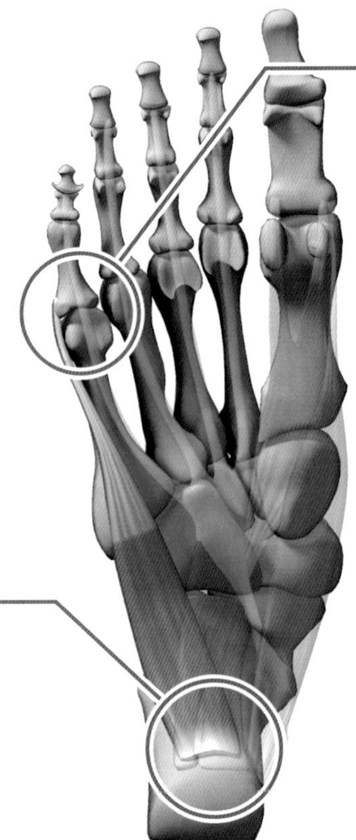

停止

小趾の基節骨底外側

起始

踵骨隆起、踵骨外側面

支配神経

外側足底神経（S1 ～ 2）

主な働き

小趾の外転と屈曲（MP関節）

該当するADL

小趾を底側および外側に引く時に働く。

該当するスポーツ動作

——

触診方法

❶足部外側部縁の第5中足骨外側縁上に指腹を押し当てる。

❷小趾を外転させると筋の収縮を触知できる。

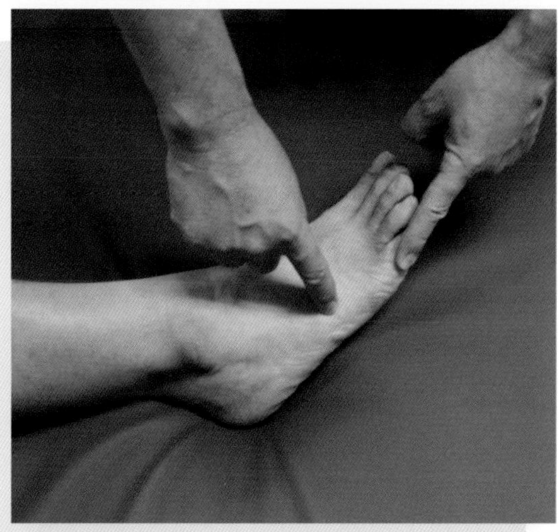

❸小趾の外転に抵抗を加えると筋の収縮を触知しやすい。

Check!

この筋は踵の骨（踵骨）から小趾の外側につく筋肉で、足の趾を開く、つまり足でパーの動作をするときに小趾を外側に開く筋肉である。

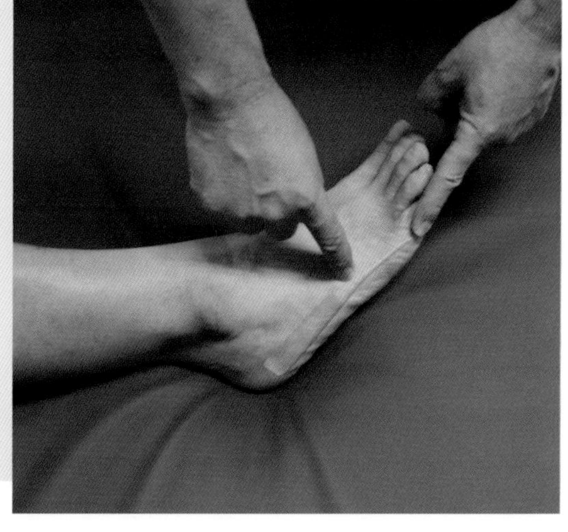

筋性疼痛による発現部位の触診感

- 疼痛症候を発現している場合には、浮腫および表層の過緊張が認められる。
- 圧迫すると強い圧痛がある。

筋性疼痛による症状

- 踵痛（踵足底の痛み）
- 足底部の感覚異常

関連する疾患

- 中足骨頭部痛
- 扁平足障害
- 開張足　など

Section

6-15 足底方形筋（そくていほうけいきん）

quadratus plantae（クアドラタス プランティー）

短趾屈筋の深層に位置する。2頭性の扁平な長方形筋で、直接、長趾屈筋腱にくっつく。足趾を曲げる補助筋として働く。

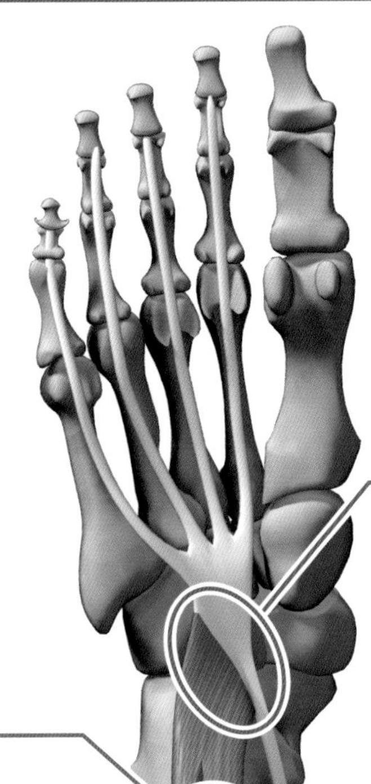

停止

長趾屈筋指腱の外側縁

起始

踵骨の内側突起、
外側突起

支配神経

外側足底神経S1 ～ S2（S3）

主な働き

長趾屈筋の作用の補助

該当するADL

長趾屈筋の働きを助け、足趾を曲げる時に働く。

該当するスポーツ動作

――

触診方法

❶足底部の厚い脂肪組織と足底腱膜に被われた短趾屈筋のさらに深層に位置する。

❷この筋の筋腹の明確な触察はできない。

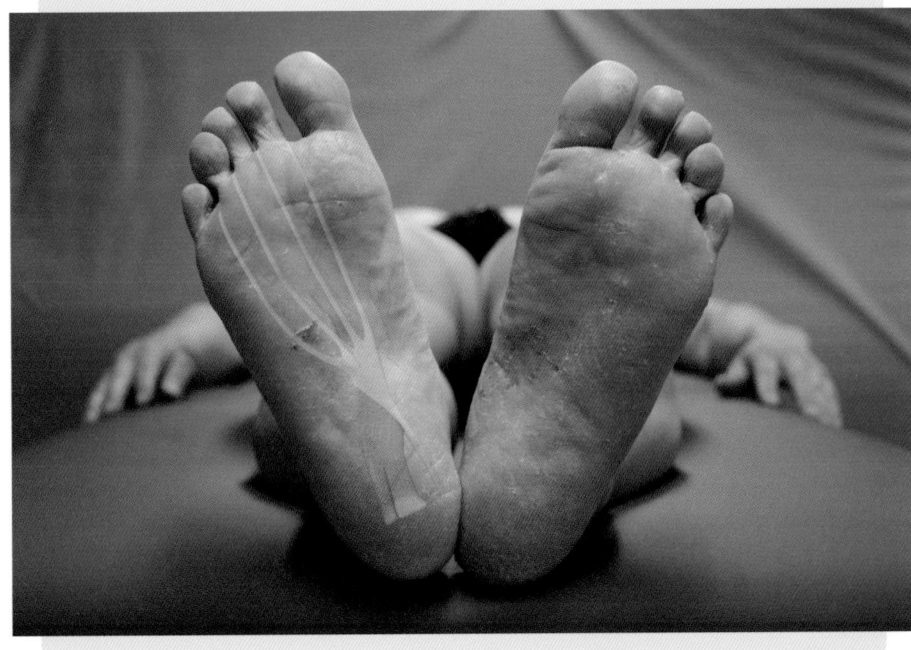

筋性疼痛による発現部位の触診感

・この筋の筋膜の明確な触察はできないが、疼痛症候を発現している場合には、明らかな浮腫および表層の過緊張が認められる。
・圧迫すると強い圧痛がある。

筋性疼痛による症状

・踵痛（踵足底の痛み）
・足底部の感覚異常（足の裏に皮を一枚貼り付けたような鋭い感覚）

関連する疾患

・長趾屈筋腱断裂
・アキレス腱断裂
・下腿骨骨折
・足根管症候群　など

Column 足関節から足部の痛みについての考察

前脛骨筋および長趾伸筋の下層を静脈、リンパ管、ひらめ筋および長母趾屈筋の下層を後脛骨動・静脈、リンパ管、長母趾屈筋の下層を腓骨動・静脈、リンパ管が走行するため、その筋過緊張は足部の腫張や浮腫などの症候に関与する。

足関節から足部の運動に関与する筋群の問題は、膝や股関節の運動にも大きく影響を与えるため、臨床では広範囲にわたる問診と評価が重要となることも多い。

⦿アキレス腱周囲炎の症状

アキレス腱炎は、下腿の筋肉の腱に相当するアキレス腱に炎症が生じた状態を指す。長時間のウォーキングやジョギングなどにより、アキレス腱に対して負荷が繰り返しかかることが原因となる。アキレス腱炎では踵に痛みや圧痛が生じ、またアキレス腱周囲に腫れや熱感などを伴う。治療は局所を冷やし安静を保つことが一般的であるが、酷い場合は手術が行われることもある。

⦿アキレス腱周囲炎の原因

アキレス腱炎の原因の一つは「くり返される負担」と考えられる。ランニングやトレーニングなどで繰り返しの負担がかかり、アキレス腱周囲炎が生じる。そしてもう一つ考えられる原因は年齢であり、40歳を過ぎると運動をしていなくてもアキレス腱炎になることもある。ある知見では、アキレス腱周囲炎はアキレス腱の中で「血管が余計に増えてしまう」ことだと考えられている。人間の体は繰り返しの負担で血管が増えるようにできているが、特に休まずにハードな練習を続けると増えていく。

rib cage / Spine

Chapter 7

腹部周辺の痛みに関与する筋

筋の概略図

体幹の腰部の動きには腹部の筋肉である腹直筋、内腹斜筋、外腹斜筋、腹横筋といった大きな筋肉が関与する。これら胸郭にある多くの筋肉は脊柱を動かす機能の他に呼吸を補助する働きがある。

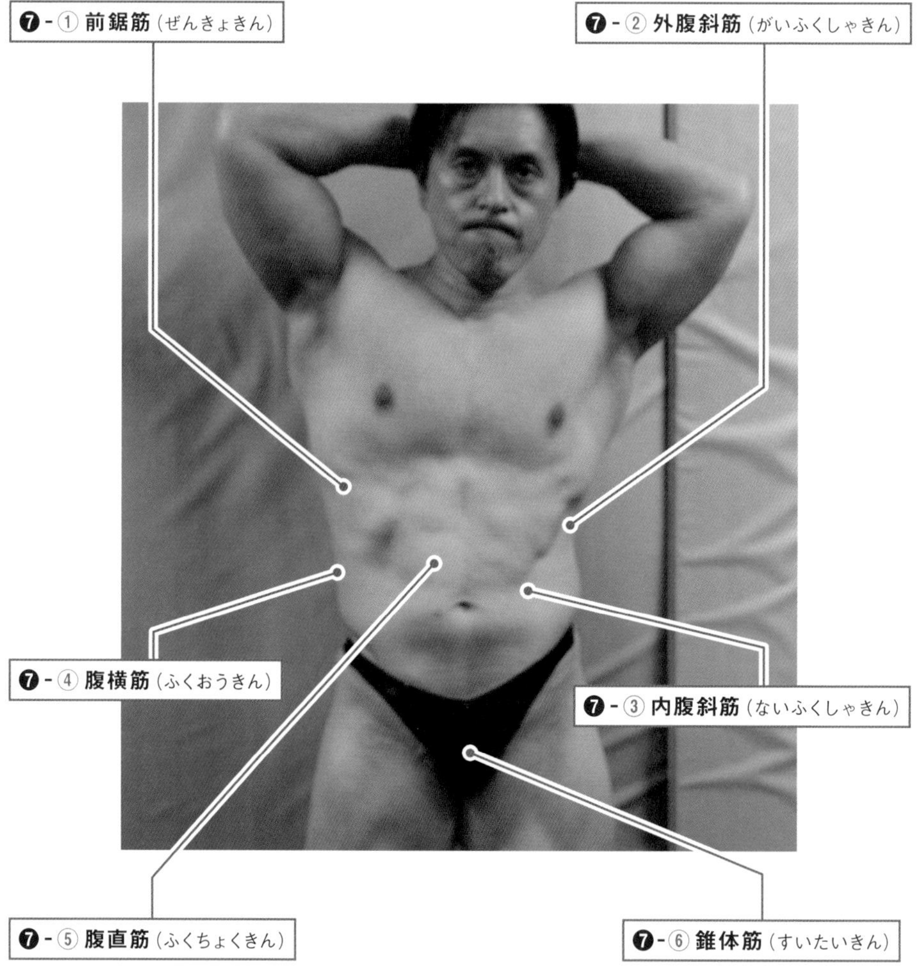

運動の和英表現

胸郭・脊柱　rib cage / Spine

胸郭の左回旋、右回旋
Rotation of thorax to left / Rotation of thorax to right

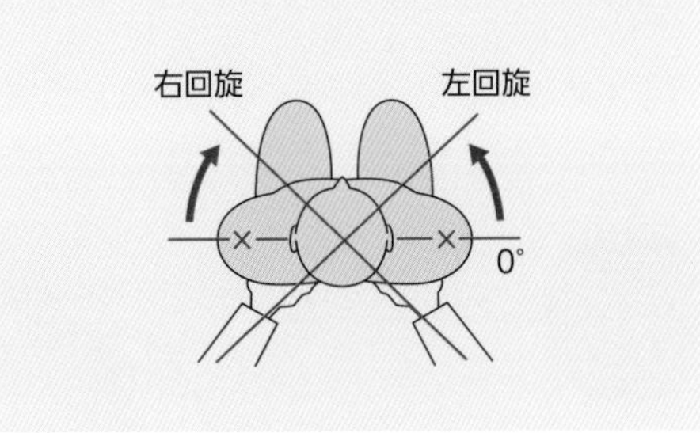

脊椎の屈曲・伸展
Flexion of spine / Extension of spine

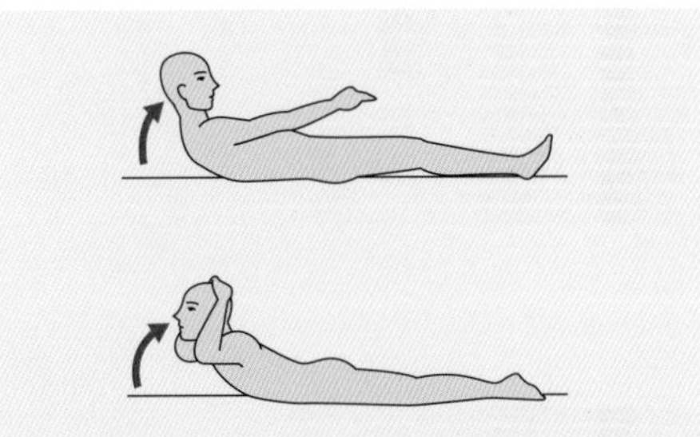

Column 胸郭・脊柱の機能解剖

脊柱全体での運動方向は屈伸・側屈・回旋だが、構造的に胸椎は屈伸・回旋、腰椎は屈伸・側屈の要素が大きい。腰椎はその関節面の特徴から屈曲・伸展方向に可動性が大きく、回旋・側屈方向の可動性は小さいといえる。また、胸骨・肋骨・胸椎から構成される胸郭は一つのユニットとして機能しており、胸郭の運動は主に胸肋・肋椎関節で生じる。

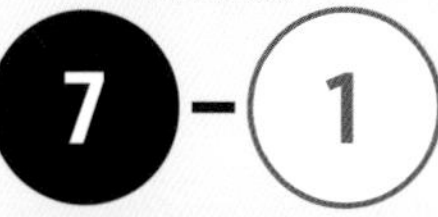

前鋸筋（ぜんきょきん）

serratus anterior（セレイタス アンティアリア）

側胸部にある鋸歯状の大きな筋で、胸郭と肩甲骨の間を走る。ボクシングのストレートパンチを打つ時に速く強く作用し、すばやく肩甲骨を前方に押し出すため、「ボクサー筋」とも呼ばれる。また肋骨を挙上するので、深く息を吸う時に働く。

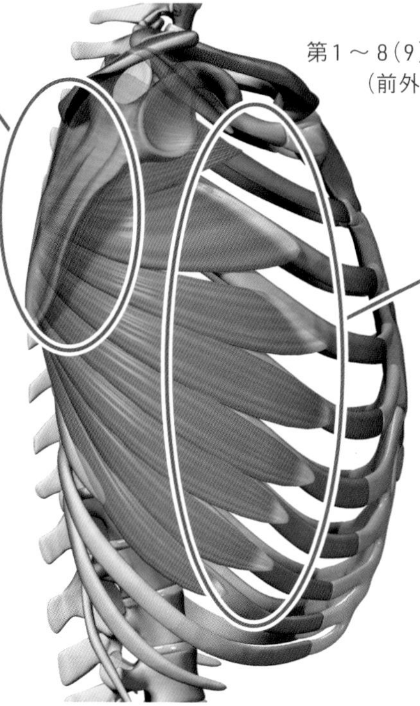

停止

肩甲骨の内側縁
（上角、下角を含む）

起始

第1～8（9）肋骨
（前外側面）

支配神経

長胸神経（C5～7（8））

主な働き

肩甲骨の前進（外転）、上部は下方回旋、下部は上方回旋、肩甲骨が固定する時に肋骨の挙上

該当するADL

身体の前にある物に手を伸ばす時や、物を前に押し出す動作で働く。肩関節の挙上では、この筋による肩甲骨の外転運動と固定化作用は重要な役割を果たす。

該当するスポーツ動作

ボクシングや砲丸投げなど、腕を前に突き出す動作で働く。

触診方法

❶上肢に前方に押し出す動作に抵抗をかけると、胸郭側壁において鋸歯状の筋腹が確認できる。

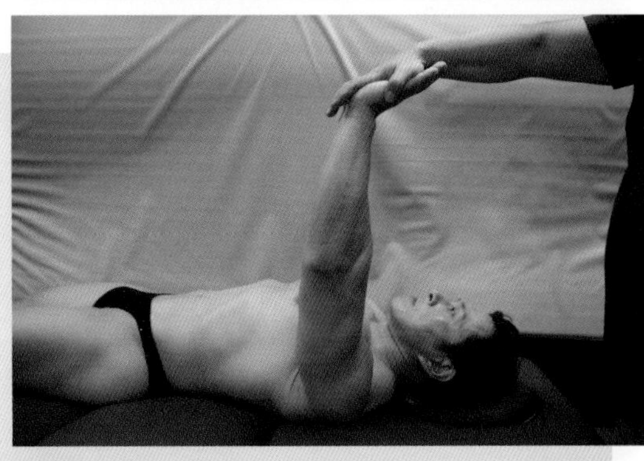

❷大胸筋と広背筋の間で筋の収縮を触知できる。

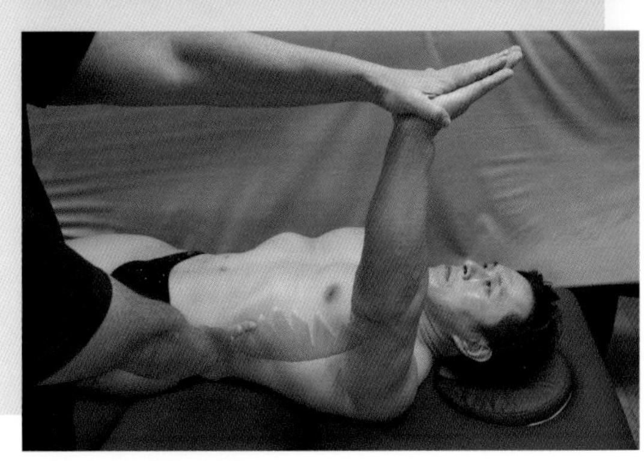

筋性疼痛による発現部位の触診感

- 第4肋骨以下からの前鋸筋は中指大の大きさにて線維束が触知される。
- 肩甲骨下角では筋線維が集束するため集束線維に厚みが感じられる。
- 重層する広背筋とともに、圧迫すると上肢から手指にかけて関連痛を発現させる。
- 肩甲骨上角に至る筋腹の一部は、棘上筋の前方かつ肩甲挙筋の外側で触知される。

筋性疼痛による症状

- 腕立て伏せの動作で局在のはっきりしない痛みや脱力感
- 上肢運動時や咳、くしゃみなどで側胸部に鋭い痛み
- 広背筋とともに、肩関節周辺の局在の指摘できない鈍痛に関与
- 腹斜筋とともに、寝返りなどの体幹捻転動作に伴い痛みを発現し、肋間神経痛を疑われる
- 肋骨骨折にて筋損傷を併発し、骨折の治癒後にも筋硬結化し、痛みや運動制限を発現させる
- 上肢から手指にかけての痛みや痺れ、また息苦しさにも関与し、とくに側臥位で寝ている時に頻発

関連する疾患

- 脊髄損傷
- 慢性腰痛　など

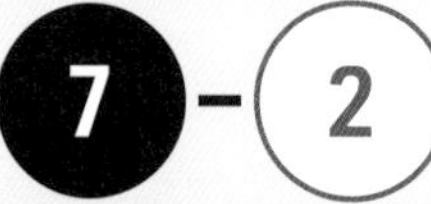

外腹斜筋

がい ふく しゃ きん

external oblique（エクスターナル オブリーク）

腹部の筋肉のうち腹壁外側部を走る側腹筋の一つで、側腹部の最外層に位置する。上部筋束は前鋸筋と、下部筋束は広背筋とかみ合う。

起始

第5～12肋骨の外面

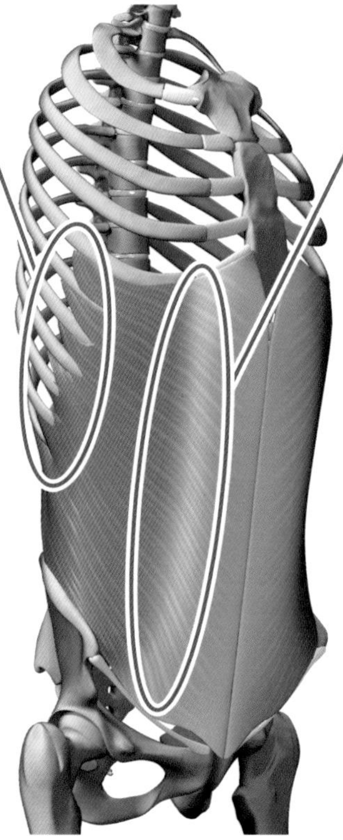

停止

腸骨稜の外唇前半、
鼡径靭帯、
腹直筋鞘前葉

支配神経

肋間神経（T5～12）、腸骨下腹神経（L1）

主な働き

体幹（脊柱）の前屈、側屈（同側）、体幹反対側回旋、胸郭引き下げ

該当するADL

腹圧を高めるため排便や分娩、嘔吐、くしゃみ、咳をする際に働く。動作では体幹を前または側方に曲げる時に働く。

該当するスポーツ動作

捻り動作が含まれるスポーツ動作で強く働く。

触診方法

❶息を吐いて腹部に力を入れて頭を少し持ち上げ、体幹を屈曲・回旋する。

❷その反対側の腹直筋の外側で筋を確認できる。

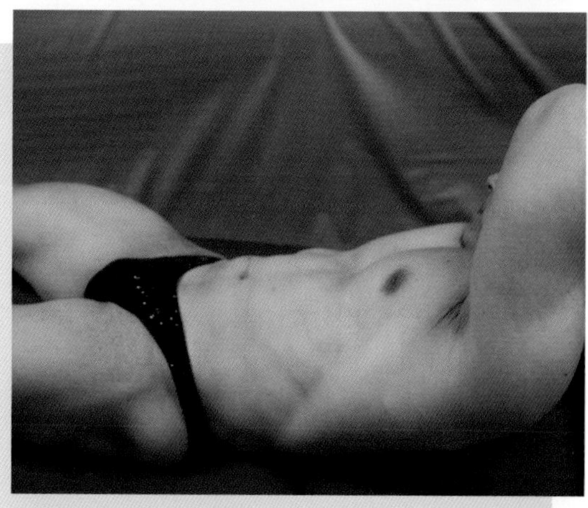

❸起始部の肋骨付近と腸骨稜の前半分でこの筋の収縮を触知できる。

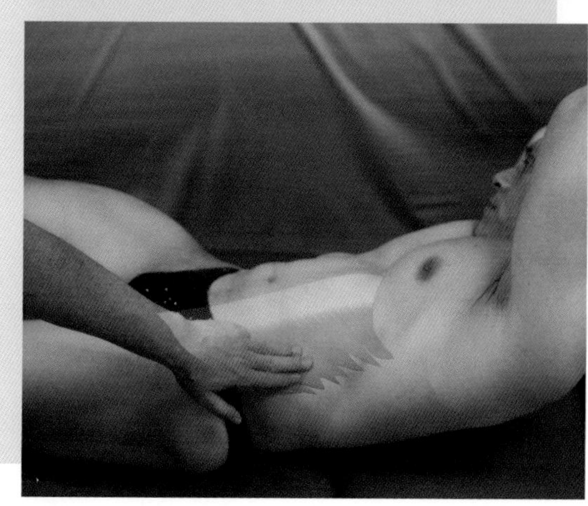

筋性疼痛による発現部位の触診感

・側腹部において肋骨外面から下内方へ向かい、筋全体としては膜状であり、その中に数本の過緊張線維束が触知される。
・腸骨稜付着部では浮腫を伴い、ヌルヌルとした膜状であり、その中に細かい過緊張線維束がバラバラと触知できる。

筋性疼痛による症状

・咳、くしゃみにて鋭い痛みを発現
・小胸筋とともに寝返りなどの体幹捻転動作に伴い痛みを発現する
・側腹部から腰の深部の痛みを発現し、腰方形筋および中殿筋とともに症候に関与することが多い

関連する疾患

・脊髄損傷
・頚髄症性不全四肢麻痺
・慢性腰痛　など

Section

7-3 内腹斜筋

ない ふく しゃ きん

internal oblique（インターナル オブリーク）

腹部の筋肉のうち腹壁外側部を走る側腹筋の一つで、外腹斜筋に覆われ側腹部の中間層に位置する。横行下部線維、斜行線維、横行上部線維の3つに分けられる。

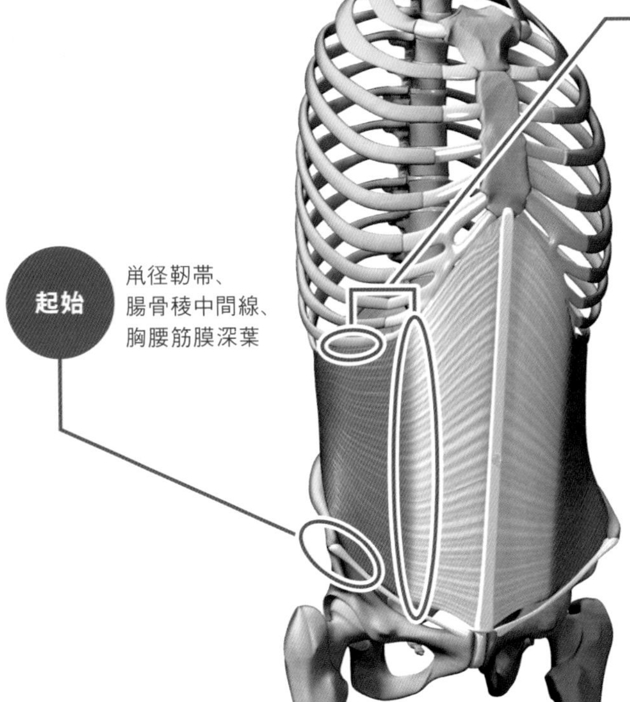

支配神経

肋間神経（T5 ～ 12）、腸骨下腹神経（T12 ～ L1）、腸骨鼡径神経（L1 ～ 2）

主な働き

体幹の屈曲、側屈、同側回旋

該当するADL

腹圧を高めるため排便や分娩、嘔吐、くしゃみ、咳をする際に働く。動作では体幹を前または側方に曲げる時に働く。

該当するスポーツ動作

捻り動作が含まれるスポーツ動作で強く働く。

触診方法

❶息を吐いて腹部に力を入れて頭を少し持ち上げ、体幹を屈曲・回旋する。

❷上部は回旋と同側の腸骨稜の前2/3から第10～12肋骨下縁と肋軟骨の間で触知できる。

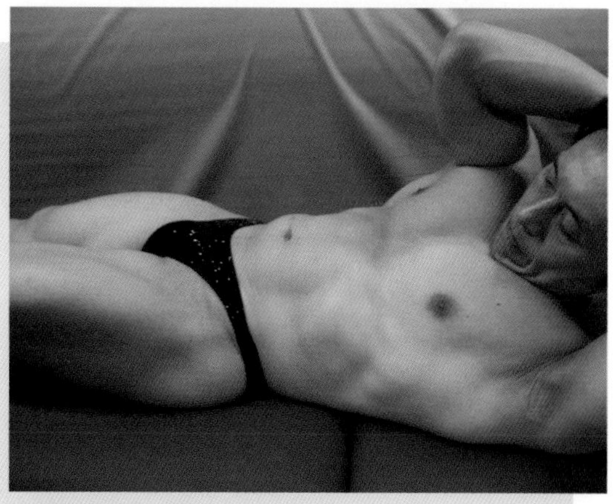

❸中間上部は、回旋と同側の上前腸骨棘の内側上方に指腹を当てると筋の収縮を触知できる。

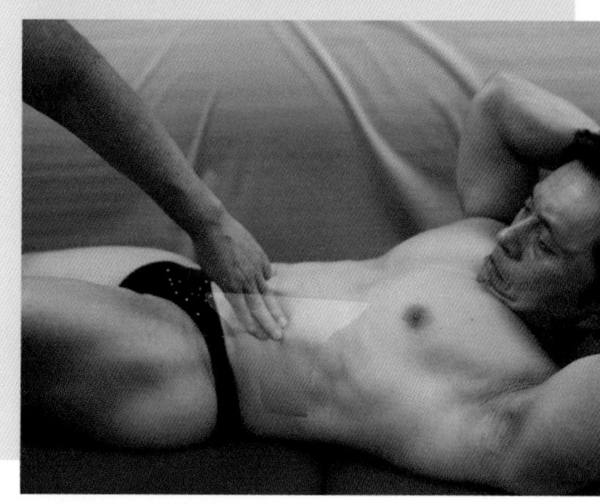

筋性疼痛による発現部位の触診感

・腹横筋とともに、胸郭の下縁から腸骨稜および鼡径靭帯に至る領域で、腹直筋と外腹斜筋の筋腹との間を埋めるように存在し、外腹斜筋よりも厚みを感じる。
・その中には数本の太い過緊張線維束が触知され側腹部から腰の深部にかけての関連痛を発現する。

筋性疼痛による症状

・咳、くしゃみにて鋭い痛みを発現
・小胸筋とともに、寝返りなどの体幹捻転動作に伴い痛みを発現し、側胸部での痛みは肋間神経痛を疑われる
・側腹部から腰の深部の痛みを発現し、腰方形筋および中殿筋とともに症候に関与することが多い

関連する疾患

・脊髄損傷
・頚髄症性不全四肢麻痺
・慢性腰痛　など

Section

7 - 4

腹横筋（ふくおうきん）

transversus abdominis

（トランスヴァース アブドミナル）

腹部の筋肉のうち腹壁外側部を走る側腹筋の一つで、内腹斜筋に覆われ、最深層に位置する。腹直筋や腹斜筋の補助としての役割はもちろん、臓器などの内部にも影響を与えている。

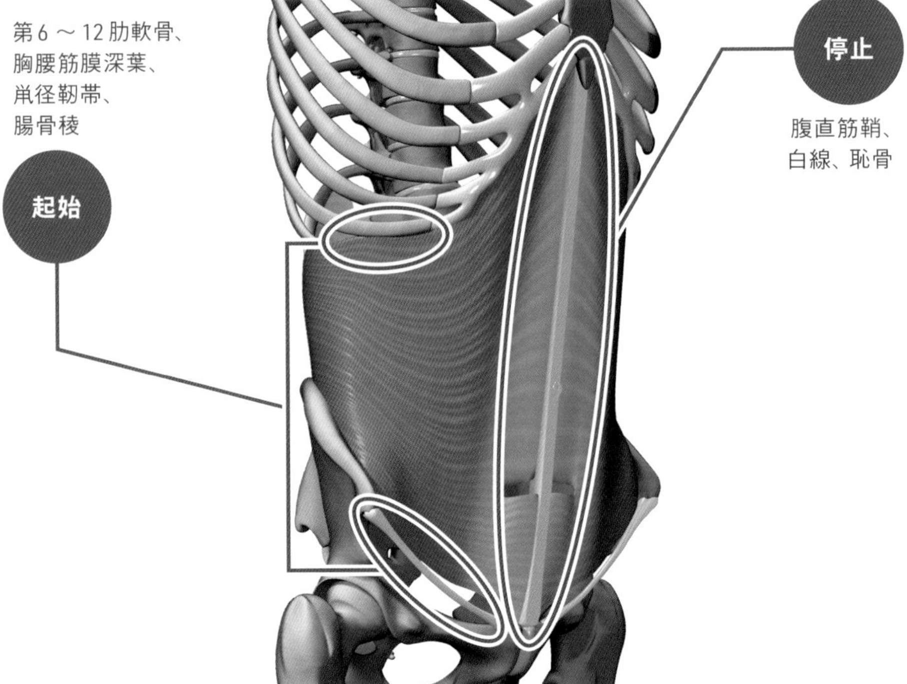

支配神経

肋間神経（T7～T12）、腸骨下腹神経（T12～L1）、腸骨鼡径神経（L1）

主な働き

下位肋骨を下に引き、腹腔内圧拡大

該当するADL

腹腔の容量を小さくし、排便や分娩、嘔吐、くしゃみ、咳をする際に働く。

該当するスポーツ動作

多くのスポーツ動作で働く。とくに正しいフォームの姿勢維持などに働く。スクワット動作やデッドリフトなどで強く働く。

触診方法

❶上前腸骨棘の指2本分（約3cm）内側に指先を当てる。

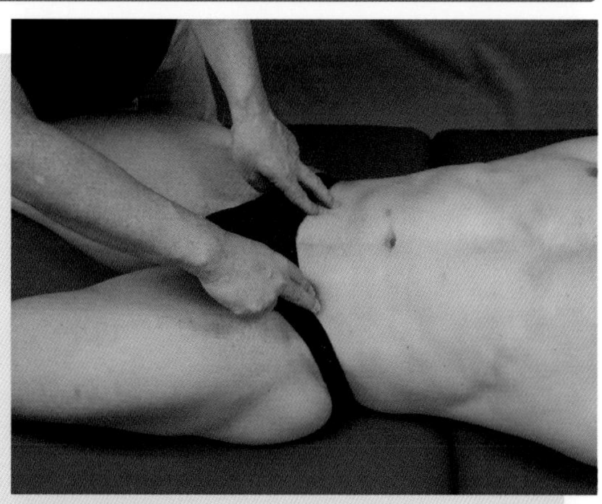

❷下腹部をへこませると深部において筋の収縮を触知できる。

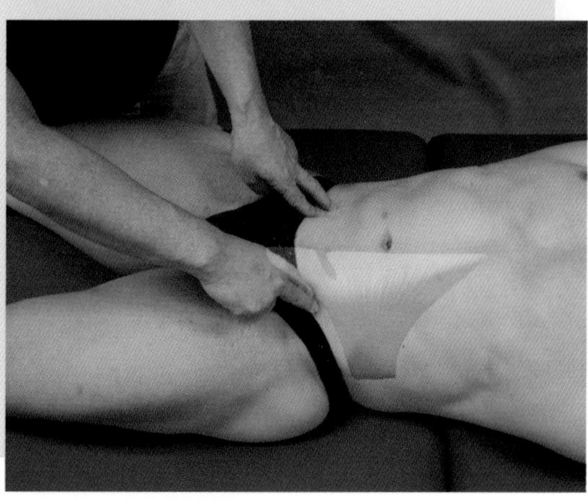

Check !

この筋は胸腰筋膜に付着し、横断的な筋走行で腹部を取り囲むように配置しているため、横隔膜、骨盤底筋群とともに腹腔内圧の上昇に関与し、腹部・腰部にコルセットを使用しているような脊椎の安定性に寄与している。

筋性疼痛による発現部位の触診感

- 内腹斜筋とともに、胸郭の下縁から腸骨稜および鼡径靭帯に至る領域で、腹直筋と外腹斜筋の筋腹との間を埋めるように存在し、外腹斜筋よりも厚みを感じる。
- その中には数本の太い過緊張線維束が触知され、側腹部から腰の深部にかけての関連痛を発現する。

筋性疼痛による症状

- 咳、くしゃみにて鋭い痛みを発現
- 小胸筋とともに、寝返りなどの体幹捻転動作に伴い痛みを発現し、側胸部での痛みは肋間神経痛を疑われる
- 側腹部から腰の深部の痛みを発現し、腰方形筋および中殿筋とともに症候に関与することが多い

関連する疾患

- 筋筋膜性腰痛症
- 慢性腰痛
- 第11、12肋骨骨折　など

Section

7-5 腹直筋（ふくちょくきん）

rectus abdominis（レクタス アブドミニス）

腹部の筋肉のうち前腹壁の中を走る前腹筋の一つ。前腹部の両側を縦走する平たく長い筋で、一般的な腹筋として知られる。左右の筋は腹直筋鞘に包まれている。筋腹を3～4個の腱画か4～5節に分ける多腹筋。

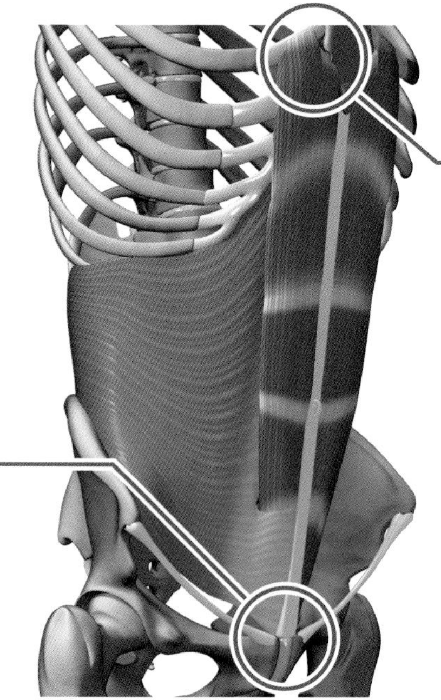

支配神経

肋間神経（T5～T12）、腸骨下腹神経（L1）

主な働き

胸郭前壁の引き下げ、体幹の屈曲、腹腔内圧拡大

該当するADL

腹圧を高めるため、排便や分娩、嘔吐、くしゃみ、咳をする際に働く。動作では体幹を前に曲げる時に働く。また低い椅子からの立ち上がりの開始動作時に働く。

該当するスポーツ動作

あらゆるスポーツ動作で働く。とくに短距離走や体操競技などで強く働く。またスクワット動作などにおける正しいフォームの姿勢維持などで働く。

触診方法

❶息を吐いておヘソをみるように（腹部に力を入れ）頭を少し持ち上げると筋を確認できる。

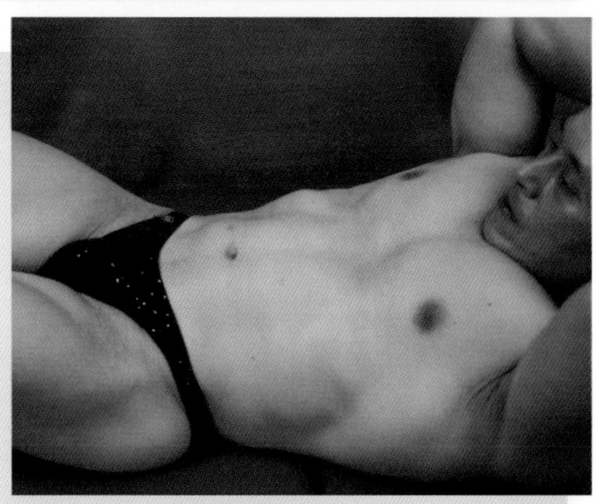

❷指腹を押し当てて外側縁や腱画、肋軟骨から恥骨結節上縁までを触知できる。

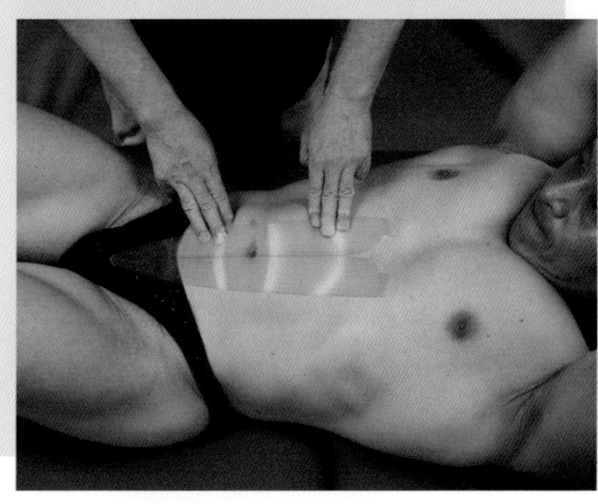

Check!

この筋について、第5～7肋骨上は骨の上に筋が付着しているため外側縁を確認しやすいが、それより下になると内腹斜筋・腹横筋の上にあるため、これらの緊張が高い場合は外縁部の観察が困難な場合がある。

筋性疼痛による発現部位の触診感

- 腹直筋全域に手指大の過緊張線維束が触知され、圧迫により上部線維は心窩部から胃へ、へそ周囲の線維からは腹部深部へ内臓痛であるかのような関連痛を発現する。
- 第5～7肋軟骨起始部においては薄いゴムのような線維束が触知され、強い圧痛とともに心窩部への関連痛を発現する。

筋性疼痛による症状

- 背臥位からの起き上がり動作など、体幹屈曲時や長時間の座位にて腹部痛を発現
- 胃痛、胃もたれ、胸やけ食欲不振や便秘、頻尿、漏尿、生理痛、腹部の冷えなどの症候に関与

関連する疾患

- 脊髄損傷
- 頚髄症性不全四肢麻痺
- 慢性腰痛　など

Section

7-6 錐体筋（すいたいきん）

pyramidalis（ピラミダリス）

腹部の筋肉のうち前腹壁の中を走る前腹筋の一つ。腹直筋の起始部の前で恥骨から起り、内上方に向って白線と呼ばれる腱膜の下部に至る、三角形の扁平な小筋。

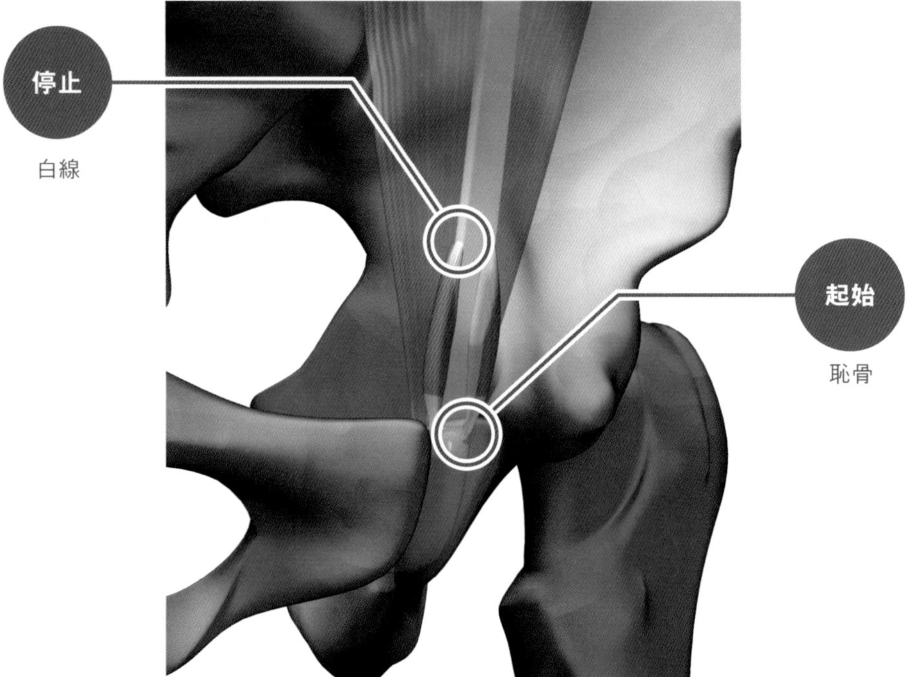

支配神経

肋間神経T12、腸骨下腹神経L1

主な働き

腹直筋の働きの補助（白線を張り）

該当するADL

白線は腹直筋の中央にあり、他の腹筋群もすべて最後は白線で終わっているが、その白線の張りを保つために働く。

該当するスポーツ動作

あらゆるスポーツ動作で働く。とくに短距離走や体操競技などで強く働く。またスクワット動作などにおける正しいフォームの姿勢維持などで働く。

触診方法

❶恥骨結節の頭側約3cmのところを指腹で圧迫する。

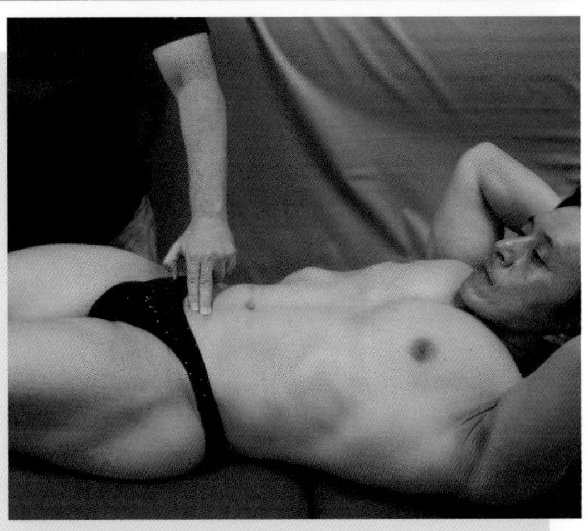

❷体幹を軽く屈曲すると筋の収縮を触知できる。

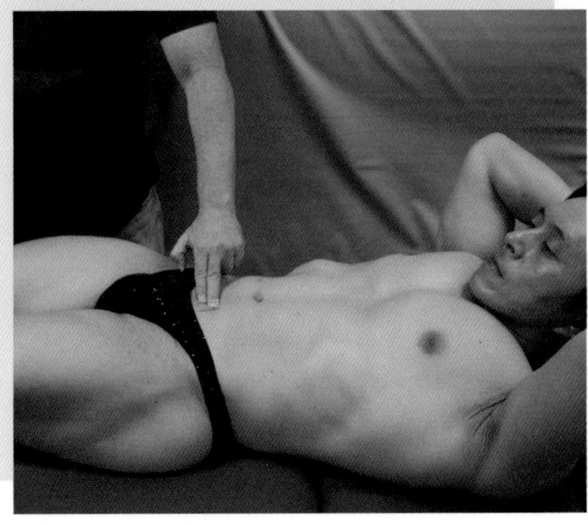

Check!

この筋は三角形の筋で、白線を緊張させ腹直筋の働きを助ける。前面が腹直筋鞘に覆われ、後面は疎性結合組織を介して腹直筋に接する。

筋性疼痛による発現部位の触診感

- 正中線上の恥骨頭側に三角形で存在し、小指大の過緊張線維束が触知できる。
- 胃痛、胃もたれ、胸やけ食欲不振や便秘、頻尿、漏尿、生理痛、腹部の冷えなどの症候に関与

筋性疼痛による症状

- 背臥位からの起き上がり動作など、体幹屈曲時や長時間の座位にて腹部痛を発現する
- この筋の筋硬結や筋過緊張は、前立腺肥大や膀胱炎に関与

関連する疾患

- 脊髄損傷
- 頚髄症性不全四肢麻痺
- 慢性腰痛　など

Column 腹部周辺の痛みについての考察

⦿脇腹（腹斜筋）の肉離れ

脇腹肉離れは、急激に強く身体を捻った際に起こる。日常生活ではくしゃみなどで脇腹肉離れが起こることがあるが、基本的にはスポーツ中に身体を捻ったときに起こりやすい障害である。野球のバッティングやピッチング、テニスのストローク、ゴルフのスイングなどの際に起こることが多い。

脇腹の肉離れの原因は、大きく以下の4つに分けられる。この4つの原因が複数重なったときに、腹斜筋肉離れは起こりやすいといえる。

・腹斜筋の柔軟性低下
・腹斜筋の筋力低下
・腹斜筋への過度なストレスがかかる回旋動作
・腹斜筋への度重なるストレス

このような痛みを感じた場合は、運動を中止して安静にしなければならない。とはいえ、脇腹は呼吸するだけでも動くので、完全に安静にするのは難しく、比較的治りにくいケガに分類される。

thoracic & lumbar

Chapter
8

頸部、肩上部、胸背部領域の痛みに関与する筋

筋の概略図

脊柱に関与する最大の筋肉は脊柱起立筋で下部は骨盤帯から、上部は後頭骨までのびている筋群である。脊柱起立筋は棘筋、最長筋および腸肋筋という3つの大きな筋肉から構成されている。そしてそれぞれ付着部の位置から腰部、胸部、頸部に分けられ、このように分類すると脊柱起立筋という巨大な筋肉を9つの筋肉から構成されていると捉えることができる。またこのような大きな筋肉以外に個々の脊椎間に付着するような多くの小さな筋肉が脊柱の動きに関与している。

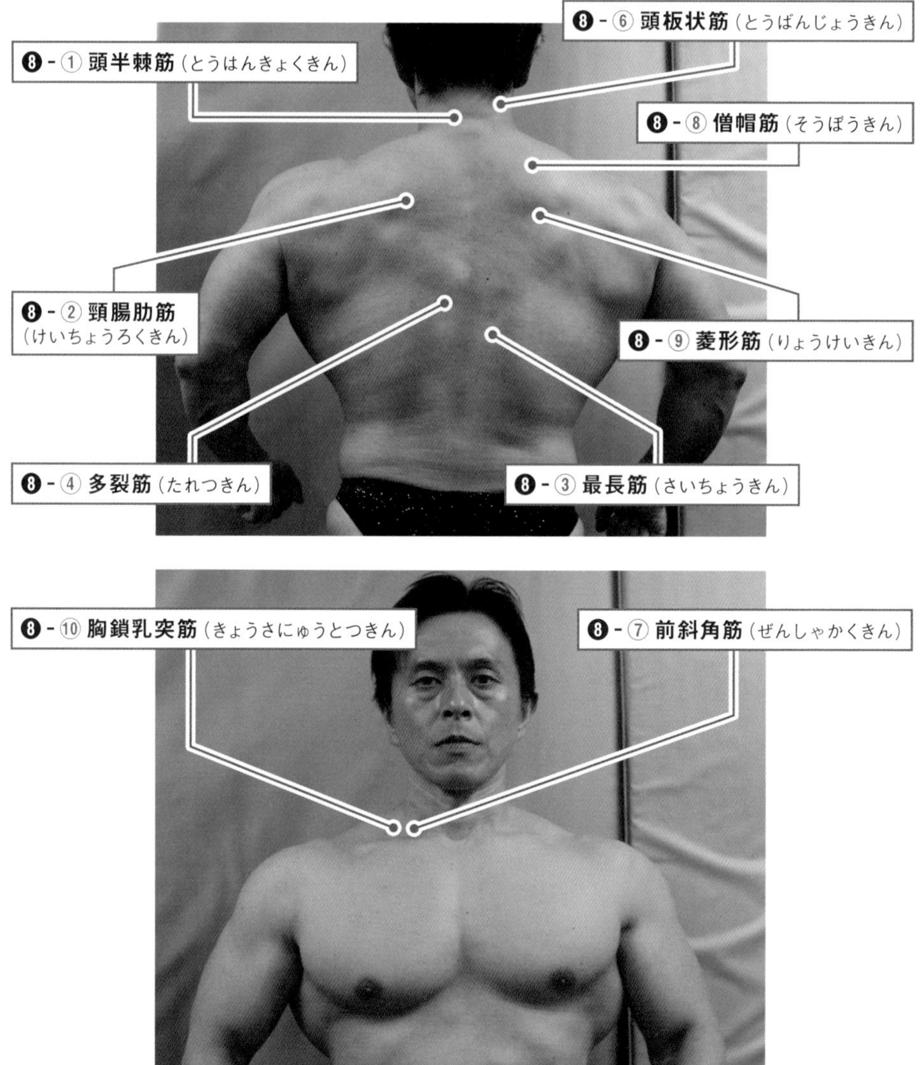

運動の和英表現

胸腰部　thoracic & lumbar

全運動範囲を通じて胸部を骨盤のほうへ屈曲
Patient flexes thorax on pelvis through range of motion

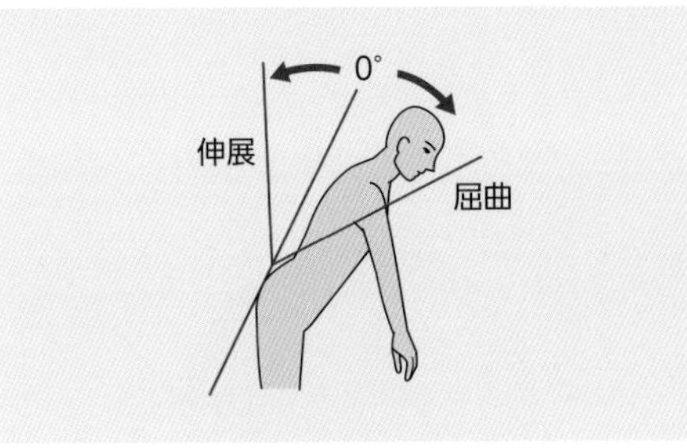

胸腰部の右側屈、左側屈
Lateral bending of thorax and lumber

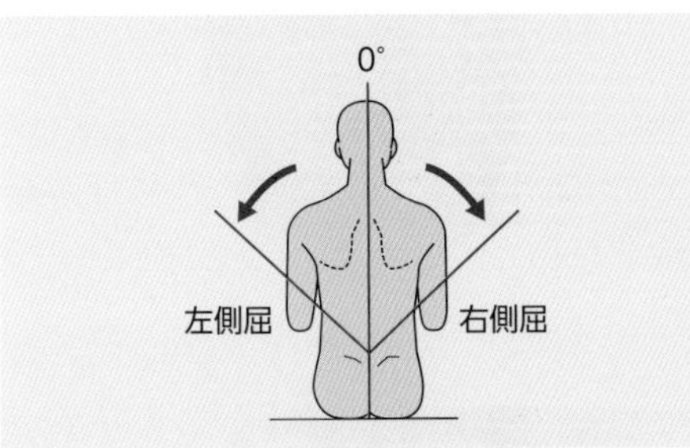

Column 脊柱起立筋とは？

脊柱起立筋とは骨盤から頭蓋骨へと繋がる筋肉であるが、固くなることで腰部に影響が出る筋肉といえる。骨盤から頭蓋骨にかけて背中を覆う筋肉であり、脊柱起立筋という筋肉自体はなく、棘筋・最長筋・腸肋筋の3つの総称として「脊柱起立筋」と呼ばれる。この筋は脊柱の伸展・脊柱の側屈・骨盤の前傾の際に働いており、姿勢保持だけでなく上半身を安定させる働きもある。またこの筋は、重力に逆らって上半身を支えている筋肉なので、腰痛以外にも肩こり・頭痛・首こりなどにも影響が出やすく、反り腰や猫背の姿勢により負担がかかりやすい。

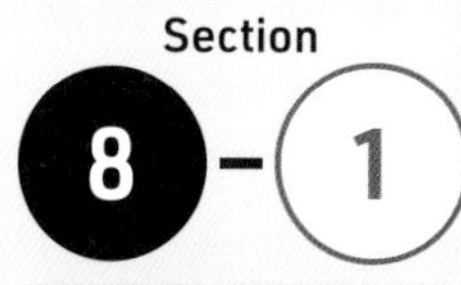

頭半棘筋
とう はん きょく きん

semispinalis capitis
（セミスパイナリス キャピティス）

横突棘筋（横突起から始まり、別の椎骨の棘突起に終わる筋）に属する。頭部を支え、頭部や脊柱を反らせる強力な筋で、回旋作用は小さい。

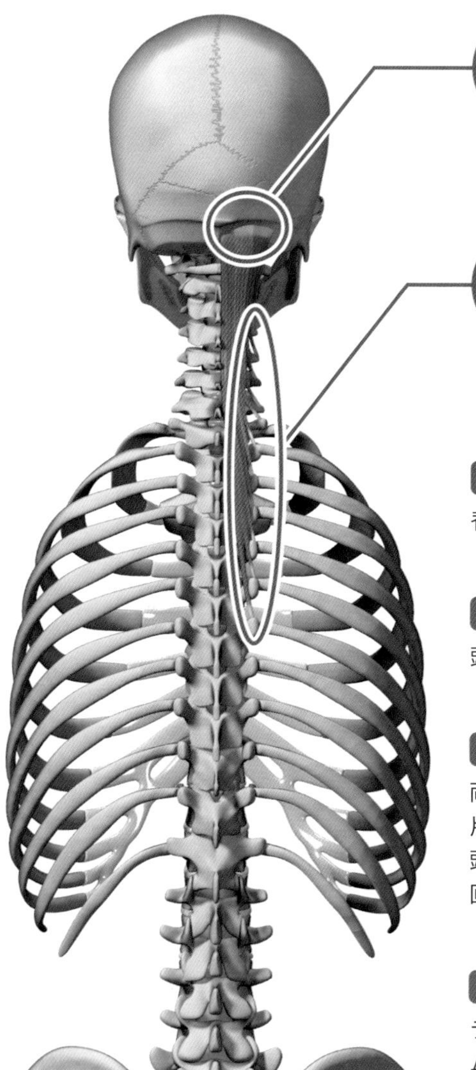

停止

後頭骨の上項線と
下項線の間

起始

T7（8）～ C3 椎骨の
横突起

支配神経

脊髄神経の後枝（C1 ～ T7）

主な働き

頭部の伸展、回旋（対側）、側屈（同側）

該当するADL

両側が働けば、頸部や脊柱を後ろに反らせ、片方が働けば同側に曲げる。頭部を支え、頭部や脊柱を反らせ、また見上げたり、頭を回して後ろを見る時に働く。

該当するスポーツ動作

ラグビーやアメリカンフットボールのスクラムやタックルにおいて強く働く。

触診方法

後頭骨上項線と下項線の間の付近において、頭板状筋の頭側、胸鎖乳突筋、僧帽筋上部線維の間で垂直に走る筋束に触知できる。

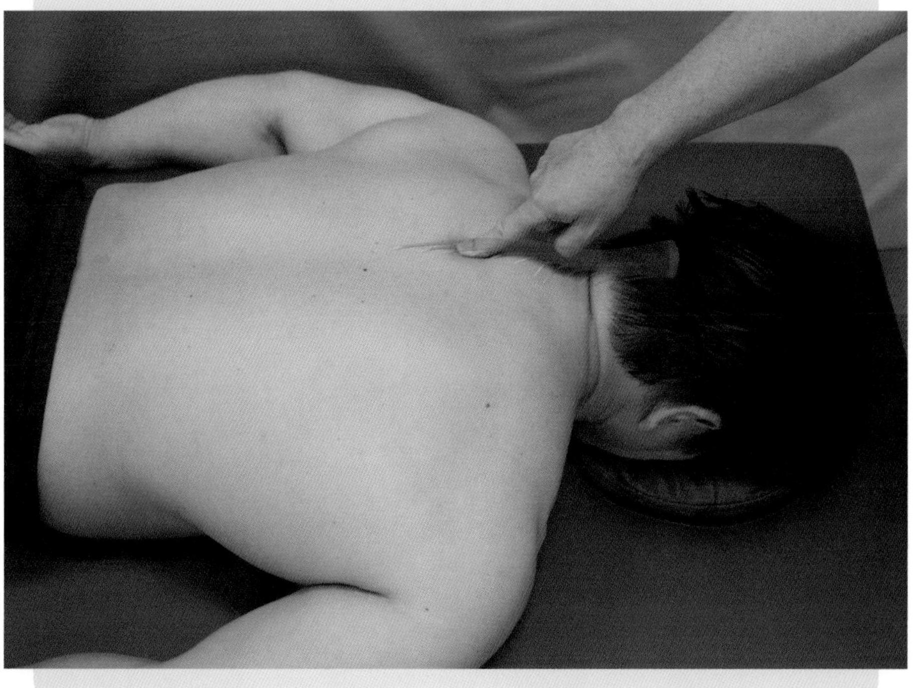

筋性疼痛による発現部位の触診感

- 頸椎棘突起際において、棒状の硬い膠質様組織として存在し圧迫時の筋収縮抵抗が強い。
- また後頭鱗付着部において、頭半棘筋に消しゴムのような筋硬結がみられる。
- 頸胸移行部では上位椎骨の棘突起方向へ斜走し、軸椎棘突起側面に消しゴムのような筋硬結がみられる。

筋性疼痛による症状

- 後頸部から後頭部、頭頂部、前頭部まで広範囲の痛みや鈍重感
- 筋緊張が重度となると、めまいや立ちくらみ、ふらつきなどの発現
- 長時間のデスクワークや読書により症状が悪化
- 上を向くと短縮域での収縮痛、下を向く動作で伸張痛を訴える
- むちうちや寝違えに関与

関連する疾患

- 筋筋膜性腰痛症
- 慢性腰痛
- 腰部コンパートメント症候群　など

Section

8-2 腸肋筋

ちょう ろく きん

iliocostalis（イリオコスタリス）

脊柱起立筋の中で最も外側に位置する筋で、浅層を僧帽筋や肩甲挙筋に覆われている。

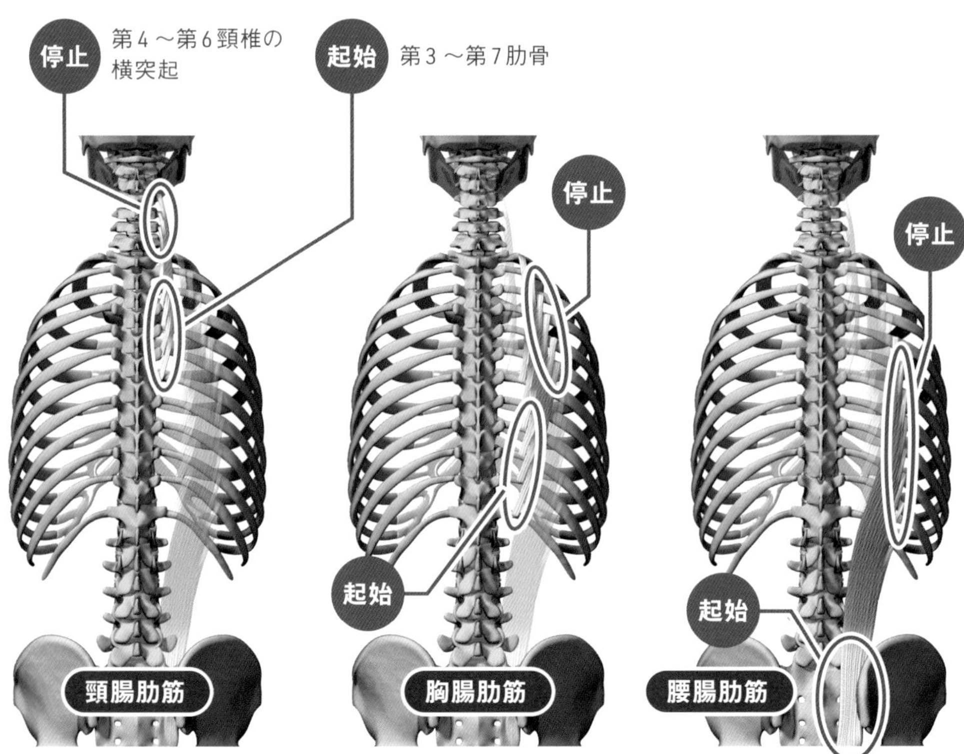

支配神経

脊髄神経の後枝（C8～L1）

主な働き

腰椎の伸展、側屈

該当するADL

頸部と体幹を伸展する時に働く。また片方が働くと頸部と体幹を同側方に曲げる。

該当するスポーツ動作

あらゆるスポーツで働く。とくにウエイトリフティングやパワーリフティングなどのリフティング動作で強く働く。

触診方法

＜頸腸肋筋＞

肩甲骨下角内下方における僧帽筋下部、広背筋上縁、大菱形筋下縁に囲まれる触診三角部で起始部を直接触知できる。

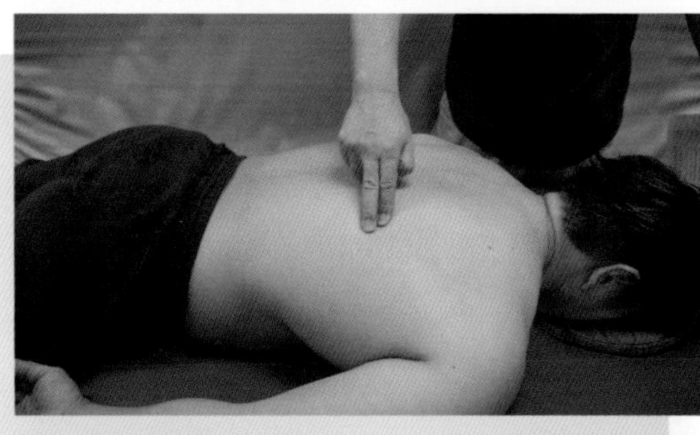

＜胸腸肋筋、腰腸肋筋＞

腹臥位において体幹を伸展すると、脊柱起立筋の最外側で筋の収縮を触知できる。

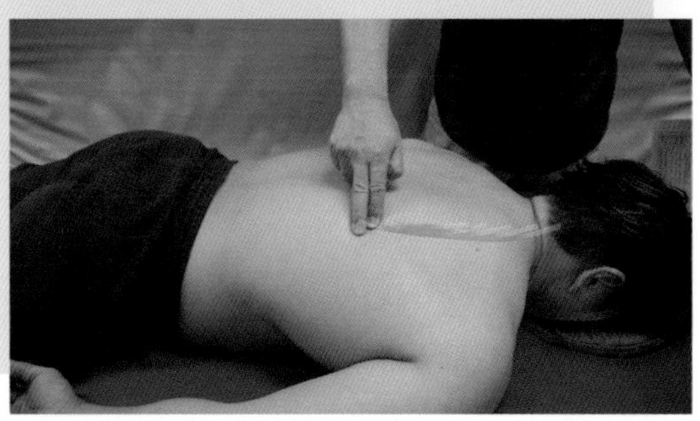

筋性疼痛による発現部位の触診感

＜頸腸肋筋、胸腸肋筋＞

- 肩甲骨内側縁において、ヌルヌルとした肥厚い浮腫のような感触で触知される。
- 圧迫すると、肩甲骨から後頸部や耳にかけて関連痛を発現する。

筋性疼痛による症状

＜頸腸肋筋＞

- 肩甲骨内側縁から頸部にかけてのコリや痛み
- 寝違えに深く関与
- 頸部の同側回旋、側屈、後屈の複合動作において、肩甲骨内側縁から側頸部にかけての痛みの発見

＜胸腸肋筋＞

- 肩甲骨内側縁から頸部にかけてのコリや痛み
- 胸腰移行部の痛み

＜腰腸肋筋＞

- 体幹の前屈や後屈、側屈において、腸骨稜上縁から殿部や大腿にかけての関連痛を発現
- 腰方形筋、外腹斜筋、中殿筋とともに、側腹部や腰殿部および大腿外側領域に痛みを発現
- 背中を伸ばすような脊柱伸展動作において、胸腰移行部の可動域制限と痛みを発現

関連する疾患

- 筋筋膜性腰痛症
- 慢性腰痛
- 腰部コンパートメント症候群
- 腰部脊柱管狭窄症

Section

8-3 最長筋

さい ちょう きん

longissimus（ロンジッシマス）

脊柱起立筋を構成する腸肋筋・最長筋・棘筋の中でも中間に位置する筋で、胸最長筋、頸最長筋、頭最長筋から構成されており、脊柱起立筋の外側列をなす。体幹の伸展、側屈、回旋の作用を持っている。

起始

- **頭最長筋：**T3 〜 T3の横突起
- **頸最長筋：**T1 〜 T5の横突起
- **胸最長筋：**仙骨、腸骨稜、腰椎の棘突起

停止

- **頭最長筋：**側頭骨の乳様突起
- **頸最長筋：**C2 〜 C6の横突起
- **胸最長筋：**（内側腱列）全腰椎の副突起、胸椎の横突起、（外側腱列）全腰椎の横突起、第3 〜 5以下の肋骨

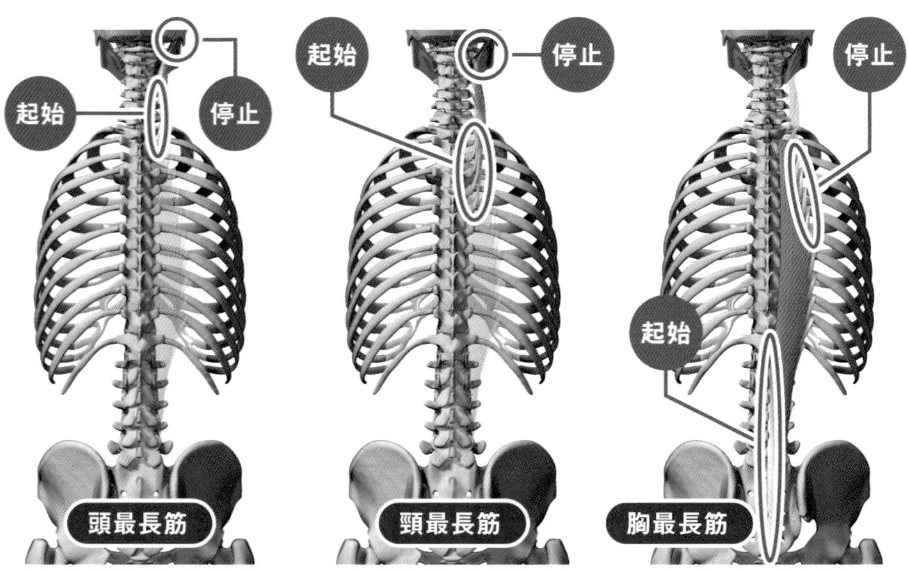

支配神経

脊髄神経の後枝（C1 〜 L5）

主な働き

頭部、頸椎、脊椎の伸展、側屈（回旋）

該当するADL

頸部と体幹を伸展する時に働く。片方が働くと、頸部と体幹を同側方に側屈する。

該当するスポーツ動作

あらゆるスポーツで働く。とくにウエイトリフティングやパワーリフティングなどのリフティング動作で強く働く。

触診方法

腹臥位において体幹を伸展すると、脊柱起立筋の中央から内側で筋の収縮を触知できる。

Check!
脊柱起立筋は棘筋、最長筋、腸肋筋から構成されており、棘筋は3つの筋肉の中で最小であり、脊柱の最も近くを走行し、その隣に分厚い最長筋と腸肋筋が存在しており、胸腰部では目に見える隆起が観察できる。

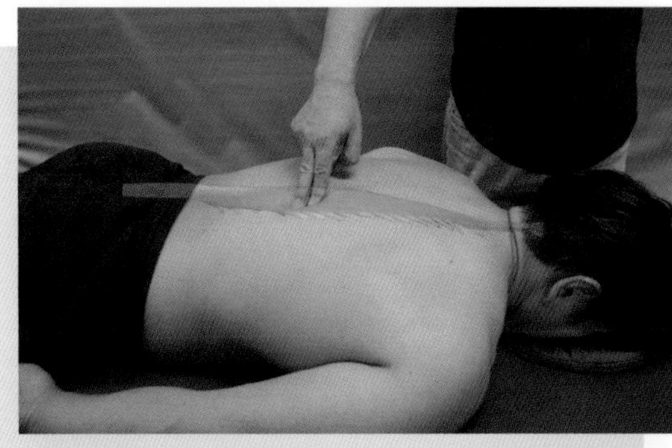

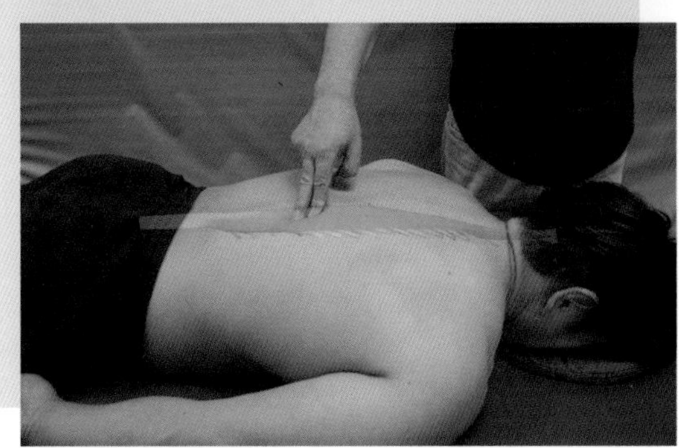

筋性疼痛による発現部位の触診感

＜頭最長筋＞

- 頚椎領域において、頭板状筋の下層、頭半棘筋の外側、肩甲挙筋の後方において側頭骨乳様突起にかけて硬い過緊張線維束として触知される。
- 圧迫すると側腹部や頭頂部への関連痛を発現する。

＜頚・胸最長筋＞

- 中部胸椎から仙骨後面までの続く膨れたコードのような過緊張線維束として触知される。

筋性疼痛による症状

＜頭最長筋＞

- 後頭部および後頚部のコリや痛み
- 目の奥やこめかみ周辺の痛みに関与
- 寝違えに深く関与

＜頚最長筋＞

- 後頭部および後頚部のコリや痛み
- 寝違えに深く関与
- 腰背部痛

＜胸最長筋＞

- 腰部多裂筋とともに腰背部痛を発現
- 立位での腰部伸展動作において、上後腸骨稜から仙腸関節周辺への痛みを発現

関連する疾患

- 筋筋膜性腰痛症
- 慢性腰痛
- 腰部コンパートメント症候群

Section

8-4 多裂筋（たれつきん）

multifiduss（マルティフィダス）

横突棘筋（横突棘から起こって、別の椎骨の棘突起に終わる筋）に属する。2～4個の椎骨を飛び越し、半棘筋に覆われている。

停止

第2頸椎以下すべての椎骨の棘突起

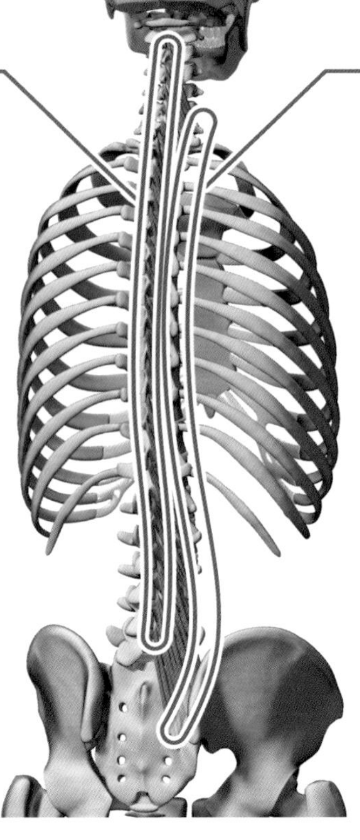

起始

仙骨の後面、全腰椎の乳様突起および副突起、全胸椎の横突起、第7～4頸椎の下関節突起

支配神経

脊髄神経の後枝（C1～L5）

主な働き

脊柱の伸展、側屈、回旋

該当するADL

両側が働けば脊柱を後ろに反らせ、一側が働けば同側に曲げる。回旋作用がある。

該当するスポーツ動作

あらゆるスポーツで働く。とくにウエイトリフティングやパワーリフティングなどのリフティング動作で強く働く。

触診方法

❶腹臥位において脊柱起立筋を収縮させないように下肢をわずかに挙上する。

❷下部腰椎、棘突起の外側から肋骨突起の間で筋の隆起が確認できる。

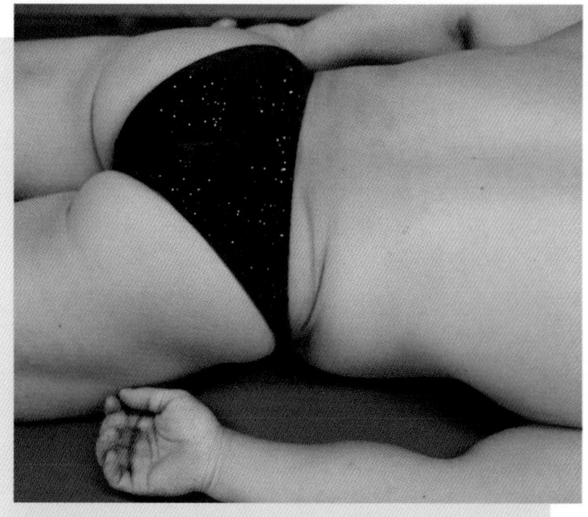

❸また下部腰椎の肋骨突起と棘突起の間の椎弓部分で筋の収縮を触知できる。

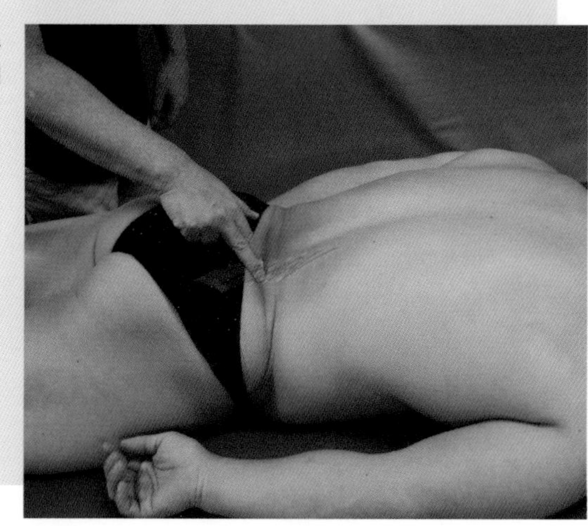

筋性疼痛による発現部位の触診感

- 棘突起側面から椎弓の深部に、こびりついたような硬質線維束として触知される。
- 胸椎部において表層の棘突起際に、ゴムバンドのように強く張った脊柱起立筋の筋硬結が触知されることがある。

筋性疼痛による症状

- 棘突起上また棘突起際の痛み
- 後頸部から後頭部、頭頂部、前頭部の広範囲の痛み
- 鈍重感や平衡感覚障害を発現
- 胸椎領域の筋硬結は体幹回旋時に可動域制限や関連痛を発現

関連する疾患

- 慢性腰痛
- 腰部コンパートメント症候群
- 腰部脊柱管狭窄症

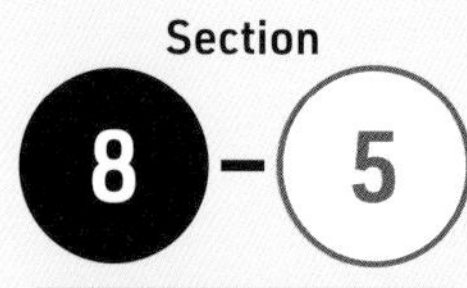

腰方形筋（ようほうけいきん）

quadratus lumborum
（クアドラタス ランボーラム）

骨盤を介して股関節を上げることができるため、股関節挙筋とも呼ばれる。腰椎の両側で胸腰筋膜の前にある長方形の筋。

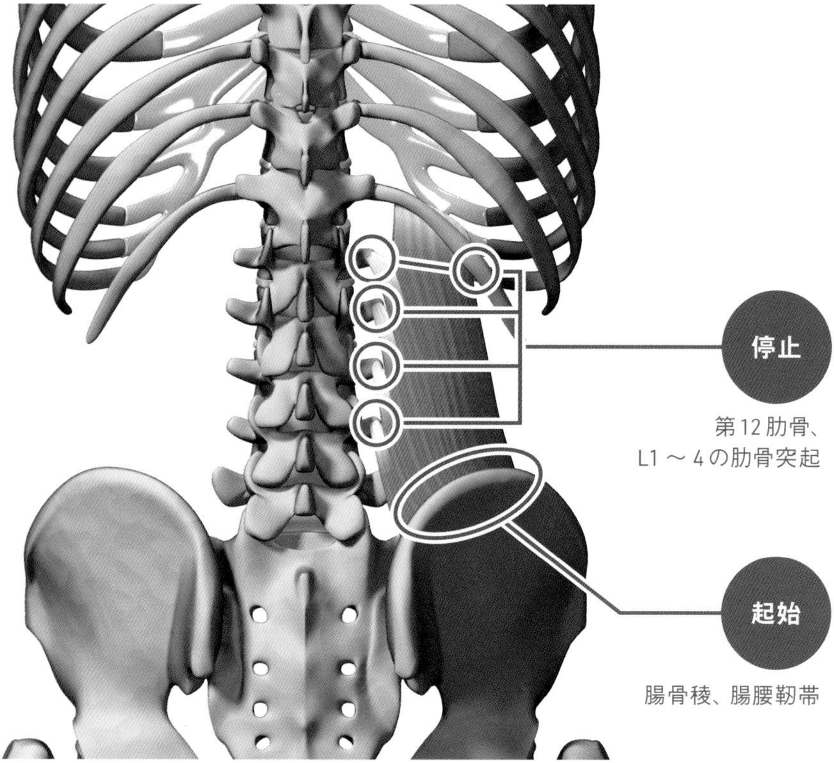

停止

第12肋骨、
L1 ～ 4の肋骨突起

起始

腸骨稜、腸腰靭帯

支配神経

腰神経叢（L12 ～ L3）

主な働き

腰椎の伸展・側屈、第12肋骨の下制

該当するADL

床座位から側屈して物を拾い上げる時に働く。

該当するスポーツ動作

体操競技のあん馬やテニスやバトミントンのサーブで強く働く。

触診方法

❶側臥位において第12肋骨の下縁に指腹を押し当てる。

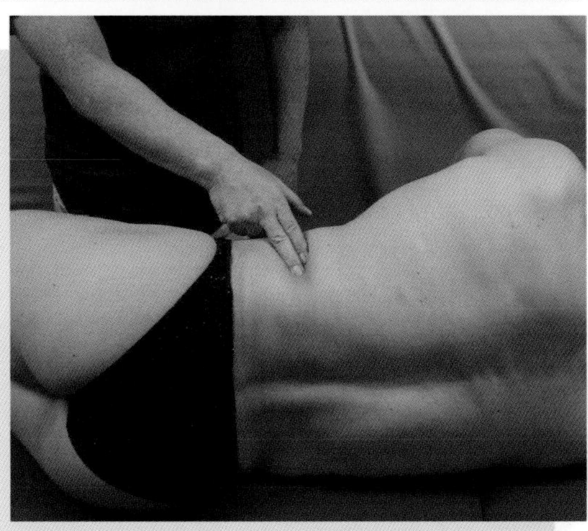

❷骨盤の挙上運動を反復させることにより筋の収縮が触診できる。

One point !
この筋の触診は、起始部の腸骨稜、外側縁と腰腸肋筋で囲まれる三角形の筋腹のみであり、腰腸肋筋との筋交叉部まで筋腹外縁部を押し込むように行う。

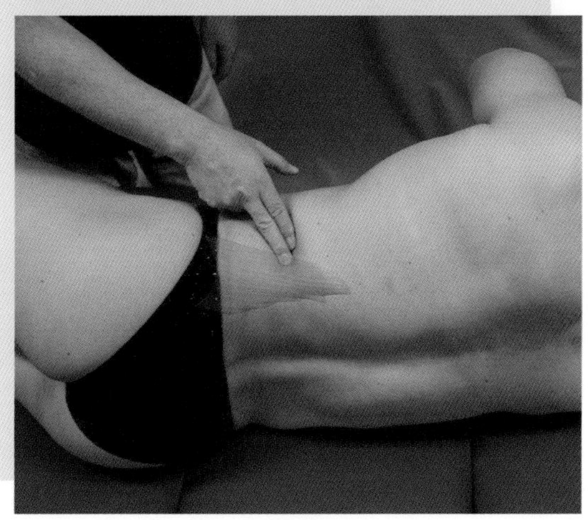

筋性疼痛による発現部位の触診感

- 腸骨稜の起始部周辺において、厚みのある膜状の筋として触知される。
- 腰椎肋骨突起付着部において、グミキャンディーのような筋硬結が触知できる。

筋性疼痛による症状

- 腰椎部領域の深部においてうずくような痛みを発現
- 慢性化した腰殿部痛に関与
- 就寝中の側臥位において痛みを発現
- 体幹の側屈において可動域制限
- 横隔膜に付着するため呼吸症候に関与することもある

関連する疾患

- 第11、12肋骨骨折
- 筋筋膜性腰痛症
- 脳卒中後片麻痺

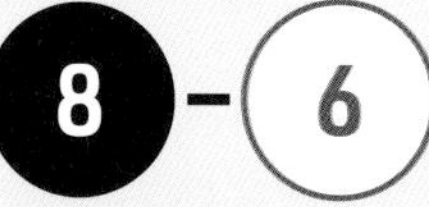

頭板状筋（とうばんじょうきん）

splenius capitis（スプリーニアス キャピティス）

板状筋は正中線から起こり、上外側に頸椎（頸板状筋）および頭蓋（頭板状筋）にまで伸びる。頭板状筋は僧帽筋や菱形筋の深層に位置する筋である。

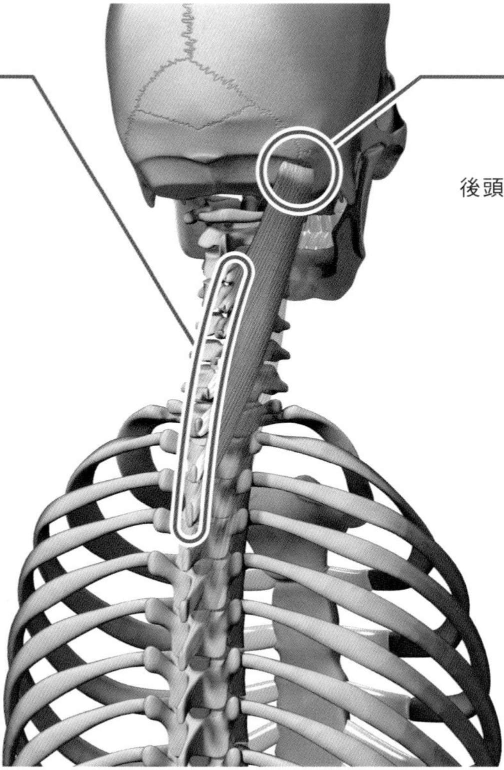

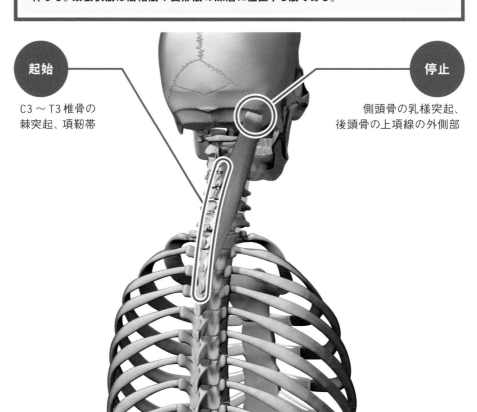

起始

C3 ～ T3 椎骨の棘突起、項靭帯

停止

側頭骨の乳様突起、後頭骨の上項線の外側部

支配神経

脊髄神経の後枝（C1 ～ 5）

主な働き

頭部の伸展、側屈、回旋

該当するADL

頸（頭）を反らせる動作や頸を回す動作で働く。

該当するスポーツ動作

ラグビーやアメリカンフットボールのスクラムやタックルで強く働く。また、水泳の息継ぎ動作などでも働く。

触診方法

❶胸鎖乳突筋後縁、僧帽筋上部線維の外側縁の外側に指腹を押し当てる。

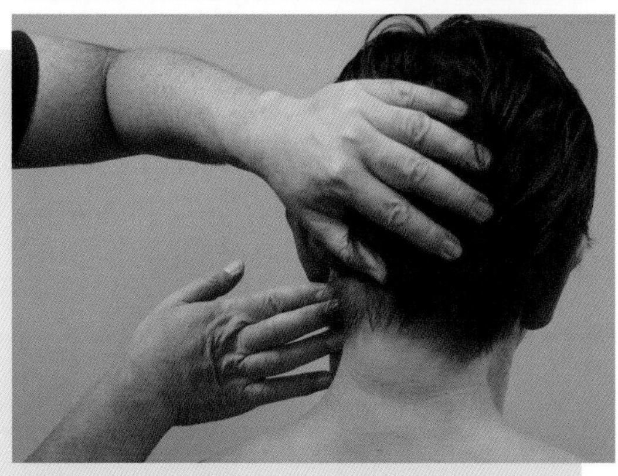

❷頭の伸展に軽く抵抗をかける。

❸棘突起から乳様突起の間で筋の収縮を触知できる。

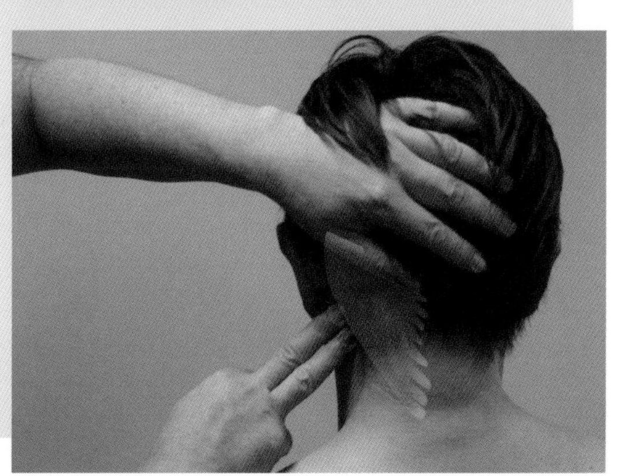

筋性疼痛による発現部位の触診感

- 第4頸椎から上位胸椎の棘突起際でタコ糸状に触知される過緊張線維の圧迫では乳様突起周辺や後頭から頭頂部にかけての関連痛を発現する。
- 第1～3頸椎横突起際で、消しゴムのような筋硬結が触知できる。
- 乳様突起付着部でタコ糸状の過緊張線維が触知されるが、胸鎖乳突筋との判別は難しい。圧迫により頭部から眼球周辺への関連痛を発現する。

筋性疼痛による症状

- 僧帽筋、肩甲挙筋、斜角筋、菱形筋、腸肋筋などの複数の筋群とともに症状に関与し、肩上部から側頸部のコリや痛みを発現する
- 側頭部や頭頂部の頭痛、眼球周辺の痛みを発現し、まぶたの腫れに関与
- 頸部の前屈と側屈の可動域制限
- むち打ち症や寝違えに深く関与

関連する疾患

- 上位型腕神経叢麻痺（エルブ麻痺）
- 下位型腕神経叢麻痺（クルムプケ麻痺）
- 胸郭出口症候群

Section

8-7 前斜角筋（ぜんしゃかくきん）

scalenus anterior（スカーリナス アンティアリア）

首の前面に付いている筋肉で、首を前に曲げたり、首を横に倒す作用があり、呼吸補助筋としても機能する。深頸筋の中で、頸部脊柱の横突起から平行に走る細長い筋肉である。前斜角筋と中斜角筋、後斜角筋、最小斜角筋の4部に分けられる。

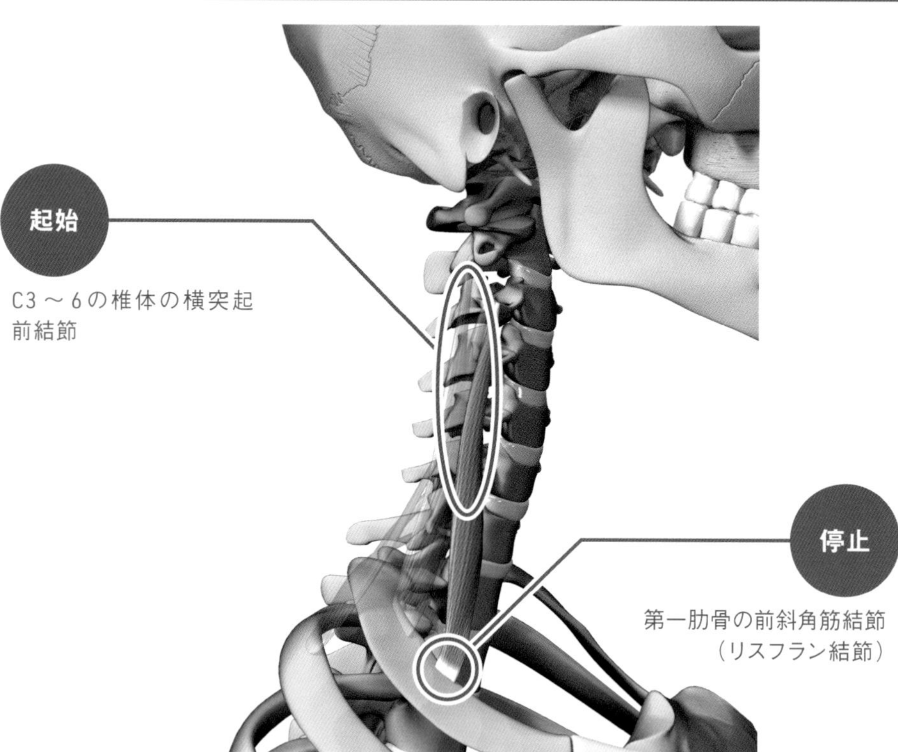

支配神経

頚神経叢、腕神経叢の枝（C4～6）

主な働き

第一肋骨の挙上。肋骨を固定する時には頚椎の前屈、側屈

該当するADL

頸部の姿勢を保つ働きをする。とくに中斜角筋は肩こりに強く関与し、呼吸時の吸気時補助筋としても働く。

該当するスポーツ動作

アメリカンフットボールやラグビー、格闘技などで強く働く。

触診方法

<前斜角筋、中斜角筋>

胸鎖乳突筋鎖骨部と僧帽筋上部線維の間に指腹を押し当てる。頸部を軽く屈曲、または胸郭呼吸をすると筋の収縮を触知できる。

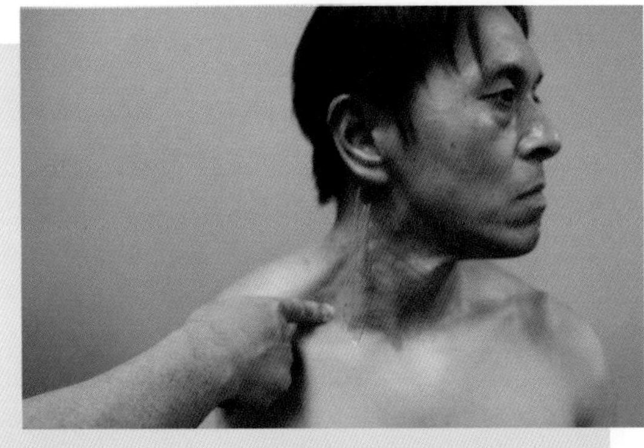

<後斜角筋>

第2肋骨を確認し、中斜角筋後方で肩甲挙筋の前方に指腹を押し当てる。頸部を同側に軽く屈曲または回旋すると収縮を触知できる。

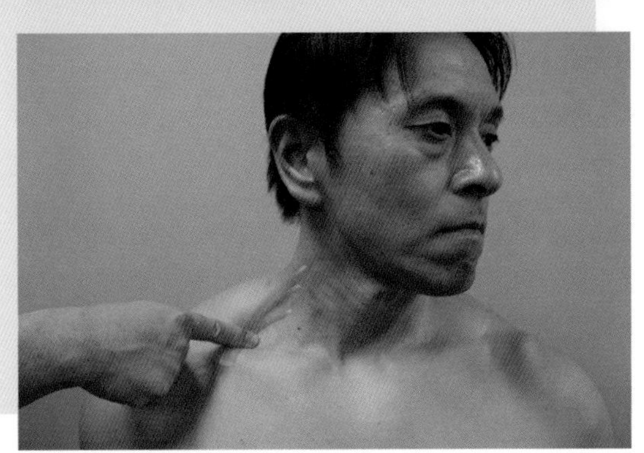

筋性疼痛による発現部位の触診感

- 前斜角筋は、胸鎖乳突筋鎖骨部への線維束の後際で、手指大の過緊張線維束が触知される。圧迫にて、上肢から前胸部への関連痛を引き起こす。
- 後斜角筋は、肩甲挙筋の直前方で、頸椎横突起列から第2肋骨の方向に走る手指大の過緊張線維束が触知される。
- 骨と間違うほど硬結化し、治療における痛み感覚も鈍麻していることも多いが、筋の弛緩とともに徐々に痛みを感じるようになる。

筋性疼痛による症状

- 側頸部から肩上部前面にかけての痛み
- 耳やのどの痛み、咳や痰のひっかかり
- 頸部の側屈可動域制限が著明
- 過呼吸症候群など呼吸症状に関与
- 上肢や手指にかけての痛みや痺れ
- むち打ち症の時に肩甲挙筋や胸鎖乳突筋とともに損傷し、強い痛みと可動域制限を発現する

関連する疾患

- 斜角筋症候群
- 上位型腕神経叢麻痺（エルブ麻痺）
- 下位型腕神経叢麻痺（クルムプケ麻痺）
- 胸郭出口症候群
- 第一肋骨疲労骨折

Section

8-8 僧帽筋（そうぼうきん）

trapezius（トラピーズィアス）

肩関節の上部を覆う片方が三角形の平らな筋。両側でみると菱形のようで、僧帽に似ていることから、僧帽筋と名づけられた。上部線維、中部線維、下部線維の3部に分けられ、それぞれ働きも異なる。三角筋を補助し、肩甲骨を安定させる働きをする。この筋の過緊張がいわゆる肩こりを引き起こす。

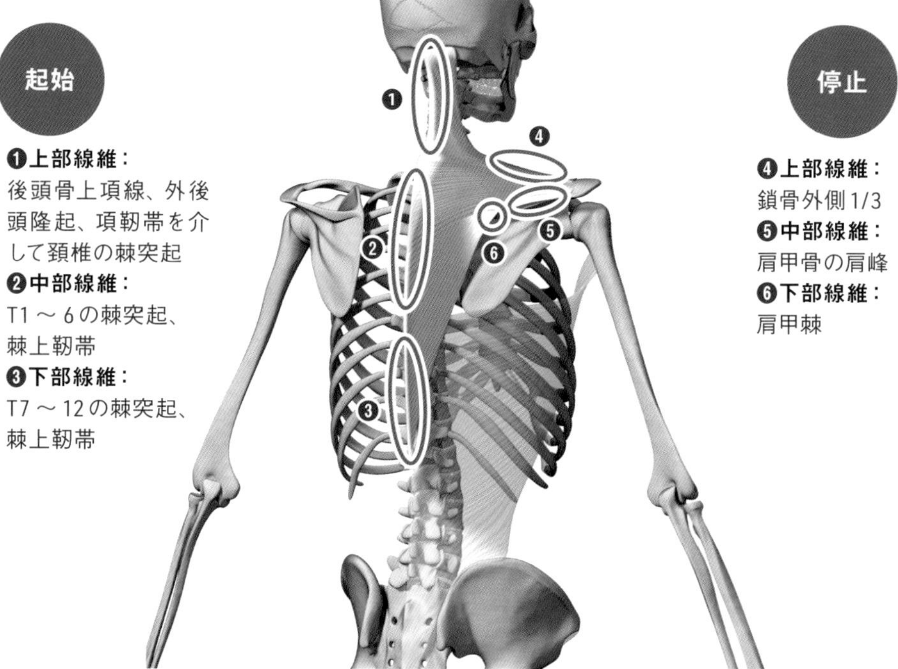

起始

❶上部線維：
後頭骨上項線、外後頭隆起、項靭帯を介して頚椎の棘突起

❷中部線維：
T1～6の棘突起、棘上靭帯

❸下部線維：
T7～12の棘突起、棘上靭帯

停止

❹上部線維：
鎖骨外側1/3

❺中部線維：
肩甲骨の肩峰

❻下部線維：
肩甲棘

支配神経

副神経（外枝）、頚神経叢の筋枝（C2～4）

主な働き

上部線維：肩甲骨の後退（内転）、挙上、上方回旋、頭頚部の伸展

中部線維：肩甲骨の後退（内転）

下部線維：肩甲骨の後退（内転）、下制、上方回旋

該当するADL

肘を浮かせた書字動作などで働く。緊張を緩和したり、衝撃を吸収する保護的な役割がある。また、重いものを持つ時に肩甲骨が下がるのを防ぐために働く。

該当するスポーツ動作

ウェイトリフティングやボクシング、ボート競技などで強く働く。

触診方法

上部線維：腹臥位において肩をすぼめるように肩甲骨を引き上げると、筋の収縮を触知できる。

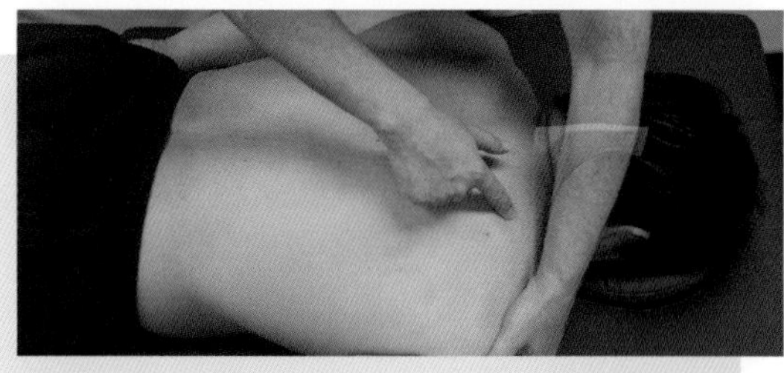

中部線維：腹臥位において上肢を90°外転し、上肢の水平外転とともに肩甲骨を内転させると、筋の収縮を触知できる。

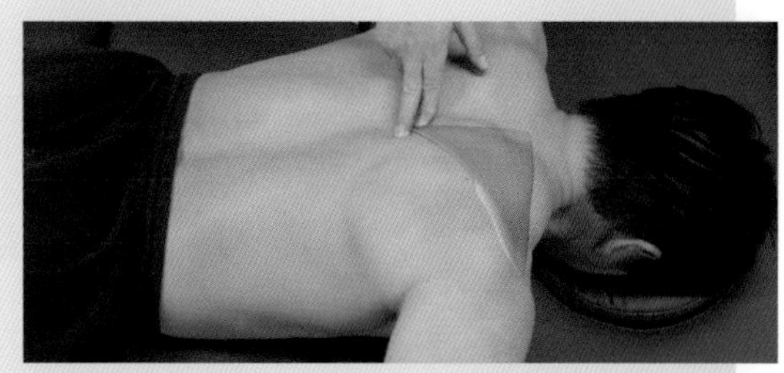

下部線維：腹臥位において上肢を頭上に約150°外転し、背部へ挙上して肩甲骨を下内方へ引き下げると、筋の収縮を触知できる。

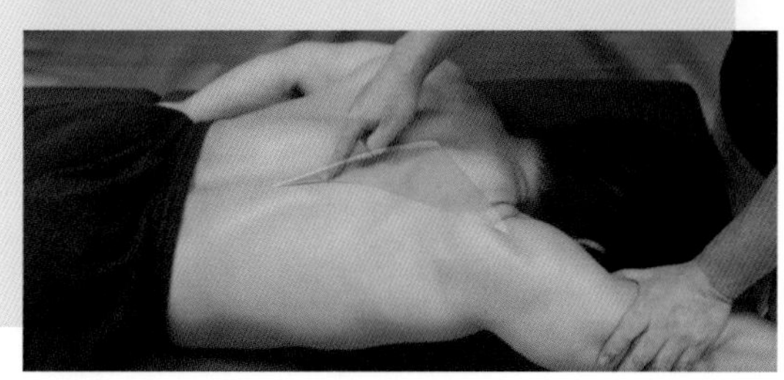

筋性疼痛による発現部位の触診感

- 筋浮腫および筋過緊張により、背部全体をゴム膜で覆ったように触知される。
- 頚肩移行部の上部線維、肩甲間部の下部線維で過緊張線維束が触知される。
- 鎖骨付着部、とくに肩鎖関節部周辺では、腱のような筋硬結が触知できる。
- 短縮痛より伸張痛が著明。
- 肩鎖関節脱臼後、鎖骨外端付着部において硬結化し、時に痛みを慢性化させる。

筋性疼痛による症状

- 息苦しさ、睡眠障害に関与
- 上部線維に出現する筋硬結は、側頭部にかけて関連痛を発現する
- 下部線維に出現する筋硬結は、肩上部へかけて関連痛を発現する
- 座位にて居眠りした際などに、遠心性収縮により筋過緊張および損傷を起こし寝違えを発現する

関連する疾患

- 副神経麻痺
- 胸郭出口症候群
- 肩関節不安定症
- 投球障害肩

Section

8-**9**

りょう　けい　きん

菱形筋

rhomboideus major and minor

(ロンボイド メイジャ アンド マイナ)

僧帽筋に覆われる薄い菱形の筋。胸椎から起こるものを大菱形筋といい、頸椎から起こるものを小菱形筋という。

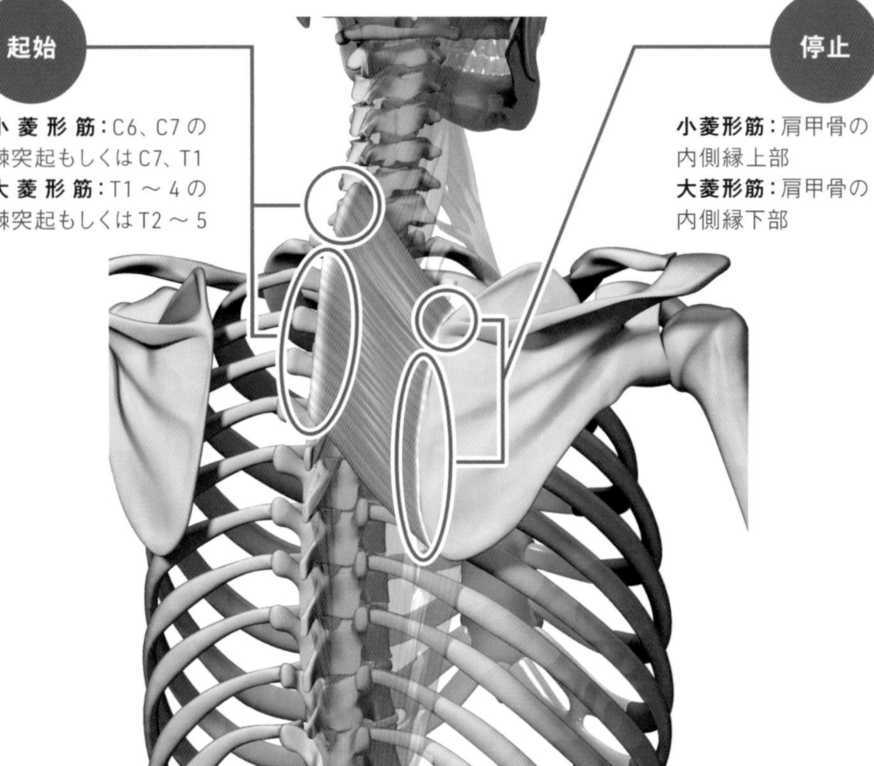

支配神経

肩甲背神経（C4～6）

主な働き

肩甲骨の後退（内転）、挙上、下方回旋

該当するADL

物を自分に引き寄せる動作、例えばタンスの引き出しを手前に引く時などで働く。

該当するスポーツ動作

ウィンドサーフィンやアーチェリーの引き付け動作で働く。

触診方法

❶腹臥位において手を殿部に置いて、上腕遠位に下方かつ外側へ抵抗を加える。

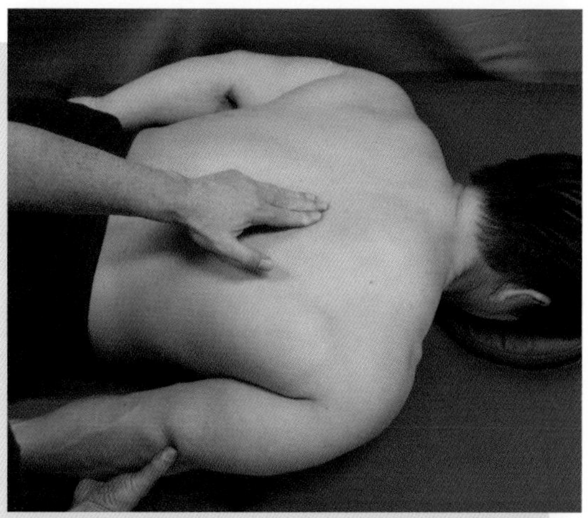

❷肩を床から浮かすと筋の収縮を触知できる。

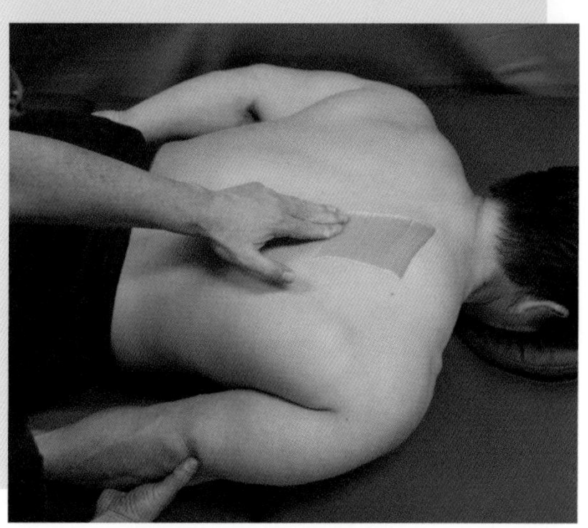

One point !

この筋は僧帽筋の深部にあるため、僧帽筋線維の触診よりやや深く行うようにし、僧帽筋の走行と区別しながら筋腹を確認するとよい。

筋性疼痛による発現部位の触診感

- 僧帽筋とともに発現した筋浮腫および筋過緊張は、ゴム板を張り付けたような抵抗感で触知される。
- 過緊張により肩甲骨を内転位に保持し、腸肋筋付着部である肋骨角が肩甲骨で覆われる。

筋性疼痛による症状

- 肩上部から肩甲骨内側縁および胸背部にかけての痛みや凝り感
- 肩甲骨を内転させるように収縮すると僧帽筋とともにつるような痛みを発現する

関連する疾患

- 胸郭出口症候群
- 肩関節不安定症
- 肩関節周囲炎

Section

8 - 10

胸鎖乳突筋

きょう さ にゅう とつ きん

stemocleidomastoid

（スターノクレイドマストイド）

側頭部を斜めに走行する帯状の筋。人体中、最も白筋線維の比率が高く、素早く収縮するが、疲労しやすい筋といわれる。頭の傾きに素早く反応すると考えられる。

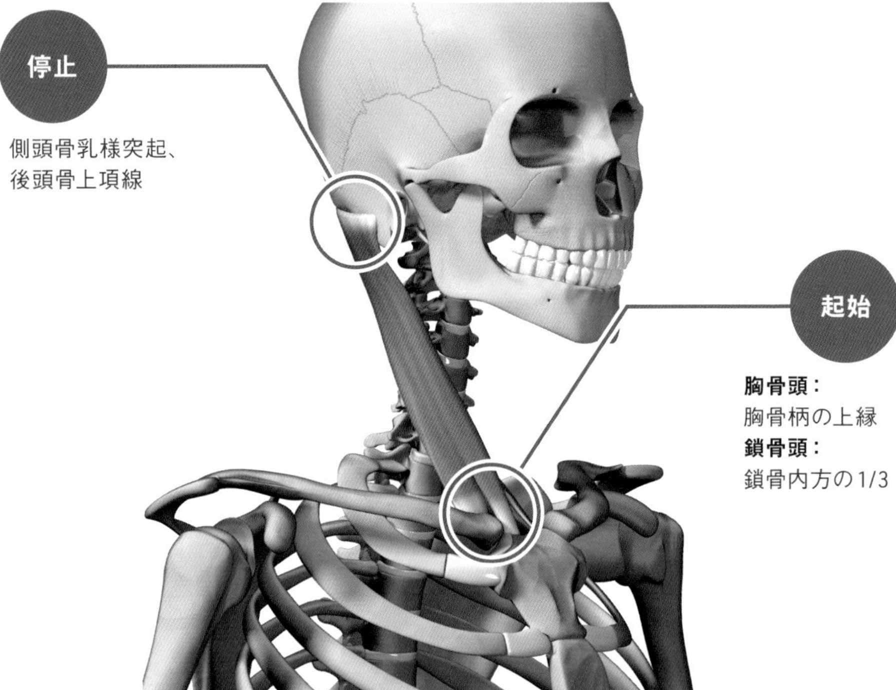

停止

側頭骨乳様突起、後頭骨上項線

起始

胸骨頭：
胸骨柄の上縁
鎖骨頭：
鎖骨内方の1/3

支配神経

副神経、頚神経叢（C2 ～ 3）

主な働き

頭部を反対側に斜めに回旋、頭を後屈および前下方に引く。胸骨と鎖骨を挙上

該当するADL

首をすくめさせ、顎を突き出す。また激しい呼吸の時に胸郭をあげて、吸息を助ける時に働く。

該当するスポーツ動作

すべてのスポーツで稼働するが、とくにアメリカンフットボールやラグビー、格闘技などで強く働く。

触診方法

❶頚の回旋に抵抗を加えて反対側を観察する。

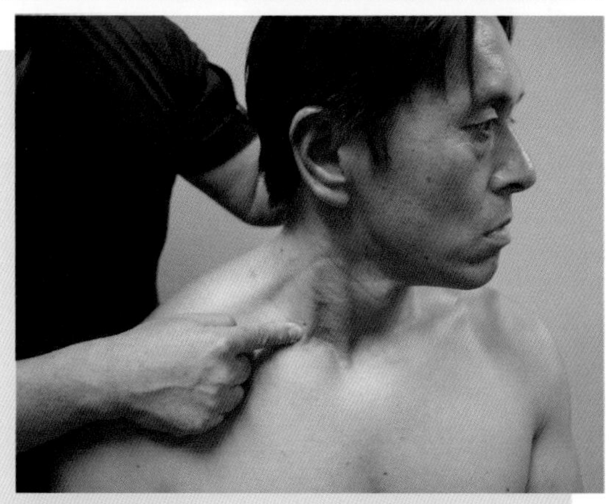

❷乳様突起から鎖骨部と胸骨部にかけて筋の収縮が確認できる。

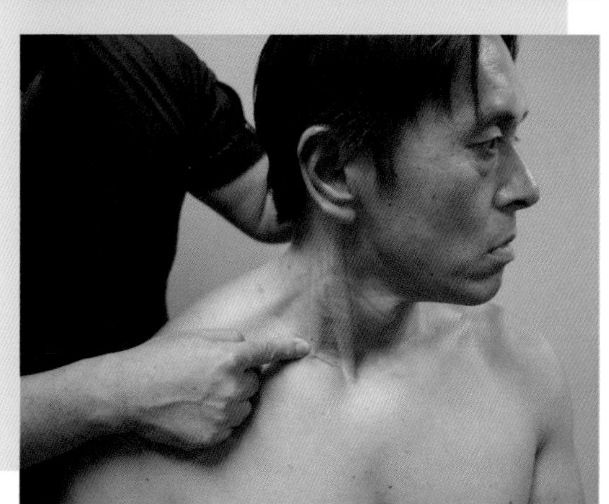

筋性疼痛による発現部位の触診感

- 筋全体が筋浮腫と筋過緊張を伴い、圧痛が強い。
- 圧迫にて、同側の側頭部や眼球領域へ耐え難い関連痛を発現させる。
- 鎖骨付着部で触知される筋硬結の圧迫にて、胸鎖乳突筋筋腹に沿った関連痛を発現する。

筋性疼痛による症状

- 側頭部から眼球周辺の痛み
- 耳痛、顎関節症、突発性難聴に関与
- 歩行時の、めまいやふらつきなどの平衡感覚障害
- 斜角筋とともにむち打ち症や酷い寝違えに関与

関連する疾患

- 先天性筋性斜頸
- 副神経麻痺
- 慢性呼吸器疾患
- 脳卒中後片麻痺

Column 頚部、肩上部、胸背部領域の痛みについての考察

頚部および胸背部領域の疼痛症候の代表的な疾患名として、頚部変形性脊椎症、むちうち症、寝違えなどが挙げられる。これらは頚部や肩背部、肩引き領域の痛みのほか、頭痛、偏頭痛、ふらつき、歩行時の平衡感覚障害などの症候を伴うことも珍しくない。さらに後頚部や肩背部痛は潜在化し、上肢にかけての関連痛や顎関節痛、耳痛、難聴、鼻炎、歯痛、咽の痛み、嚥下困難などを引き起こす場合もある。

これらの症例には、すべて後頚部および胸背部領域の筋群に著しい過緊張および浮腫が認められ、側頭筋や吹筋、後頭前頭筋などの頭蓋領域の筋群にも過緊張と表層皮下組織に浮腫が存在する。

⊙寝違え

睡眠の後に発生する急性の頚部痛で、朝起きたら頚が動かないといった症状が多く、頚椎運動が高度に制限される。不良姿勢で居眠りした後にも見られ、頚椎椎間板線維の断裂や頚椎椎間関節障害などが原因と考えられる。一般に痺れなどの神経症状は伴わず、多くは一過性で自然治癒するが、頚椎椎間板ヘルニアが原因となっているような場合もあり、症状が続く場合には専門医の診察が必要である。

⊙むち打ち損傷

追突事故などにより頚椎が過度に伸展し、そして反動により屈曲して発生する。一般に骨折や脱臼、靭帯損傷は伴わず、一種の捻挫と考えられ、頚椎捻挫とも呼ばれている。受傷の翌日や2～3日後になって強い頚部痛や頭痛が見られることもある。

⊙頚部変形性脊椎症

頚椎の変形が原因となって首や肩の痛み、手足の痺れなどが生じる病気である。進行すると手指の運動障害、下肢の運動障害（つま先が引っかかりやすくなるなど）および膀胱機能障害（頻尿、排尿遅延、残尿感など）を伴う。

治療は頚椎の安静が第一で、上を向くと症状が強い場合は、窓拭きやシャンプーなどを控えたり、硬めで低すぎない枕を使うなどして日常生活での自己管理が重要である。温熱療法、頚椎牽引も有効な治療法で、疼痛緩和のため消炎鎮痛剤、筋弛緩剤、ビタミンBなどの薬剤を服用する。また進行して日常生活に支障を来たす場合は、手術療法が必要になることがある。

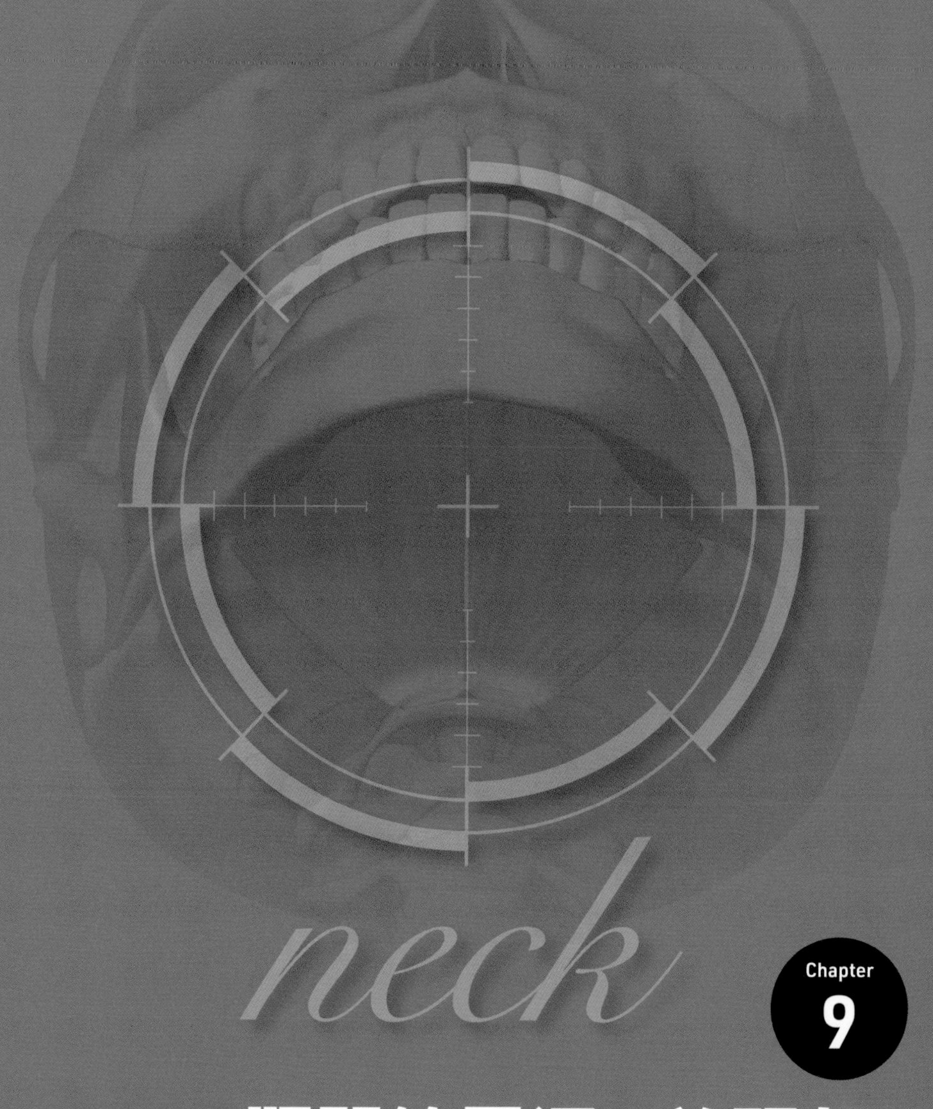

Chapter 9

顎関節周辺、前頚部、喉領域の痛みに関与する筋

筋の概略図

頭部において外科的には触診が必ずしも有用な手段とは限らない。なぜなら頭部の重要な部分つまり中枢神経はすべて頭蓋骨に覆われているからである。また頸部は正確な問診と触診が重要であり、この2つによりほとんどの症例に対応できるであろう。また頸部の解剖を知ることが触診の助けとなることも多く、またエコーやX線検査、CTなどの画像診断を併用することも有用であるといえる。

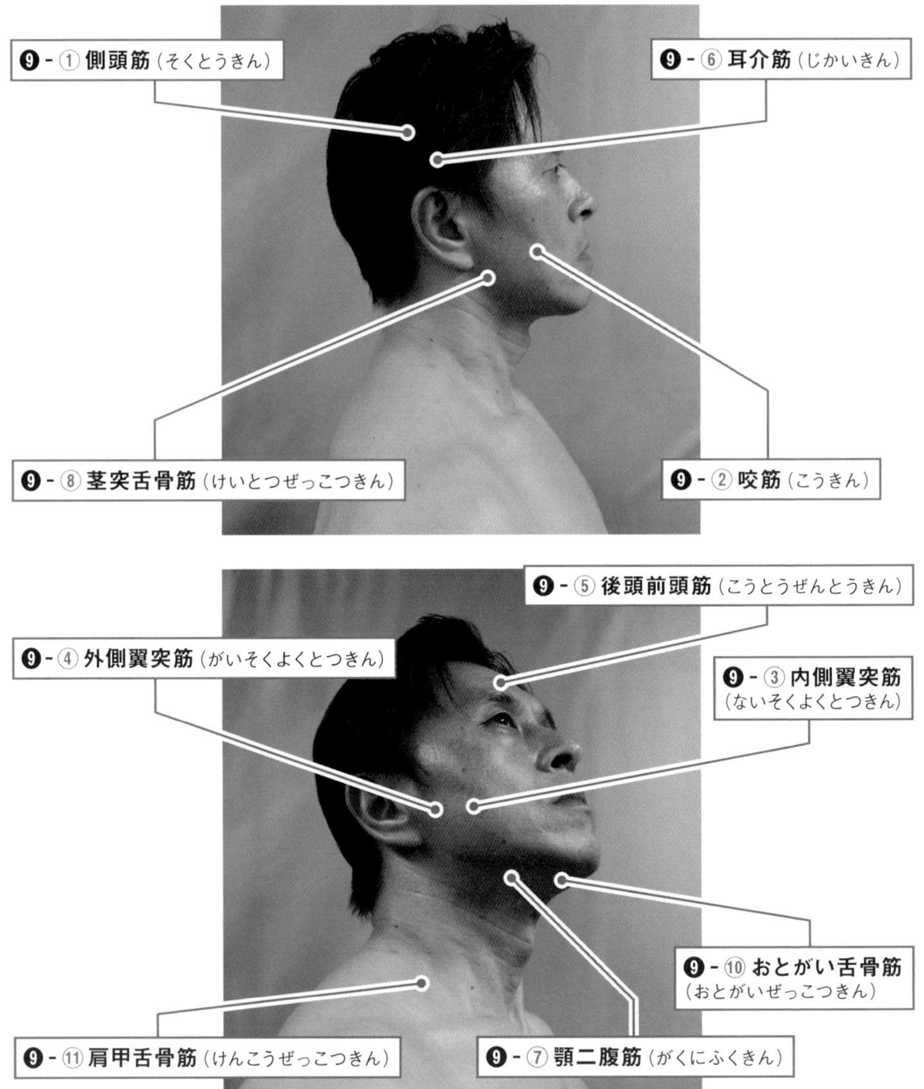

運動の和英表現

首・頸　neck

頸の屈曲（前屈）
Neck flexion

頸椎屈曲を行う
Flex cervical spine

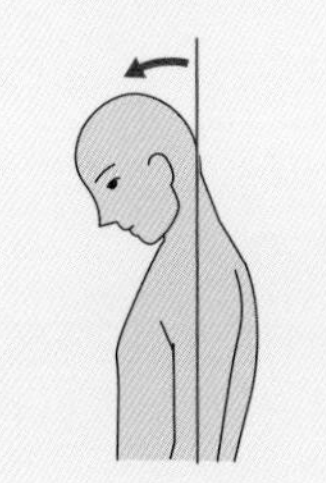

頸の伸展（後屈）
Neck extension

頸椎伸展を行う
Extend cervical spine

頸の過伸展
Neck hyperextension

頸の過伸展を行う
Cervical spine is hyperextension

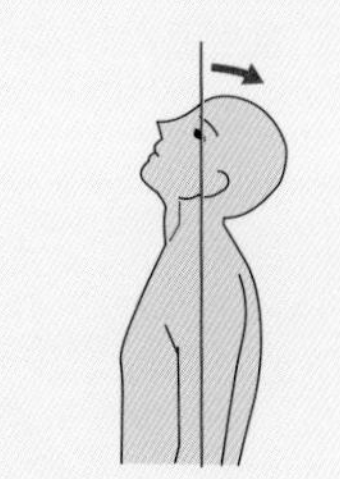

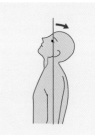

頸の回旋
Neck rotation

頸を回旋させる
Rotate cervical spine

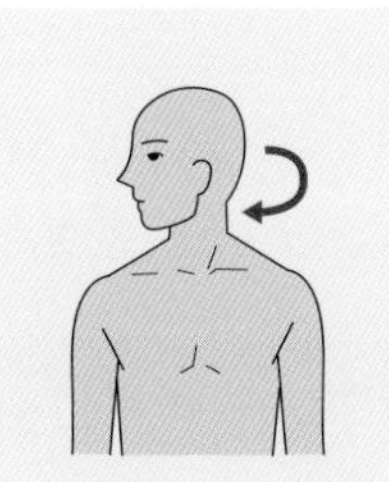

頸の側屈
Lateral flexion of neck

頸を側方に
屈曲させる
Flex neck laterally

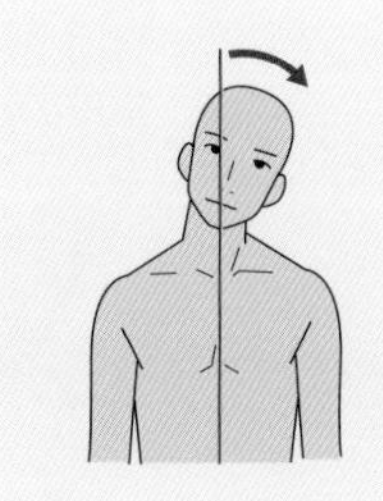

Column 頸部の機能解剖

頸部は脊柱全体の中で最も可動性の大きい部位であり、頸部は頭部の位置制御に重要な役割を担っている。頸部には大きく分けて3つの関節があり、環椎後頭関節、環軸関節複合体、そして第2～7頸椎それぞれからなる椎間関節である。環椎後頭関節では屈曲、伸展わずかな側屈を行い、環軸関節では主に回旋を行う。そして頸椎椎間関節では水平面に対して45度傾いており、関節運動は屈強・伸展・側屈・回旋を行うことができる。各椎体の間には荷重応力を緩衝する椎間板があり、頸部の安定機構としては骨形態、靭帯、椎間板や筋肉が挙げられ、頭部の荷重を支えたり動きを制御している。頸部は大きな衝撃があるコンタクトスポーツや加齢による変性により機能障害が生じやすく、姿勢不良などにより痺れや疼痛を生じることが多い。

Section

9-1

側頭筋（そくとうきん）

temporal（テンポラリス）

咀嚼筋の一つで、側頭窩から起こり下顎骨につく扇形の筋。下顎を引き上げる働きがあり、歯を食いしばるとコメカミの部分が硬くなる筋。

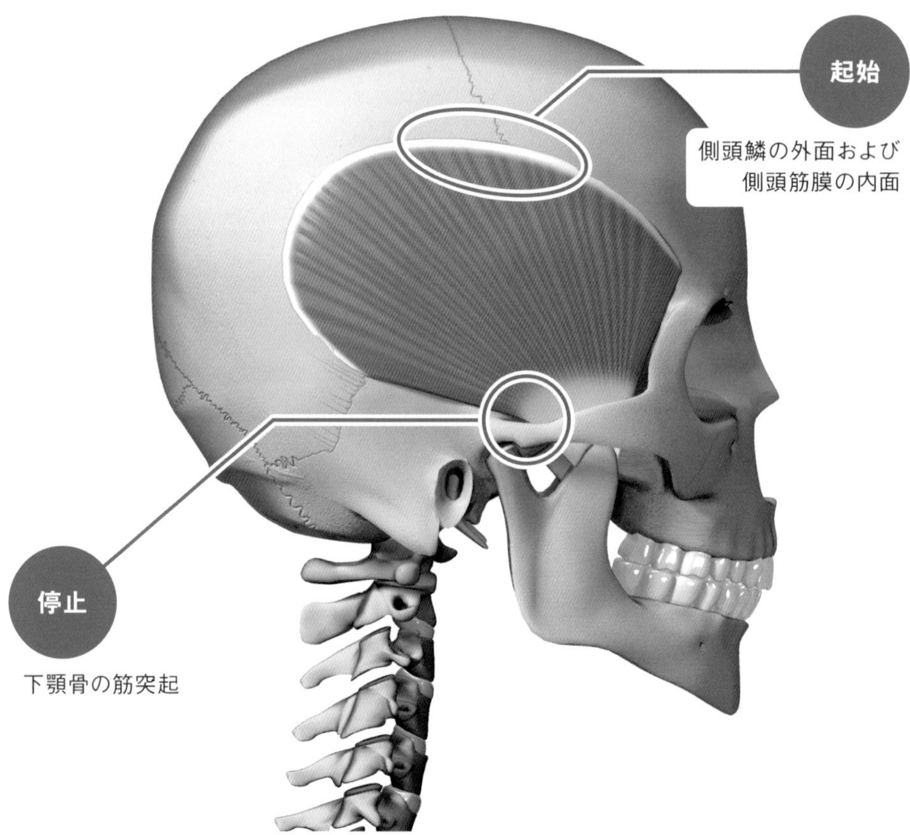

支配神経

三叉神経の第三枝（下顎神経）

主な働き

下顎骨の挙上、後方移動

該当するADL

物をかみ砕く時に働く（咀嚼作用）。

該当するスポーツ動作

ウェイトリフティングやパワーリフティングなどで働く。

触診方法

奥歯をかみしめると、側頭部において筋の緊張を触知できる。

Check!

この筋は下顎骨の水平的な偏位を調整する筋の一つである。下顎骨が前方に偏位しても両側の筋はほとんど活動せず、片側に偏位しても対側のこの筋はほとんど活動しない。しかし健常有歯顎者において、下顎を咬頭嵌合位付近に保った状態で等尺性の咬みしめを行わせると、両側のこの筋は同じように活発に活動する。

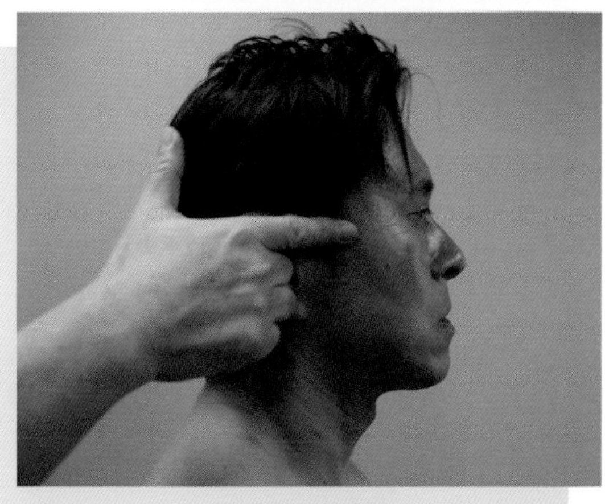

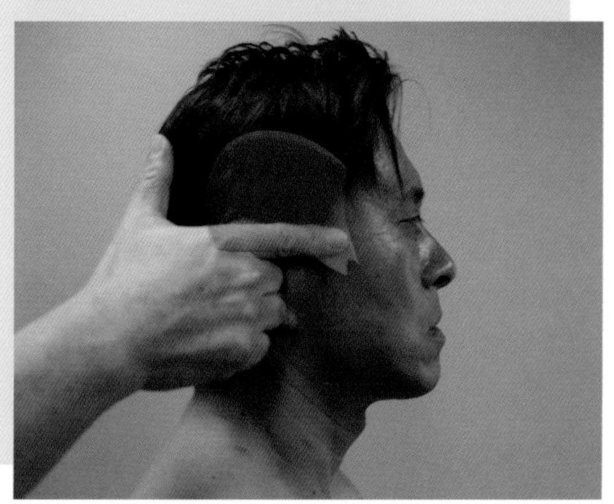

筋性疼痛による発現部位の触診感

- 頬骨弓直上の側頭窩領域のボリュームが顕著で、極めて鋭い圧痛とともに、こめかみから眼球周辺、上歯への強い関連痛を発現する。
- 外耳孔直上の後部線維に過緊張線維束が認められ、圧迫による関連痛が発現する

筋性疼痛による症状

- 顎関節痛や開口制限、顎関節弾発現象を発現する
- 偏頭痛あるいは側頭部痛を引き起こす。上歯痛、上歯茎の腫れに関与
- 眼窩周囲の痛みや眼球の圧迫感に関与

関連する疾患

- 顎関節痛症
- 開口制限
- 偏頭痛
- 上歯痛、上歯茎の腫れ　など

Section

9-2 咬筋（こうきん）

messeter（マスィータ）

咀嚼筋の中で最も浅層に位置し、歯を食いしばった時に簡単に触診できる。下顎骨を上方に引上げて、上下の歯を咬み合せる働きを行わせる強力な筋。

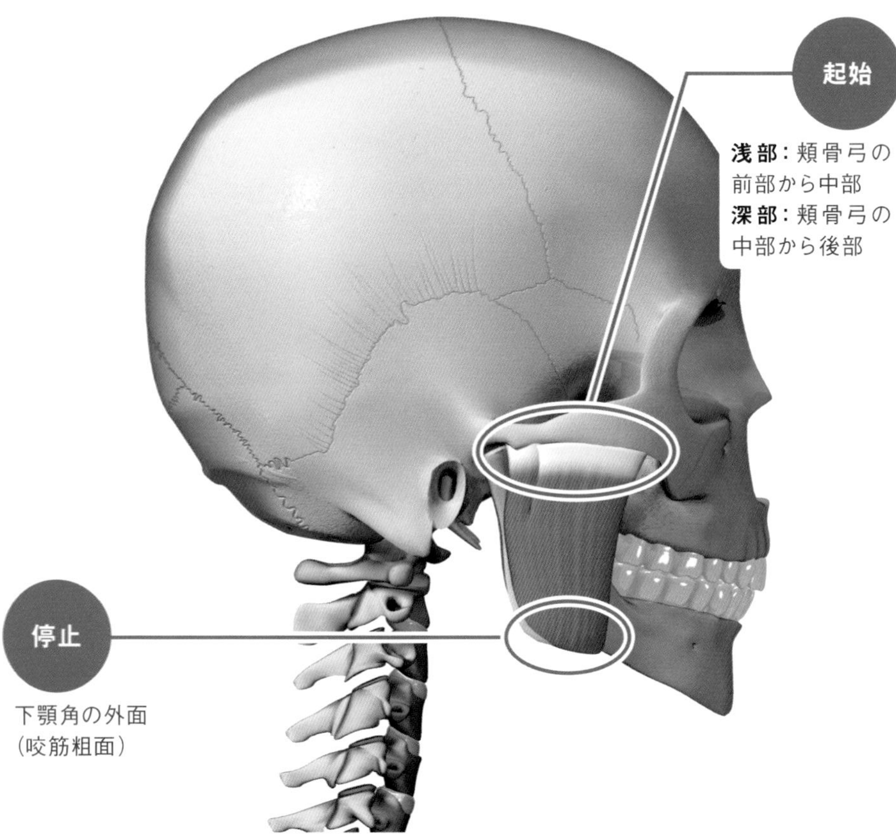

支配神経

三叉神経の第三枝（下顎神経）

主な働き

下顎骨の挙上（口を閉じる、歯を噛み合わせる）

該当するADL

物をかみ砕く時に働く（咀嚼作用）。

該当するスポーツ動作

ウェイトリフティングやパワーリフティングなどで働く。

触診方法

奥歯をかみしめると下顎角から下顎枝外側において筋の緊張を触知できる。

Check!

この筋は咀嚼筋の一つである。咀嚼筋にはこの筋の他にも側頭筋などがあるが、力は咬筋のほうが強いといわれている。咬筋はそれだけ力が強いので硬くなる場合が多い。咬筋は歯が噛み合ったときに力がかかる。

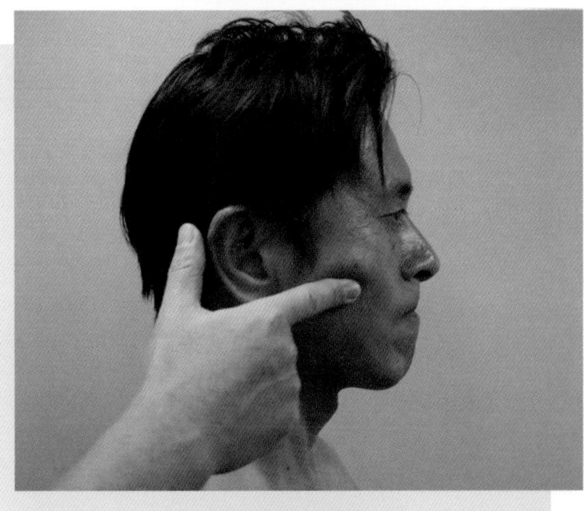

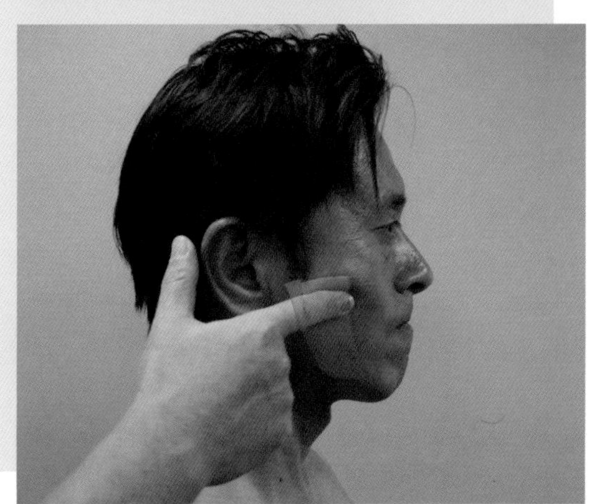

筋性疼痛による発現部位の触診感

- 頬骨弓から下顎角に至る浮腫のような過緊張線維束として触知される。
- 下顎角に付着する部位では硬質の筋線維束が触知され、鋭い圧痛が観察できる。

筋性疼痛による症状

- 顎関節痛や開口制限、顎関節弾発現象を発現する
- 頬骨弓直下の筋硬結は、上歯痛や上歯茎の腫れに関与
- 下顎角周辺の筋硬結は、下歯痛や下歯茎の腫れに関与

関連する疾患

- 顎関節痛症
- 開口制限
- 偏頭痛
- 歯痛、歯茎の腫れ
- 顎関節弾発現象　など

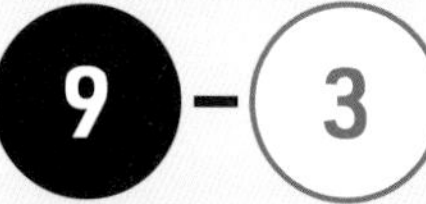

内側翼突筋（ないそくよくとつきん）

medial pterygoid（ミーディアル テリゴイド）

咀嚼筋の一つで、外側翼突筋とともに顎を左右に動かす筋。両側が働くと下顎骨を挙上し、一側が働くと下顎を対側に引く。物をすりつぶす時に働く。

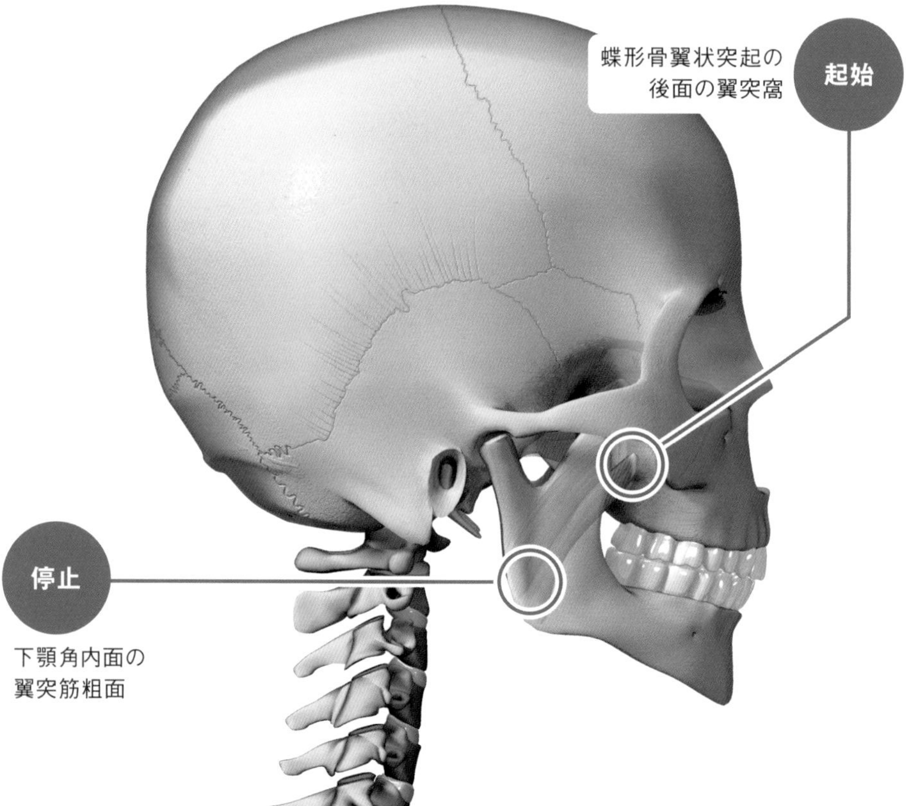

起始

蝶形骨翼状突起の後面の翼突窩

停止

下顎角内面の翼突筋粗面

支配神経

三叉神経の第三枝（下顎神経）

主な働き

下顎骨の挙上（口を閉じる）、片側は顎を左右に動かす（すりつぶし動作）

該当するADL

食べ物のすりつぶし動作で働く。

該当するスポーツ動作

ウェイトリフティングやパワーリフティングなどで働く。

触診方法

❶下顎骨の内側に位置するため、体表からの触察はほぼ不可能である。

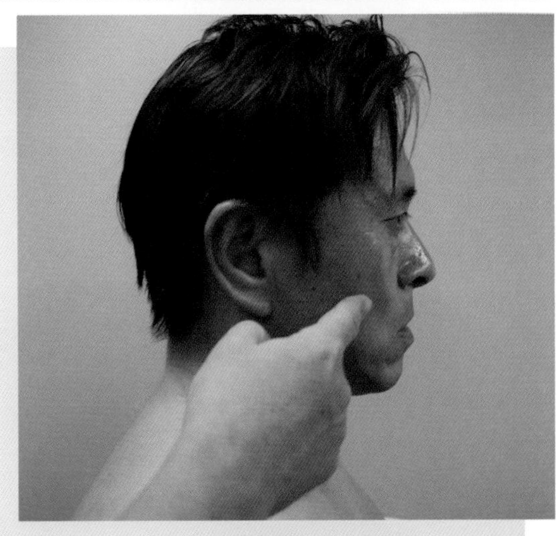

❷下顎骨の内側付着部において筋腹の端を触知できる。

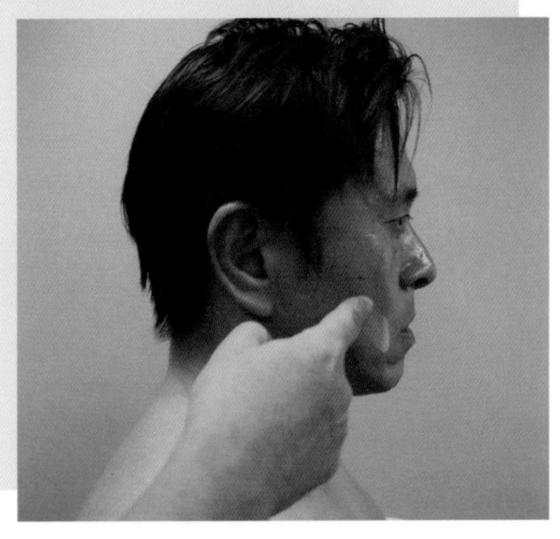

One point !

この筋は咀嚼筋の4つの大きな筋肉のうちの一つで、下顎を持ち上げ口を閉じる。また下顎を左右に側方移動する力は、食べたものをすり潰す働きをしている。口の中に指を入れ下顎骨の内側を触診すると、筋腹を触れることができる。

口外法：下顎角のやや前下内方を両側同時に行う。
口内法：示指を下顎骨内面にいれる方法。

筋性疼痛による発現部位の触診感

・口腔内から触察は可能であるが、はっきりと筋腹を触知することは難しい。

筋性疼痛による症状

・顎関節痛や開口制限、顎関節弾発現象を発現する
・歯痛や歯茎の腫れに関与

関連する疾患

・顎関節痛症
・開口制限
・歯痛、歯茎の腫れ
・顎関節弾発現象　など

Section

9-4 外側翼突筋

がいそくよくとつきん

lateral pterygoid（ラテラル テリゴイド）

例えば、右側の外側翼突筋と左側の側頭筋後部が働けば、下顎は左側にズレ動く。これを左右交互に行えば、食べ物すりつぶすことができる。

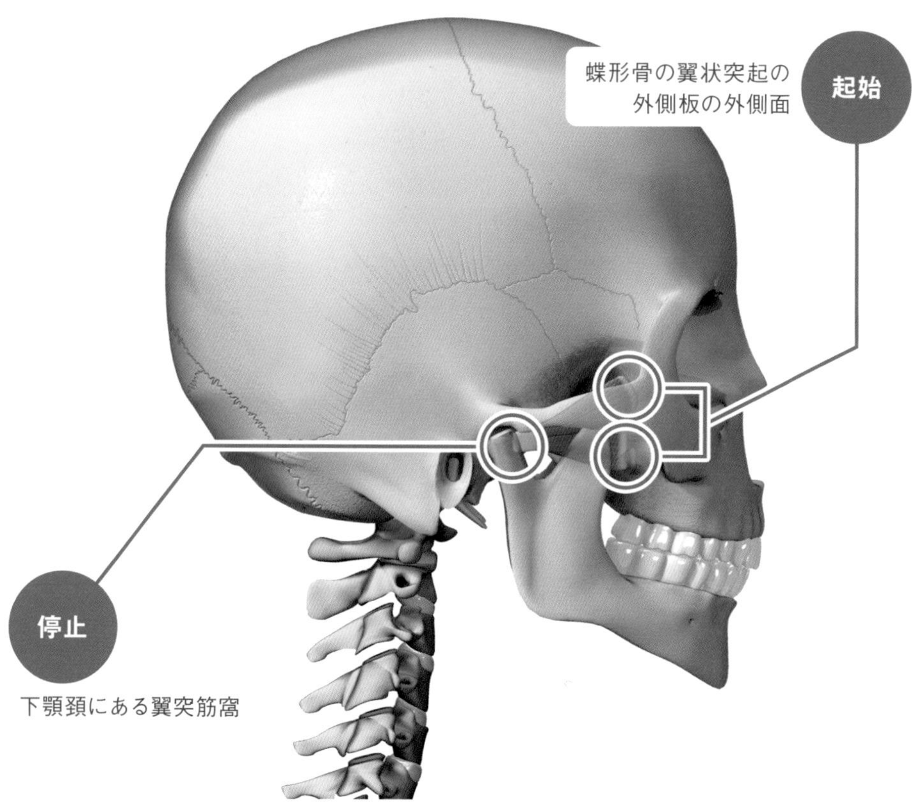

支配神経

三叉神経の第三枝（下顎神経）

主な働き

下顎骨の前方移動。両側が働くと、両側の下顎頭が前方に動いて口を開く。片側は顎を左右に動かす

該当するADL

口を開ける時に働く。また物をすりつぶす時に働く。

該当するスポーツ動作

——

触診方法

❶下顎骨の内側に位置するため、体表からの触察はほぼ不可能である。

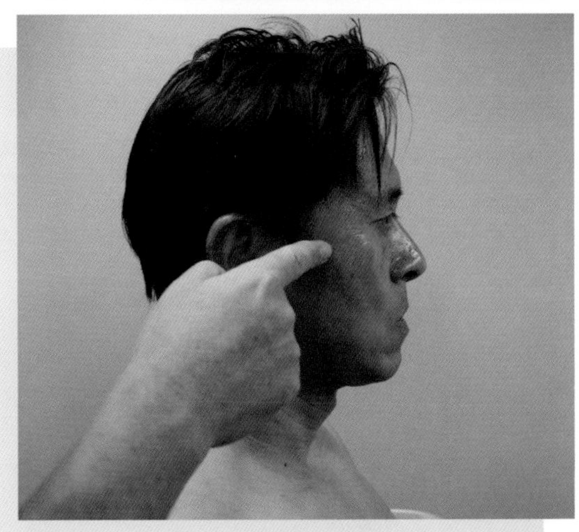

❷下顎骨の内側付着部において筋腹の端を触知できる。

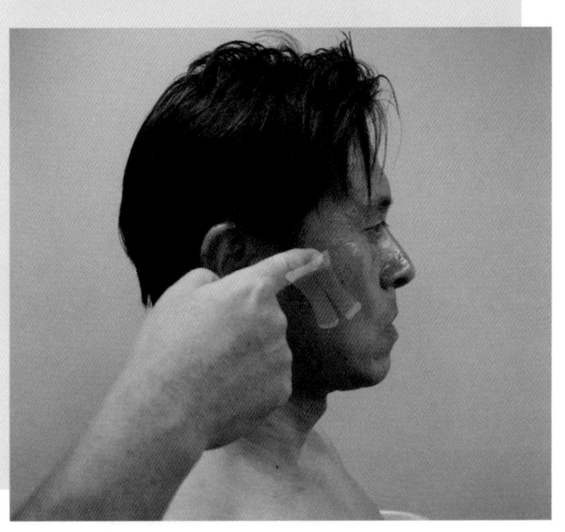

One point !

この筋は顆頭や関節円板の運動に関与し、円滑な下顎運動を行う上で咀嚼筋の中でもきわめて重要な筋とされている。

口内法：下顎を触診側に側方運動させ、下顎骨筋突起と上顎臼歯部歯槽との間を広げ示指頭ないし小指頭を挿入し、上顎結節の後上方ないし後上内方方向に圧迫することで、この筋の下腹起始部の緊張を調べることができる。

筋性疼痛による発現部位の触診感

口腔内から触察は可能であるがはっきりと筋腹を触知することは難しい。

筋性疼痛による症状

- 顎関節痛や開口制限、顎関節弾発現象を発現する
- 下顎を側方にスライドした時に痛みを発現

関連する疾患

- 顎関節痛症
- 開口制限
- 歯痛
- 顎関節弾発現象　など

Section

9-5 後頭前頭筋（こうとうぜんとうきん）

occipitofrontalis（オクスィピトフロンタリス）

頭蓋冠を覆い、頭皮を前後方向に動かす筋。眉毛部から始まる前頭筋と後頭部の最上項線から始まる後頭筋が頭頂部を覆う帽状腱膜でつながっている。

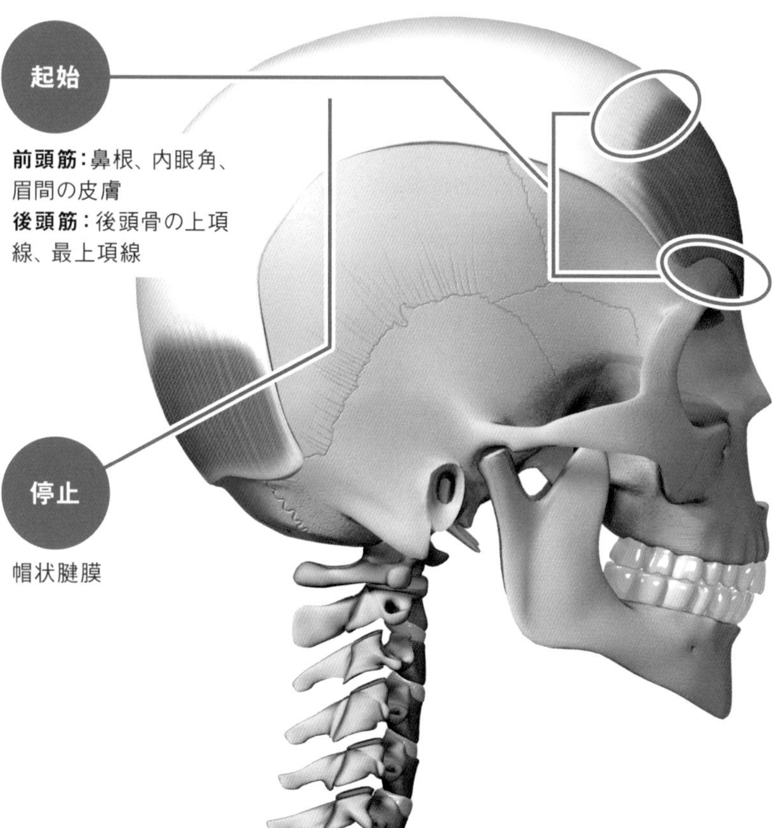

起始

前頭筋：鼻根、内眼角、眉間の皮膚
後頭筋：後頭骨の上項線、最上項線

停止

帽状腱膜

支配神経

顔面神経

主な働き

眉を上げて額に横ジワをつくる

該当するADL

眉毛を引き上げる時に働く。また、おでこのしわを作る際に働く。

該当するスポーツ動作

——

触診方法

❶指腹でこめかみをつむじの方向へ持ち上げる。

Check!

この筋は頭蓋表筋のうち頭蓋周囲にある筋肉の総称であり、筋肉の一方が皮膚で終わっている皮筋である。この筋は後頭筋、前頭筋の2つの筋肉により構成されている。

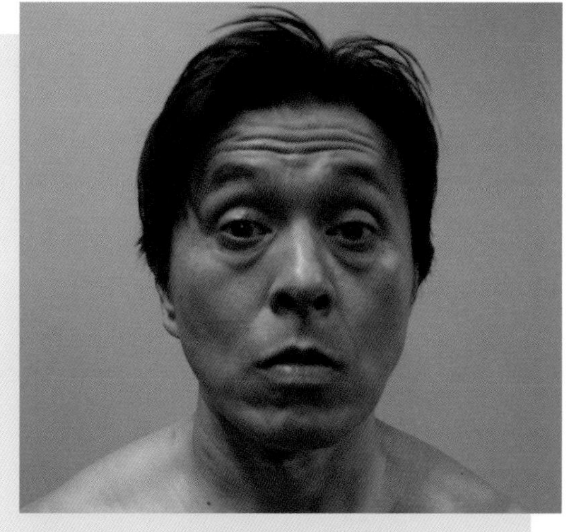

❷指腹で髪の生え際を圧迫する。

❸髪の生え際から眉毛に向って移動する。

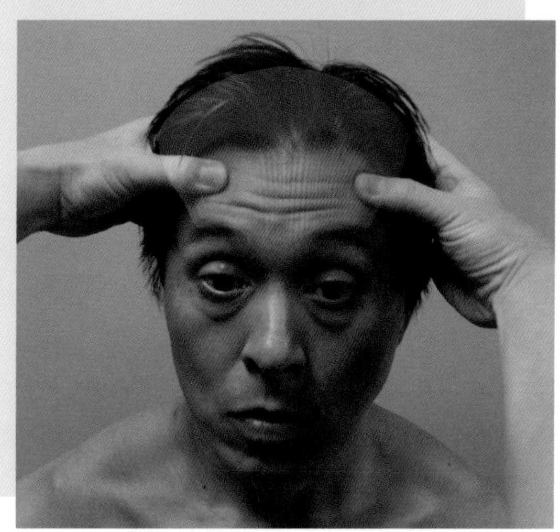

筋性疼痛による発現部位の触診感

- 明確な筋腹は感じられにくい。
- 帽状腱膜とともに浮腫とともにゴム膜状に触知される。また米粒状や糸状の筋硬結として触知されることもある。
- 圧迫すると、前頭部および後頭筋に関連痛を発現する。

筋性疼痛による症状

- 前頭部および後頭筋痛を発現
- 眉が下がる、目が開きにくいなどの症候

関連する疾患

- 前頭部および後頭筋痛
- 眼瞼下垂

など

Section

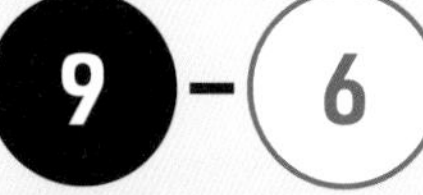

じ　かい　きん
耳介筋

auricularis（オーリキュラリス）

頭部の浅頭筋のうち、耳介にかけての筋肉の総称。筋肉の一方が皮膚で終わっている皮筋で、外耳介筋、内耳介筋の2つの筋によって構成される。退化的でほとんど働かないが、練習すれば動かせるようになることもある。

起始

帽状腱膜

停止

前耳介筋：耳介軟骨の前部
上耳介筋：耳介軟骨の上部

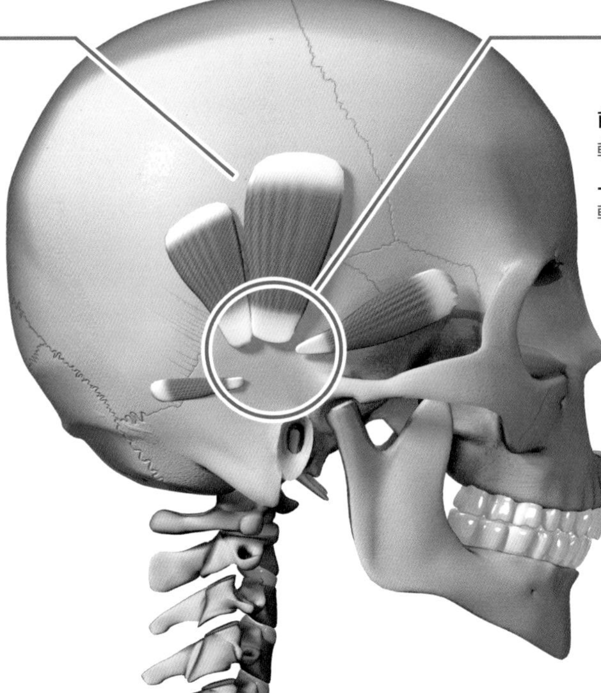

支配神経

顔面神経

主な働き

耳介を前方、上方、後方に引く

該当するADL

耳を前に引く時に働く。耳を上に上げる時に働く。耳を後方に引く時に働く。

該当するスポーツ動作

——

触診方法

❶上・前耳介筋は触察において側頭筋との区別は難しい。

Check!

耳介と呼ばれる耳の穴から外側の部分を動かす筋肉である。人間はこの部分が著しく退化していて、「前耳介筋」「上耳介筋」「後耳介筋」の3筋がわずかに認められるのみである。それでいて神経支配が貧弱なので、他の筋肉を動かすことなく耳介だけを動かすことは不可能に近い。

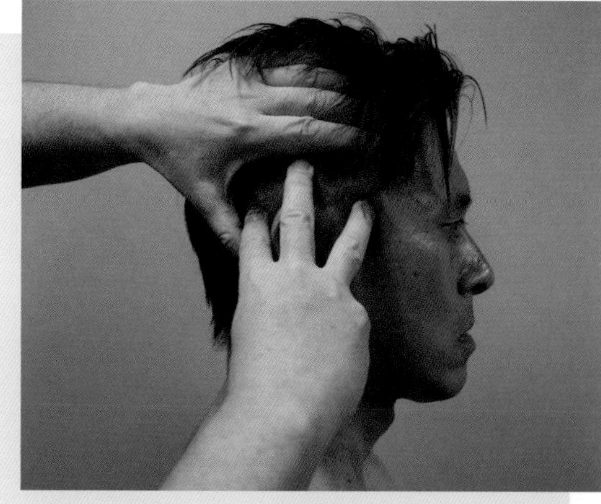

❷後耳介筋は側頭骨乳様突起上、耳介後方にて薄い筋膜として触知される。

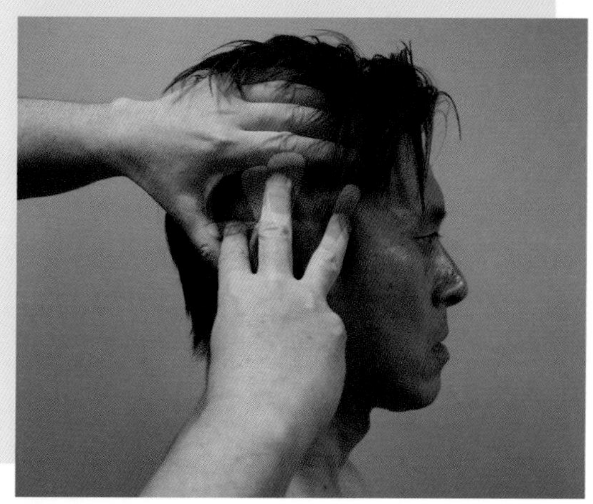

筋性疼痛による発現部位の触診感

――

筋性疼痛による症状

- 耳痛、耳鳴り、難聴など
- 側頭部痛に関与

関連する疾患

- 耳痛、耳鳴り、難聴
- 側頭部痛

Section

9-7

顎二腹筋（がくにふくきん）

digastric（ダイギャストリック）

舌骨上筋に属する。舌骨が固定されている時は下顎を下に引く。また、下顎骨が固定されている時は舌骨を上に引く。舌骨上筋は舌骨下筋、咀嚼筋と協力して働く。

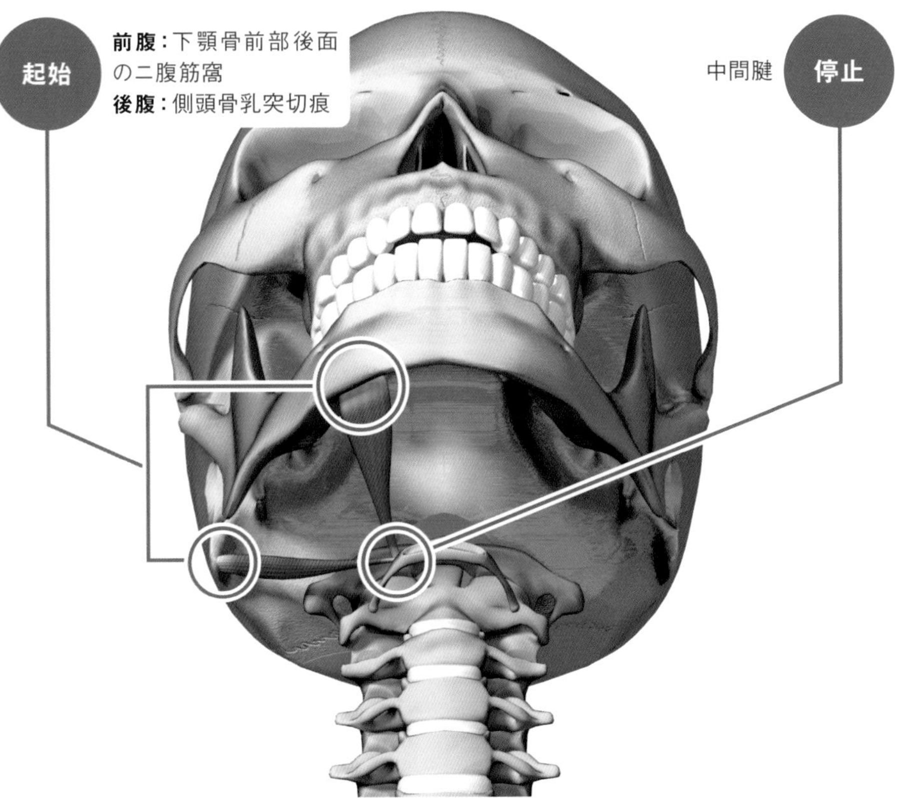

支配神経

前腹：三叉神経第三枝の下顎神経
後腹：顔面神経

主な働き

下顎骨を固定時は舌骨を引き上げる。舌骨を固定時は下顎骨を引き下げる

該当するADL

開口運動、嚥下運動、そして高い声を出す時に働く。

該当するスポーツ動作

——

触診方法

この筋の後腹部は下顎角より後方にあり、しかも耳の下方一横指ぐらいの部位を内方に圧迫する。

One point !

舌骨上筋群（顎二腹筋、茎突舌骨筋、顎舌骨筋、オトガイ舌骨筋）の一つで、下顎骨を引き下げるのに働く。前腹と後腹は異なる鰓弓［さいきゅう］から発生したもので支配神経も異なる。なお、鰓弓とは妊娠4週初め頃の胎児にできる構造体で、顔面や頚部のさまざまな器官（特に骨と筋肉）をつくるもとになるもの。

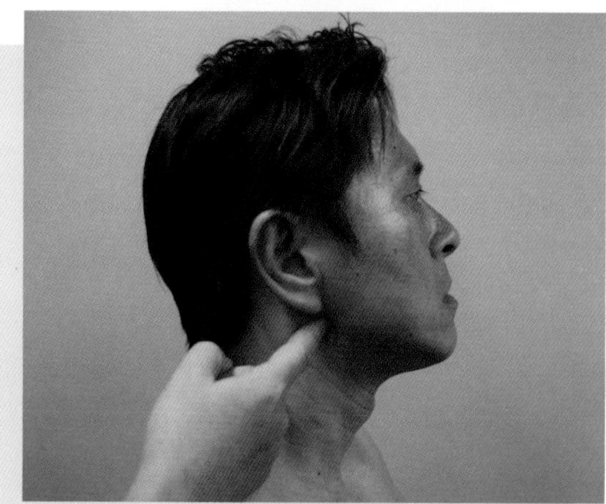

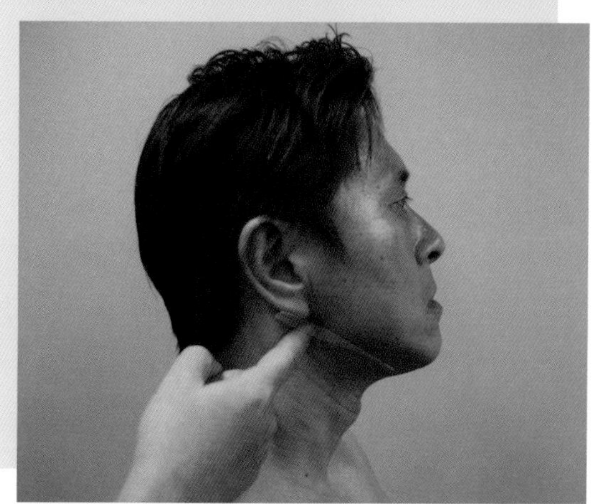

筋性疼痛による発現部位の触診感

- 顎舌骨筋の表層で一横指ほどの幅で浮腫を伴う過緊張線維束として触知される。
- 下顎枝の後際で過緊張筋として触知され、鋭い圧痛と舌根部や下前歯、耳の奥への関連痛を発現する。

筋性疼痛による症状

- 喉の痛み、詰まり感、嚥下困難、咳、嗄声
- 歯の痛み、歯茎の腫れ
- 唾液分泌、口内炎に関与
- 耳の症候に関与

関連する疾患

- 関節雑音
- 疼痛　など

Section

9-8 茎突舌骨筋

けいとつぜっこつきん

stylohyoid（スタイロハイオイド）

頸部の筋肉で、舌骨上筋の一つ。顎二腹筋の後腹に沿って舌骨につく筋である。舌骨をやや後方に挙上する作用を持つ。

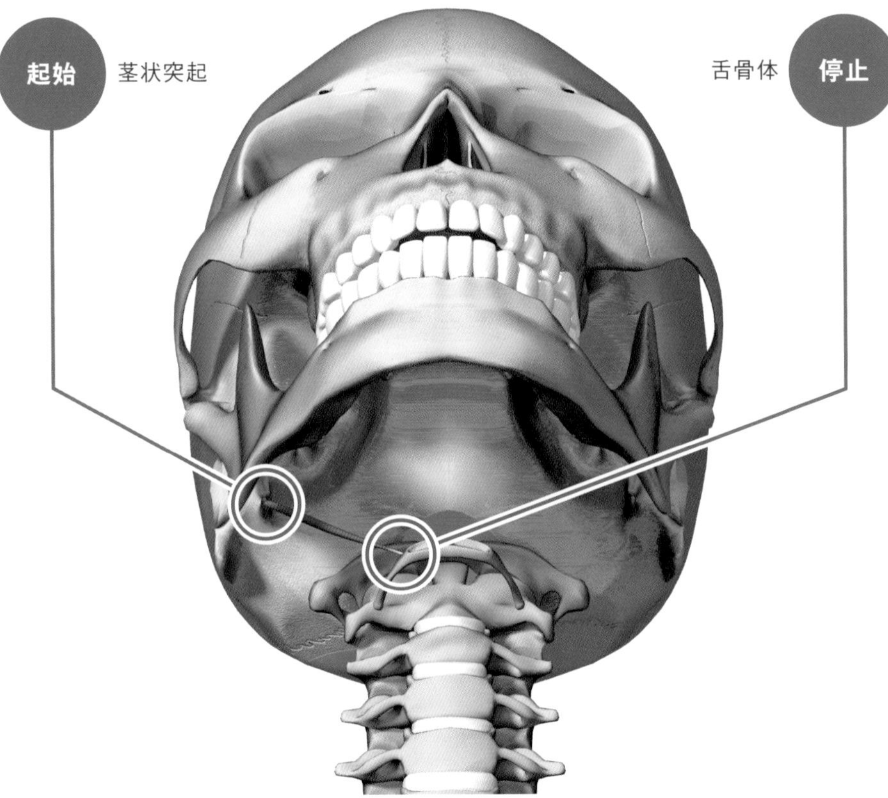

支配神経

顔面神経

主な働き

舌骨を後上方に引く

該当するADL

舌の側面を上に引くことで、嚥下のために凹を作る際に働く。また舌を引っ込める動きを助ける。

該当するスポーツ動作

—

触診方法

耳たぶの下のくぼみに4本の指腹を当てて触診する。

Check!

この筋は舌骨上筋群の一つで細長い筋である。嚥下を補助する筋肉であり、収縮すると舌骨を後上方に挙上させる。側頭骨の茎状突起から始まり、顎二腹筋後腹の上をほぼ平行に走行しながら前下方に向かい、停止腱が二分して顎二腹筋後腹を包むようにして舌骨大角に停止する。

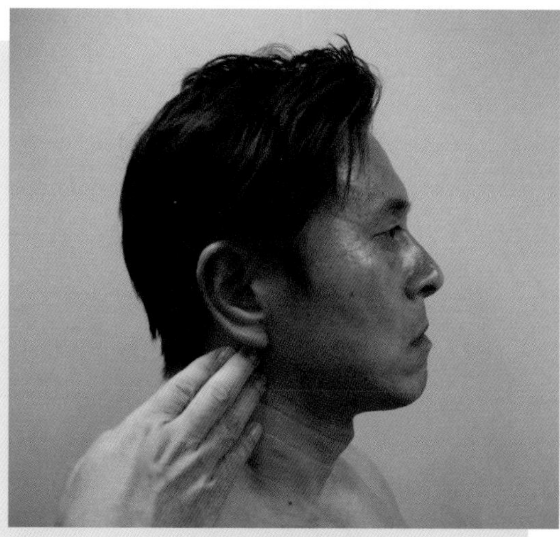

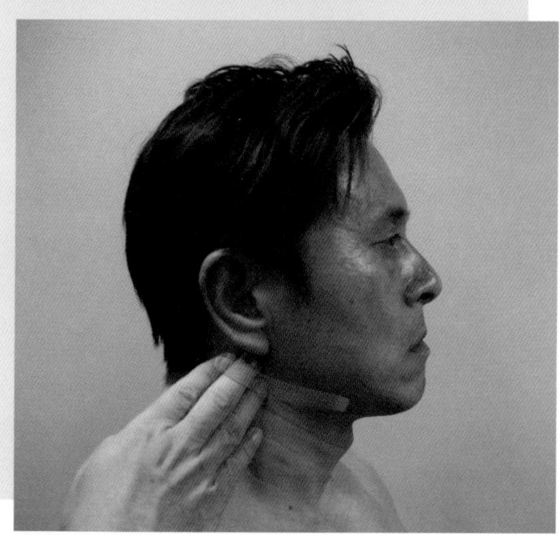

筋性疼痛による発現部位の触診感

・下顎枝の後際で過緊張筋として触知され、鋭い圧痛と舌根部や下前歯、耳の奥への関連痛を発現する。

筋性疼痛による症状

・喉の痛み、詰まり感、嚥下困難
・咳、嗄声
・歯の痛み、歯茎の腫れ
・唾液分泌、口内炎に関与
・耳の様々な症候

関連する疾患

・硬化すると声を生成し難くなる

Section

9-9 顎舌骨筋（がくぜっこつきん）

mylohyoid（マイロハイオイド）

口腔底をつくっている舌骨上筋群（顎二腹筋、茎突舌骨筋、顎舌骨筋、オトガイ舌骨筋）の一つ。それら舌骨下筋群とともに、下顎骨を引き下げるのに働く口腔底を形成する幅広い筋。

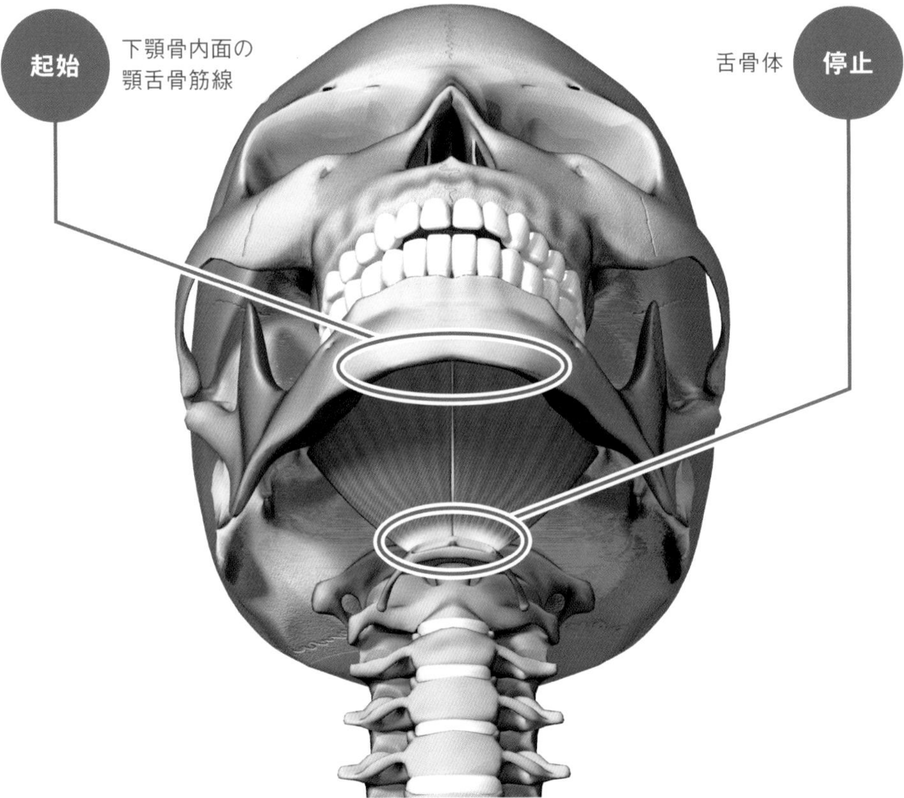

支配神経

下顎神経（三叉神経の第3枝）

主な働き

舌骨を挙上する。舌骨が固定すれば下顎骨を引き下げる

該当するADL

開口運動（下顎の引き下げ）や嚥下運動（舌骨の挙上）にて働く。

該当するスポーツ動作

——

触診方法

下顎角より後方の耳の下方一横指付近の部位を内方に圧迫する。

Check!

この筋やオトガイ舌骨筋も大切な筋肉で、咀嚼・嚥下・吸う・吹くなどの動作に関係する。時々「口笛が吹けない」方がいるが、この筋が緊張状態にあることが多い。

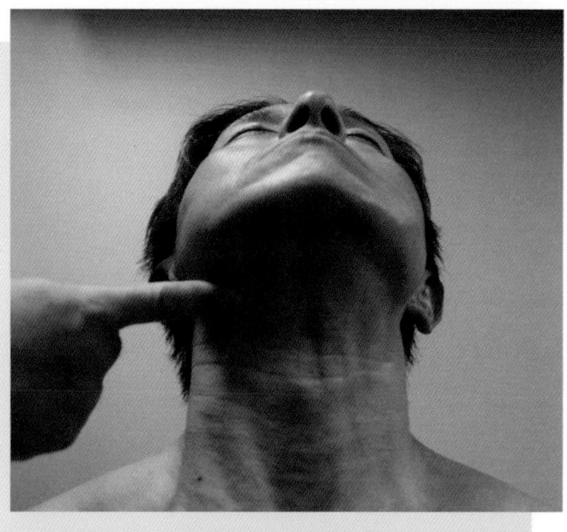

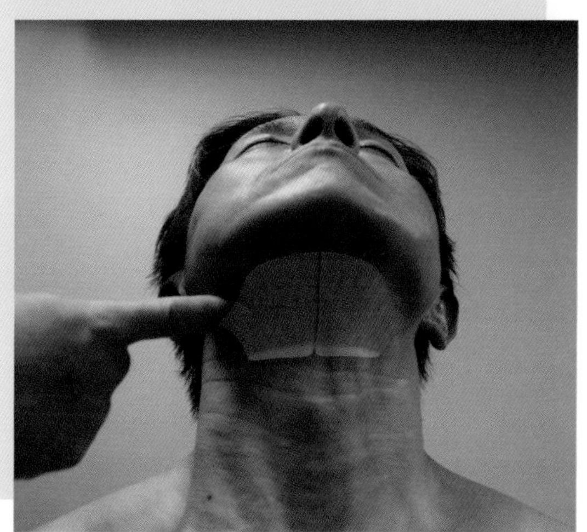

筋性疼痛による発現部位の触診感

- 顎二腹筋の下層で、膜状の過緊張筋として触知される。
- 鋭い圧痛とともに刺激により唾液分泌が促進される。

筋性疼痛による症状

- 喉の痛み、詰まり感、嚥下困難、や咳、嗄声
- 歯の痛み、歯茎の腫れ
- 唾液分泌、口内炎に関与
- 耳の症候に関与

関連する疾患

- 嚥下障害

Section

9-10 おとがい舌骨筋（ぜっこつきん）

geniohyoid（ジェナイオハイオイド）

「おとがい」とは下顎のことで、顎二腹筋、茎突舌骨筋、顎舌骨筋、おとがい舌骨筋で舌骨上筋群を構成している。顎舌骨筋におおわれる薄い筋で、下顎骨を引き下げるのに働く。

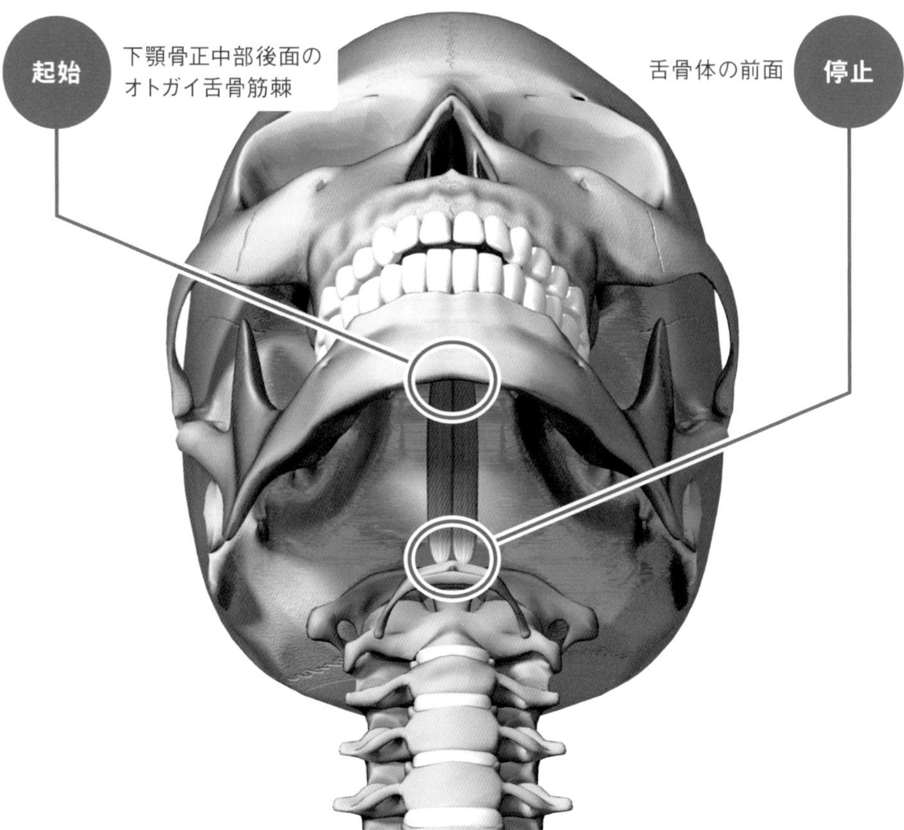

支配神経

頚神経（C1～2）

主な働き

舌骨を上方に引く。舌骨が固定している時は下顎骨を引き下げる

該当するADL

開口運動（下顎の引き下げ）や嚥下運動（舌骨の挙上）にて働く。

該当するスポーツ動作

——

触診方法

❶顎舌骨筋の直上を上下に走り舌骨に繋がる。

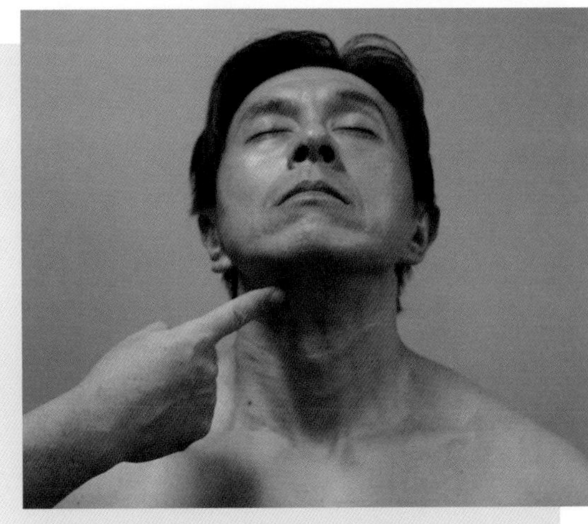

❷口腔内より触診できない。

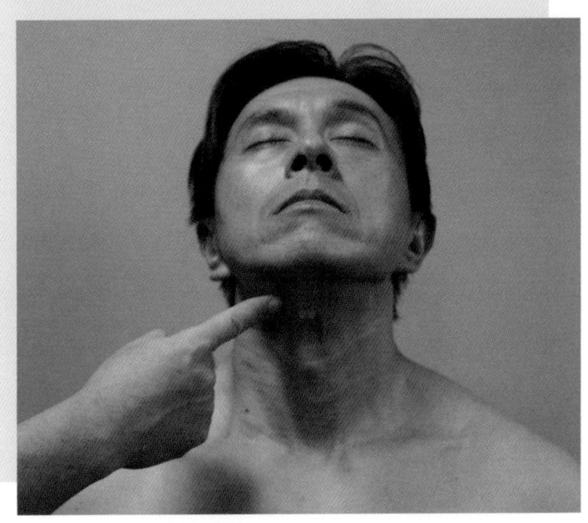

Check!

この筋は頭頸部の筋肉の一つで、顎舌骨筋の直上を上下に走り、舌骨に繋がる舌骨上筋である。舌骨を前方に挙上し、舌骨固定時には開口筋として下顎骨を後下方に引く。

筋性疼痛による発現部位の触診感

・顎舌骨筋と重層するため、より厚い膜状の過緊張筋として触知される。

筋性疼痛による症状

・喉の痛み、詰まり感、嚥下困難
・咳、嗄声
・歯の痛み、歯茎の腫れ
・唾液分泌、口内炎に関与
・耳の症候に関与

関連する疾患

・喉の痛み、詰まり感
・嚥下障害
・咳、嗄声
・歯痛、歯茎の腫れ
・口内炎　など

Section

9-11 肩甲舌骨筋（けんこうぜっこつきん）

omohyoid（オモハイオイド）

舌骨下筋群（胸骨舌骨筋、肩甲舌骨筋、胸骨甲状筋、甲状舌骨筋）の一つで、他の舌骨上筋群とともに下顎骨を引き下げる時に働く二腹筋。舌骨上筋の拮抗筋として作用する。

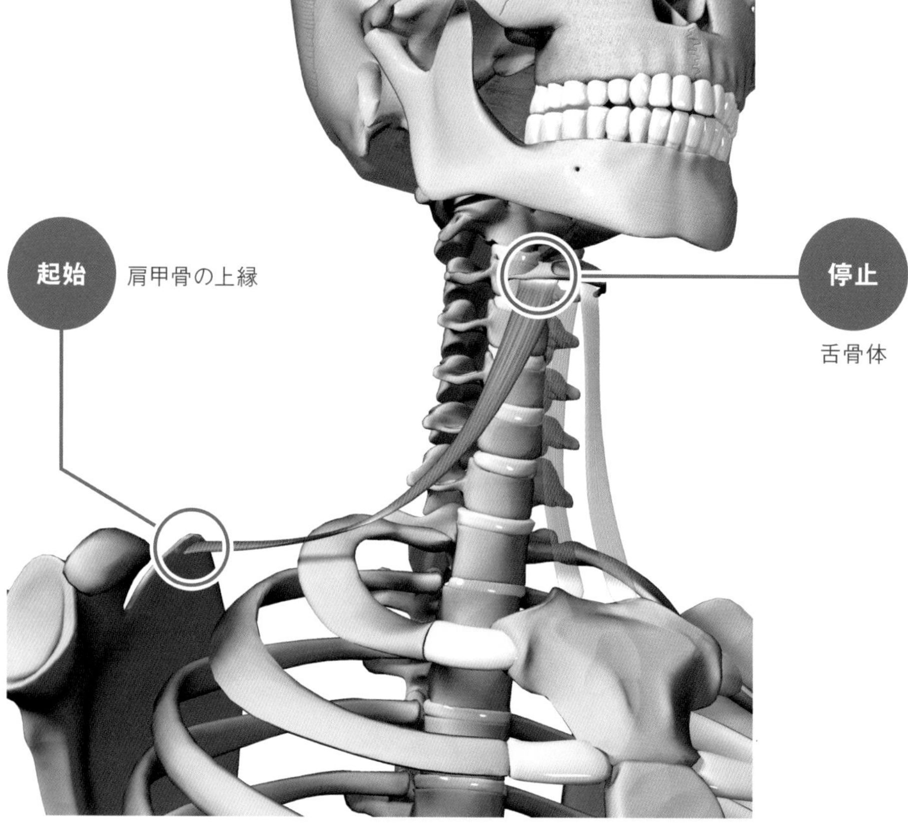

支配神経

頚神経叢（C1～3）

主な働き

舌骨を下後方に引く。頚筋膜を張る

該当するADL

開口運動の時に、舌骨を固定するために働く。

該当するスポーツ動作

――

触診方法

当筋の正確な触察は不能である。

Check!

この筋は細長いが、肩甲骨を内側前上方に引き上げる力は強く、重要な筋肉といえる。この筋が縮みすぎると、上腕を外転するときに肩甲骨が内転せず、肩甲上腕関節付近に痛みが出ることがある。

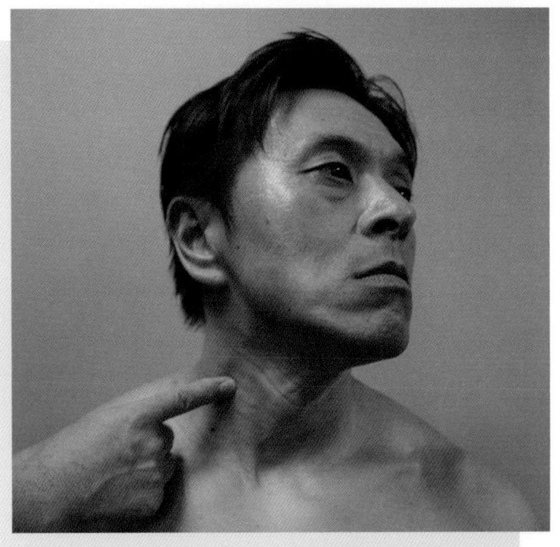

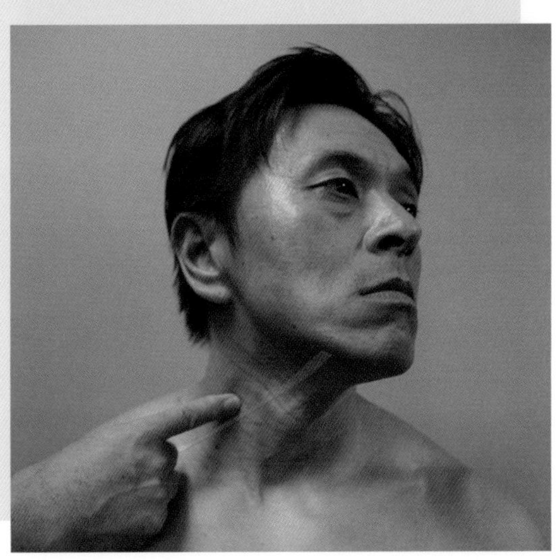

筋性疼痛による発現部位の触診感

- 上肩甲横靱帯、肩甲骨上縁付近を圧迫すると喉への鋭い関連痛を発現することがある。

筋性疼痛による症状

- 喉の詰まり感、嚥下痛、咳　など

関連する疾患

- 嚥下痛
- 咳　など

Column 顎関節周辺、前頚部、喉領域の痛みについての考察

頭蓋を覆う帽状腱膜には、前頭筋、後頭筋、側頭頭頂筋、上耳介筋、前耳介筋、後耳介筋が付着し、帽状腱膜下には頭部で最も容積の大きい側頭筋が位置する。

これらの筋群は、頭痛のほかに、頭部の皮膚病、脱毛などの諸症候に関与する。

胸鎖乳突筋、肩甲挙筋、中斜角筋などの前頚部筋と、顎二腹筋、茎突舌骨筋、顎舌骨筋などの舌骨上筋は、前頚部の痛みや、それに伴う上肢への関連痛や痺れなどの症候、咽の詰まり感や嚥下困難、耳痛や難聴、歯の痛みや歯茎の腫れなどの症候に関与する。

◉顎関節症の症状

- あごに違和感や痛みを感じている
- あごを大きく開けることができない
- 顎を開けたときに音が鳴る
- 顎を大きく開けようとすると引っかかる
- 大きなあくびをすると痛い
- 固いものが食べられない
- 顔のむくみが気になる

◉顎関節症の原因

顎関節症の原因としては、顎まわりの筋肉や靭帯が弱いという要因が関係するが、頬杖をついたり、食べるときに片側で噛んだり、寝ているときに歯ぎしりをしたり、肩こりや首こりがある対象者であったり、歯のかみ合わせに原因がある対象者などであったりすることが考えられる。

顎関節症の場合、特に歯のかみ合わせに原因があると考えられている対象者が多いが、現在世界的に認められている知見は「多因子病因説」と呼ばれている。顎の関節や筋肉に負担のかかる要因は、歯のかみ合わせ以外の日常生活要因に多くあるため、それらのさまざまな原因を取り除くことも重要である。

資料

筋の起始・停止・支配神経

体幹の筋

1 頭部の筋

①頭部浅層の筋（表情筋）（主なもの8筋）

筋名		起始	停止	作用	神経支配
	前頭筋（ぜんとうきん）	前頭部の皮膚	帽状腱膜	額にしわをつくる	顔面神経
	眼輪筋（がんりんきん）	眼裂の周囲を取り巻く薄い筋		眼瞼を閉じる	顔面神経
	鼻根筋（びこんきん）	鼻骨（鼻根部）	前頭（眉間部）の皮膚	眉間に横じわをつくる	顔面神経
	鼻筋（びきん）	上顎骨（歯槽隆起）	鼻背・鼻翼・鼻孔後縁	鼻翼を動かす	顔面神経
	大頬骨筋（だいきょうこつきん）	頬骨・頬骨側頭縫合の近く	上唇・口角	口角を引き上げる	顔面神経
	小頬骨筋（しょうきょうこつきん）	頬骨・頬骨上顎縫合の近く	上唇	上唇を引き上げる	顔面神経
	笑筋（しょうきん）	耳下腺筋膜・咬筋筋膜	口角と付近の皮膚	口角を外方に引き、えくぼをつくる	顔面神経
	口輪筋（こうりんきん）	口裂をとりまく筋で口唇の中にある		口を閉じる。口を尖らせる	顔面神経

②頭部深層の筋（咀嚼筋）（4筋）

筋名		起始	停止	作用	神経支配
	咬筋（こうきん）	**浅部**：頬骨弓の前部から中部 **深部**：頬骨弓の中部から後部	下顎角の外面（咬筋粗面）	下顎骨の挙上（口を閉じる。歯を噛み合わせる）	三叉神経の第三枝（下顎神経）
	側頭筋（そくとうきん）	側頭鱗の外面および側頭筋膜の内面	下顎骨の筋突起	下顎骨の挙上、後方移動	三叉神経の第三枝（下顎神経）

	筋名	起始	停止	作用	神経支配
	外側翼突筋(がいそくよくとつきん)	蝶形骨の翼状突起の外側板の外側面	下顎頸にある翼突筋窩	下顎骨の前方移動。両側が働くと両側の下顎頭が前方に動いて口を開く。片側は顎を左右に動かす	三叉神経（下顎神経の外側翼突筋枝）
	内側翼突筋(ないそくよくとつきん)	蝶形骨翼状突起の後面の翼突窩	下顎角内面の翼突筋粗面	下顎骨の挙上（口を閉じる）片側は顎を左右に動かす（すりつぶし動作）	三叉神経（下顎神経の内側翼突筋枝）

2 頸部の筋

①頸部浅層の筋（2筋）

筋名		起始	停止	作用	神経支配
	広頸筋(こうけいきん)	下顎骨縁・耳下腺筋膜	鎖骨下方の皮膚	頸部および鎖骨下方の皮膚を上に引き、筋膜を緊張させる	顔面神経
	胸鎖乳突筋(きょうさにゅうとつきん)	**胸骨頭**：胸骨柄の上縁 **鎖骨頭**：鎖骨内方の1/3	側頭骨乳様突起・後頭骨上項線	頭部を反対側に斜めに回旋、頭を後屈・前下方に引く。胸骨と鎖骨を挙上	副神経・頚神経叢（C2～3）

②舌骨上筋（4筋）

筋名		起始	停止	作用	神経支配
	顎二腹筋(がくにふくきん)	**前腹**：下顎骨前部後面の二腹筋窩 **後腹**：側頭骨乳突切痕	中間腱	下顎骨を固定時は舌骨を引き上げる、舌骨を固定時は下顎骨を引き下げる	**前腹**：三叉神経第三枝の下顎神経 **後腹**：顔面神経
	茎突舌骨筋(けいとつぜっこつきん)	茎状突起	舌骨体	舌骨を後上方に引く	顔面神経
	顎舌骨筋(がくぜつこつきん)	下顎骨内面の顎舌骨筋線	舌骨体	舌骨を挙上する。舌骨が固定すれば下顎骨を引き下げる	三叉神経（第三枝の下顎神経）

	オトガイ舌骨筋	下顎骨正中部後面のオトガイ舌骨筋棘	舌骨体の前面	舌骨を上方に引く、舌骨が固定している時は下顎骨を引き下げる	頚神経（C1～2）

③舌骨下筋（4筋）

筋名		起始	停止	作用	神経支配
	胸骨舌骨筋	胸骨柄・第一肋骨の軟骨部の後面	舌骨体	舌骨を下方に引く	頚神経叢（C1～2）
	甲状舌骨筋	甲状軟骨	舌骨体	舌骨の引き下げる。舌骨を固定すれば、甲状軟骨を引き上げる	頚神経叢（C1）
	胸骨甲状筋	胸骨柄および第一肋軟骨の後面	甲状軟骨	甲状軟骨を下方に引く	頚神経叢（C1～2）
	肩甲舌骨筋	肩甲骨の上縁	舌骨体	舌骨を下後方に引く。頚筋膜を張る	頚神経叢（C1～3）

④斜角筋（3筋）

筋名		起始	停止	作用	神経支配
	前斜角筋	C3～6の椎体の横突起前結節	第一肋骨の前斜角筋結節（リスフラン結節）	第一肋骨の挙上。肋骨を固定する時には頚椎の前屈、側屈	頚神経叢および腕神経叢の枝（C4～6）
	中斜角筋	C2～7の椎体の横突起後結節	第一肋骨鎖骨下動脈溝の後方の隆起	第一肋骨の挙上。肋骨を固定する時には頚椎の前屈、側屈	頚神経叢および腕神経叢の枝（C2～C8）
	後斜角筋	C4～6の椎体の横突起の後結節	第二肋骨の外側面	第二肋骨の挙上。肋骨を固定する時には頚椎の前屈、側屈	腕神経叢の枝（C8）

⑤椎前筋（4筋）

筋名		起始	停止	作用	神経支配
	頸長筋(けいちょうきん)	**上斜部**：C3～5の脊椎横突起 **下斜部**：T1～3の椎体前部 **垂直部**：C5～7およびT1～3の椎体前外側部	**上斜部**：C1（環椎）の前結節 **下斜部**：C5～6横突起 **垂直部**：C2～4の椎体	頸椎の前屈、側屈	頸神経叢（C2～6）
	頭長筋(とうちょうきん)	C3～6の椎骨横突起の前結節	後頭骨底部の下面	頭部の前屈、側屈、回旋	頸神経叢（C1～4）
	前頭直筋(ぜんとうちょくきん)	C1環椎外側塊	後頭骨の底部	頭部の屈曲、側屈、回旋	第一第二頸神経（C1～2）
	外側頭直筋(がいそくとうちょくきん)	C1（環椎）の横突起	後頭顆の外側部	頭部の側屈	第一第二頸神経（C1～2）

3 胸部の筋

①浅胸筋（4筋）

筋名		起始	停止	作用	神経支配
	大胸筋(だいきょうきん)	①鎖骨の内側半 ②胸骨前面・2～7肋軟骨 ③腹直筋鞘の前葉	上腕骨の大結節稜	肩関節の内転、内旋、屈曲・水平屈曲、吸気を助ける	内側および外側胸筋神経（C6～T1）
	小胸筋(しょうきょうきん)	第2（3）～5肋骨	肩甲骨の烏口突起	肩甲骨の引き下げ・下方回旋、肩甲骨を固定する際に肋骨の挙上	内側および外側胸筋神経（C7～8）
	鎖骨下筋(さこつかきん)	第1肋骨の胸骨端	鎖骨下面の外側	鎖骨が外方に引っ張られるのを防ぎ、胸鎖関節の安定・保護	鎖骨下筋神経（C5（6））

	前鋸筋（ぜんきょきん）	第1～8(9)肋骨(前外側面)	肩甲骨の内側縁(上角・下角を含む)	肩甲骨の前進(外転)、上部は下方回旋、下部は上方回旋、肩甲骨が固定する時に肋骨の挙上	長胸神経(C5～7(8))

②深胸筋(主なもの2筋)

筋名		起始	停止	作用	神経支配
	外肋間筋（がいろっかんきん）	上位肋骨の下縁	下位肋骨の上縁	肋間神経(T1～11)	吸気時に肋骨を挙上、胸郭の拡大(胸式呼吸)
	内肋間筋（ないろっかんきん）	下位肋骨の上縁・肋軟骨	上位肋骨の下縁・肋軟骨	肋間神経(T1～11)	呼気時に肋骨間を収縮し、胸郭を狭める

③横隔膜

筋名		起始	停止	作用	神経支配
	横隔膜（おうかくまく）	**胸骨部**：剣状突起の後面 **肋骨部**：第7～12肋軟骨(肋骨弓)の内面 **腰椎部**：外側脚とL1～L4に掛けての内側脚	腱中心	横隔神経と副横隔神(C3～C5もしくはC6)	吸息の主要筋(腹式呼吸)

4 腹部の筋

①腹部の筋(主なもの5筋)

筋名		起始	停止	作用	神経支配
	腹直筋（ふくちょくきん）	恥骨の恥骨稜、恥骨結合前面	第5～7肋軟骨、剣状突起、肋剣靭帯	胸郭前壁の引き下げ、体幹の屈曲・腹腔内圧拡大	肋間神経(T5～T12) 腸骨下腹神経(L1)

	外腹斜筋（がいふくしゃきん）	第5～12肋骨の外面	腸骨稜の外唇前半、鼡径靭帯、腹直筋鞘前葉	体幹（脊柱）の前屈、側屈（同側）、体幹反対側回旋、胸郭引き下げ	肋間神経（T5～12） 腸骨下腹神経（L1）
	内腹斜筋（ないふくしゃきん）	鼡径靭帯、腸骨稜中間線、胸腰筋膜深葉	第10～12肋骨の下縁、腹直筋鞘	体幹の屈曲、側屈、同側回旋	肋間神経（T5～12）、腸骨下腹神経（T12～L1）、腸骨鼡径神経（L1～2）
	腹横筋（ふくおうきん）	第6～12肋軟骨、胸腰筋膜深葉、鼡径靭帯、腸骨稜	腹直筋鞘、白線、恥骨	下位肋骨を下に引き、腹腔内圧拡大	肋間神経（T7～T12）、腸骨下腹神経（T12～L1）、腸骨鼡径神経（L1）
	腰方形筋（ようほうけいきん）	腸骨稜、腸腰靭帯	第12肋骨、L1～4の肋骨突起	腰椎の伸展・側屈、第12肋骨の下制	腰神経叢（L12～L3）

5 背部の筋

①背部浅層の筋（5筋）

筋名		起始	停止	作用	神経支配
浅背筋第1層	僧帽筋（そうぼうきん）	**上部線維**：後頭骨上項線、外後頭隆起、項靭帯を介して頚椎の棘突起 **中部線維**：T1～6の棘突起、棘上靭帯 **下部線維**：T7～12の棘突起、棘上靭帯	鎖骨外側1/3 肩甲骨の肩峰 肩甲棘	肩甲骨の後退（内転）・挙上、上方回旋、頭頚部の伸展 肩甲骨の後退（内転） 肩甲骨の後退（内転）・下制・上方回旋	副神経（外枝） 頚神経叢の筋枝（C2～4）
	広背筋（こうはいきん）	① T6（7）～L5の棘突起（胸腰筋膜を介して） ②正中仙骨稜 ③腸骨稜の後方、第9～12肋骨、肩甲骨下角	上腕骨の小結節稜	肩関節の伸展（後方挙上）・内転・内旋	胸背神経（C6～8）

浅背筋第2層	肩甲挙筋	C1～4の横突起	肩甲骨の上角・内側縁上部	肩甲骨の挙上・下方回旋	肩甲背神経（C2～5）
	小菱形筋	C6・C7の棘突起もしくはC7・T1	肩甲骨の内側縁上部	肩甲骨の後退（内転）・挙上・下方回旋	肩甲背神経（C4～6）
	大菱形筋	T1～4の棘突起もしくはT2～5	肩甲骨の内側縁下部	肩甲骨の後退（内転）・挙上・下方回旋	肩甲背神経（C4～6）

②深背筋第1層（後鋸筋）（2筋）

筋名		起始	停止	作用	神経支配
	上後鋸筋	C6～T2の椎骨の棘突起および項靭帯	第2～5肋骨の肋骨角外側	肋間神経（T1～4）	第2～5肋骨を挙上（強制吸気）
	下後鋸筋	T11～L2の棘突起	第9～12肋骨の外側部下縁	肋間神経（T9～12）	第9～12肋骨を内側下方へ引く（強制呼気）

③固有背筋（主なもの6筋）

筋名		起始	停止	作用	神経支配
板状筋	頭板状筋	C3～T3椎骨の棘突起・項靭帯	側頭骨の乳様突起、後頭骨の上項線の外側部	頭部の伸展、側屈、回旋	脊髄神経の後枝（C1～5）
	頸板状筋	T3～6椎骨の棘突起	C1～3椎骨の横突起後結節	頸部の伸展、側屈、回旋	脊髄神経の後枝（C1～5）
	腸肋筋（腰腸肋筋・胸腸肋筋・頸腸肋筋）	腸骨稜、仙骨の後面、第12～3（4）肋骨（肋骨角の内側）、胸腰筋膜	第12～1肋骨角（起始のすぐ外側）、C6～4椎骨の横突起	腰椎の伸展、側屈	脊髄神経の後枝（C8～L1）
最長筋	胸最長筋	C3～T3椎骨の横突起	（内側腱列）全腰椎の副突起、胸椎の横突起（外側腱列）全腰椎の横突起、第3～5以下の肋骨	脊椎の伸展、側屈	脊髄神経の後枝（C1～L5）

最長筋	けいさいちょうきん 頸最長筋	T5～1椎骨の横突起	C6～2椎骨の横突起	頚椎の伸展、側屈	脊髄神経の後枝（C1～L5）
	とうさいちょうきん 頭最長筋	腸骨稜、仙骨の後面、腰椎の棘突起	側頭骨の乳様突起	頭部の伸展、側屈、回旋	脊髄神経の後枝（C1～L5）
	きょくきん 棘筋（胸棘筋）	L2（3）～T10椎骨の棘突起	T9（10）～T2椎骨の棘突起	脊椎の伸展、側屈	脊髄神経の後枝（C2～T10）
半棘筋	とうはんきょくきん 頭半棘筋	T7（8）～C3椎骨の横突起	後頭骨の上項線と下項線の間	頭部の伸展、回旋（対側）、側屈（同側）	脊髄神経の後枝（C1～T7）
	けいはんきょくきん 頚半棘筋	T6（7）～C7椎骨の横突起	C6～2椎骨の棘突起	頚椎の伸展、回旋（対側）、側屈（同側）	脊髄神経の後枝（C1～T7）
	きょうはんきょくきん 胸半棘筋	T11（12）～T（6）7椎骨の横突起	T3（4）～C6椎骨の棘突起	脊椎の伸展、回旋（対側）、側屈（同側）	脊髄神経の後枝（C1～T7）
	ろっこつきょきん 肋骨挙筋	C7頚椎とT1～T11の胸椎の横突起	下位の肋骨の肋骨結節肋骨角の間	肋骨を挙上（吸気補助）	肋間神経（C8～T11）

④後頭下筋（4筋）

筋名		起始	停止	作用	神経支配
	だいこうとうちょっきん 大後頭直筋	C2（軸椎）の棘突起	後頭骨の下項線の外側部	頭部の伸展、側屈、回旋	第一頚神経（C1後枝）
	しょうこうとうちょっきん 小後頭直筋	C1（環椎）の後結節	後頭骨の下項線の内側部	頭部の伸展、側屈	第一頚神経（C1後枝）
	じょうとうしゃきん 上頭斜筋	C1（環椎）の横突起	後頭骨の下項線の外方	頭部の伸展、側屈、回旋	第一頚神経
	かとうしゃきん 下頭斜筋	C2（軸椎）の棘突起	C1（環椎）の横突起	頭部の伸展、側屈、回旋。軸椎を固定した時、環椎を回旋	第一頚神経（C1～2後枝）

上肢の筋

1 上肢帯の筋

①上肢帯の筋（6筋）

筋名	起始	停止	作用	神経支配
三角筋（さんかくきん）	**鎖骨部**：①鎖骨の外側1/3の前縁 **肩峰部**：②肩甲骨の肩峰 **肩甲棘部**：③肩甲骨の肩甲棘下縁	上腕骨の三角筋粗面	肩関節の屈曲・内旋・外転・水平屈曲 肩関節の外転 肩関節の伸展・外旋・外転・水平伸展	腋窩神経（C5～6）
棘上筋（きょくじょうきん）	肩甲骨の棘上窩	上腕骨の大結節上部、肩関節包	肩関節の外転（三角筋の協力筋）、上腕骨を関節窩に引き寄せて、肩関節を安定させる。	肩甲上神経（C5～6）
棘下筋（きょくかきん）	肩甲骨の棘下窩	上腕骨の大結節後中部、肩関節包	（上部）肩関節の外転・外旋 （下部）肩関節の内転・外旋	肩甲上神経（C5～6）
小円筋（しょうえんきん）	肩甲骨の外側縁	上腕骨の大結節下部、肩関節包	肩関節の伸展、内転・外旋	腋窩神経（C5～6）
大円筋（だいえんきん）	肩甲骨の外側縁・下角	上腕骨の小結節稜	肩関節の伸展、内転・内旋	肩甲下神経（C5～6（7））
肩甲下筋（けんこうかきん）	肩甲骨前面（肩甲下窩）	上腕骨の小結節、肩関節包	肩関節の内転・内旋	肩甲下神経（C5～7）

2 上腕の筋

①上腕の屈筋（3筋）

筋名	起始	停止	作用	神経支配
上腕二頭筋（じょうわんにとうきん）	**短頭**：肩甲骨の烏口突起先端 **長頭**：肩甲骨の関節上結節	橈骨粗面、上腕二頭筋腱膜を介して前腕筋膜	肘関節の屈曲、前腕の回外、肩関節の外転（長頭）・内転（短頭）	筋皮神経（C5～6）

	烏口腕筋	肩甲骨の烏口突起	上腕骨（内側縁）中央	肩関節の内転、屈曲の補助、水平屈曲	筋皮神経（C5～7）
	上腕筋	上腕骨（遠位2/3の前面）	尺骨の尺骨粗面	肘関節の屈曲	筋皮神経（C5～6)しばしば橈骨神経からも

②上腕の伸筋（2筋）

筋名		起始	停止	作用	神経支配
	上腕三頭筋	**長頭：**肩甲骨の関節下結節 **内側頭：**上腕骨後面（橈骨神経溝より内側） **外側頭：**上腕骨後面（橈骨神経溝より外側）	尺骨の肘頭	**肘関節の伸展、肩関節の固定にも（長頭：**上腕内転に著しい）	橈骨神経（C7～8）
	肘筋	上腕骨の外側上顆のやや後面、肘関節包	尺骨の肘頭外側面	肘関節の伸展（上腕三頭筋の補助）、肘関節包を張る	橈骨神経（C7～81）

3 前腕の筋

①前腕の屈筋（8筋）

筋名		起始	停止	作用	神経支配
	円回内筋	**上腕頭：**内側上顆・内側上腕筋間中隔 **尺骨頭：**鈎状突起内側	橈骨外側面の中央部	肘関節の屈曲、前腕の回内	正中神経（C6～7）
	橈側手根屈筋	上腕骨の内側上顆（共通屈筋起始部）	第2または第3中手骨底の掌側面	前腕の回内、手関節の掌屈・橈屈	正中神経（C6～7）
	長掌筋	上腕骨の内側上顆（共通屈筋起始部）、前腕筋膜	手掌腱膜	手関節の掌屈	正中神経（C7～T1）

	筋名	起始	停止	作用	神経支配
	しゃくそくしゅこんくっきん 尺側手根屈筋	**上腕頭**：上腕骨の内側上顆 **尺骨頭**：尺骨の肘頭と後面上部	豆状骨、豆中手靭帯、第5中手骨底	手関節の掌屈・尺屈	尺骨神経（C（7）8～T1）
	せんしくっきん 浅指屈筋	**上腕尺骨頭**：上腕骨内側上顆、尺骨粗面 **橈骨頭**：橈骨の上方前面	第2～5指中節骨底の両側	第2～5指PIP屈曲、手関節掌屈	正中神経（C7～T1）
	しんしくっきん 深指屈筋	尺骨前面、前腕骨間膜前面	第2～5指末節骨底の掌側	第2～5指PIP・DIPの屈曲、手関節の掌屈	**2・3指**：正中神経（C7～T1） **4・5指**：尺骨神経（C8～T1）
	ちょうぼしくっきん 長母指屈筋	橈骨前面、前腕骨間膜前面	母指末節骨底の掌側	母指のMP・IP関節の屈曲（主にIP関節）	正中神経（C6～8）
	ほうけいかいないきん 方形回内筋	尺骨遠位端1/4の前面	橈骨遠位端1/4の前面	前腕の回内	正中神経（C7～T1）

②前腕の伸筋（11筋）

筋名		起始	停止	作用	神経支配
	わんとうこつきん 腕橈骨筋	上腕骨外側下部	橈骨の茎状突起	肘関節の屈曲、前腕の回内（回外位～中間位に回旋）・回外（回内位～中間位に回旋）	橈骨神経（C5～6）
	ちょうとうそくしゅこんしんきん 長橈側手根伸筋	上腕骨の外側上顆（共通伸筋起始部）	第2中手骨底の背側面	手関節の伸展・橈屈	橈骨神経（C6～7）
	たんとうそくしゅこんしんきん 短橈側手根伸筋	上腕骨の外側上顆、輪状靭帯	第3中手骨底の背側面	手関節の伸展・橈屈	橈骨神経（C6～7）
	そうししんきん 総指伸筋	上腕骨の外側上顆・前腕筋膜（共通伸筋起始部）	中央は中節骨底、両側は合して末節骨底	第2～5指MP・PIP・DIP伸展、手関節の背屈	橈骨神経（C6～8）
	しょうししんきん 小指伸筋	上腕骨外側上顆	小指の中節骨底・指背腱膜	小指の伸展、尺屈	橈骨神経（C6～8）

	尺側手根伸筋（しゃくそくしゅこんしんきん）	**上腕頭**：上腕骨の外側上顆 **尺骨頭**：尺骨の斜線と後縁	第5中手骨底の背側面	手関節の伸展・尺屈	橈骨神経（C6～8）
	回外筋（かいがいきん）	上腕骨の外側上顆、肘関節の外側側副靭帯、橈骨輪状靭帯、尺骨の回外筋稜	橈骨の近位外側面	前腕の回外	橈骨神経（C5～7）
	長母指外転筋（ちょうぼしがいてんきん）	橈骨・尺骨の中部背側面、前腕骨間膜背側面	第1中手骨底外側	母指の外転、手関節を橈屈	橈骨神経（C6～8）
	短母指伸筋（たんぼししんきん）	橈骨中部後面、前腕骨間膜背側面	母指の基節骨底の背側	母指のMPの伸展、CMの橈側外転	橈骨神経（C6～8）
	長母指伸筋（ちょうぼししんきん）	尺骨体中部背側面、前腕骨間膜背側面	母指の末節骨底の背側	母指のIP・MPの伸展、CMの橈側外転	橈骨神経（C6～8）
	示指伸筋（じししんきん）	尺骨の遠位背側面、前腕骨間膜背側面	示指の中節骨底・指背腱膜	示指の伸展、手関節の背屈	橈骨神経（C6～8）

4 手指の筋、手関節に関わる筋

①母指球の筋（4筋）

筋名		起始	停止	作用	神経支配
	短母指外転筋（たんぼしがいてんきん）	舟状骨結節、屈筋支帯の橈側端	母指の橈側種子骨、母指の基節骨底	母指の外転	正中神経（C8～T1）
	短母指屈筋（たんぼしくっきん）	**浅頭**：屈筋支帯の橈骨部 **深頭**：大・小菱形骨	母指の種子骨、母指の基節骨底	母指MP屈曲	正中神経（C8～T1） 尺骨神経（C8～T1）
	母指対立筋（ぼしたいりつきん）	大菱形骨結節、屈筋支帯	第1中手骨体の橈側縁	母指対立、CMの屈曲	正中神経（C8～T1）

	母指内転筋	**横頭**：第3中手骨の掌側面 **斜頭**：有頭骨を中心とした手根骨、第2・3中手骨底の掌側	尺側種子骨、母指の基節骨底、一部は指背腱膜	母指内転	尺骨神経C8（T1）

②中手の筋（3筋）

筋名		起始	停止	作用	神経支配
	虫様筋	**橈側2筋**：第2・3指に至る深指屈筋腱の橈側 **尺側2筋**：第3〜5指に至る深指屈筋腱の相対する面（それぞれ2頭をもつ）	指背腱膜	第2〜5指のMP屈曲、第2〜5指PIP・DIP伸展	**橈側**：正中神経（C8〜T1） **尺側**：尺骨神経（C8〜T1）
	掌側骨間筋	第2中手骨の尺側、第4・5中手骨の橈側	第2基節骨底の尺側、第4・5基節骨底の橈側、指背腱膜	第2・4・5指のMP内転・屈曲、PIP・DIPの伸展	尺骨神経（C8〜T1）
	背側骨間筋	第1〜5中手骨の相対する面	**（橈側）**：第2指基節骨底橈側と指背腱膜 **（中央の2個）**：第3指基節骨底両側と指背腱膜 **（尺側）**：第4指基節骨底の尺側と指背腱膜	第2・4指MP外転・第3指MP橈側・尺側外転、第2・3・4のMP屈曲、DIP・PIP伸展	尺骨神経（C8〜T1）

③小指球の筋（4筋）

筋名		起始	停止	作用	神経支配
	短掌筋	手掌腱膜の内側縁	小指球の皮膚	小指球の皮膚を引っ張る	尺骨神経（C8〜T1）
	小指外転筋	豆状骨・豆鈎靭帯・屈筋支帯	小指の基節骨底尺側、（一部）指背腱膜	小指外転と屈曲（MP関節）	尺骨神経（C8〜T1）
	短小指屈筋	有鈎骨鈎、屈筋支帯	小指の基節骨底	小指MP屈曲	尺骨神経（C8〜T1）

	小指対立筋	有鈎骨鈎、屈筋支帯	第5中手骨の尺側面	小指対立（小指を母指側へ移動）	尺骨神経（C8～T1）

下肢の筋

1 股関節周辺の筋

①下肢帯の筋（内寛骨筋）（3筋）

筋名		起始	停止	作用	神経支配
	大腰筋	**浅頭**：第12胸椎～4腰椎までの椎体および椎間円板 **深頭**：全腰椎の肋骨突起	大腿骨の小転子	股関節の屈曲、僅かな外旋	腰神経叢と大腿神経の枝（L1～4）
	小腰筋	T12およびL1の椎体外側面	腸恥隆起と付近の筋膜	腰椎の側屈・腸骨筋膜を張ることにより股関節の屈曲を助成	腰神経叢の枝（L1・L2）
	腸骨筋	腸骨内面の腸骨窩	大腿骨の小転子	股関節の屈曲・外旋	腰神経叢と大腿神経の枝（L1～4）

②下肢帯の筋（外寛骨筋）（9筋）

筋名		起始	停止	作用	神経支配
	大殿筋	腸骨翼の殿筋面（後殿筋線より後方）、仙骨・尾骨の外側縁、仙結節靭帯、胸腰筋膜	**浅層**：大腿筋膜の外側部で腸脛靭帯に移る **深層**：大腿骨の殿筋粗面	股関節の伸展（特に屈曲位からの伸展）、外旋・膝関節の伸展	下殿神経（L4～S2）
	中殿筋	腸骨翼の殿筋面（前殿筋線と後殿筋線の間）、腸骨稜の外唇・殿筋筋膜	大転子の尖端と外側面	股関節の外転、（前部）内旋・（後部）外旋	上殿神経（L4～S1）

	小殿筋（しょうでんきん）	腸骨翼の殿筋面（前殿筋線と下殿筋線との間、もしくは下殿筋線の下）	大転子の前面	股関節の外転、僅かな内旋	上殿神経（L4～S1）
	梨状筋（りじょうきん）	仙骨の前面で第2～4前仙骨孔の間とその外側	大転子の尖端の後上縁	股関節の外旋	坐骨神経叢（S1～S2）
	上双子筋（じょうそうしきん）	坐骨棘	転子窩	股関節の外旋	仙骨神経叢（L4～S2）
	内閉鎖筋（ないへいさきん）	閉鎖膜内面とそのまわり	転子窩	股関節の外旋	仙骨神経叢（L4～S2）
	下双子筋（かそうしきん）	坐骨結節	転子窩	股関節の外旋	仙骨神経叢（L4～S2）
	大腿方形筋（だいたいほうけいきん）	坐骨結節	大腿骨の転子間稜	股関節の外旋	仙骨神経叢（L4～S2）
	大腿筋膜張筋（だいたいきんまくちょうきん）	上前腸骨棘、大腿筋膜の内面	腸脛靭帯を介して脛骨外側顆の下方につく	股関節の外転・屈曲・内旋、膝関節の伸展、大腿筋膜の緊張	上殿神経（L4～S1）

2 大腿の筋

①大腿の伸筋（6筋）

筋名		起始	停止	作用	神経支配
	縫工筋（ほうこうきん）	上前腸骨棘	脛骨粗面の内側（鵞足を形成）	股関節の屈曲・外転・外旋、膝関節の屈曲・内旋	大腿神経（L2～L3）
大腿四頭筋	大腿直筋（だいたいちょっきん）	腸骨の下前腸骨棘、寛骨臼上縁	膝蓋靭帯となり、脛骨粗面に付着、	膝関節の伸展、股関節の屈曲	大腿神経（L2～4）
	外側広筋（がいそくこうきん）	大腿骨の大転子の基部、粗線外側唇	膝蓋骨の外側もしくは上縁、脛骨粗面	膝関節の伸展	大腿神経（L3～4）
	中間広筋（ちゅうかんこうきん）	大腿骨体の上部前面	膝蓋骨の底、脛骨祖面	膝関節の伸展	大腿神経（L2～4）

大腿四頭筋	内側広筋（ないそくこうきん）	大腿骨転子間線の下部および大腿骨粗線内側唇	膝蓋骨の上縁および内側縁、脛骨粗面	膝関節の伸展	大腿神経（L2～4）
	膝関節筋（しつかんせつきん）	大腿骨体の前面下部	膝関節包	膝関節包を張る	大腿神経（L2～4）

②大腿の内転筋（6筋）

筋名		起始	停止	作用	神経支配
	恥骨筋（ちこつきん）	恥骨上枝（恥骨櫛）	大腿骨（恥骨筋線）	股関節の内転、屈曲、外旋	大腿神経（L2～4） 閉鎖神経（L2～3）
	長内転筋（ちょうないてんきん）	恥骨結節の下方	大腿骨の後面中央（内側唇の中部1/3）	股関節の内転、屈曲	閉鎖神経（L2～3）
	短内転筋（たんないてんきん）	恥骨下枝の下部	大腿骨粗線の内側唇上部1/3	股関節の内転、屈曲、外旋	閉鎖神経（L2～4）
	大内転筋（だいないてんきん）	恥骨下枝、坐骨枝、坐骨結節	大腿骨粗線の内側唇・内側上顆（内転筋結節）	股関節の内転、（前部）屈曲、（後部）伸展	閉鎖神経（L3～L4）脛骨神経（L4～L5）
	薄筋（はっきん）	恥骨結合の外側	脛骨の内側面（鵞足を形成）	股関節の内転、膝関節の屈曲、下腿の内旋	閉鎖神経（L2～4）
	外閉鎖筋（がいへいさきん）	閉鎖膜外面とそのまわり	大腿骨の転子窩	股関節の外旋	閉鎖神経（L3～L4）

③大腿の屈筋（3筋）

筋名		起始	停止	作用	神経支配
	大腿二頭筋（だいたいにとうきん）	**長頭：**坐骨結節 **短頭：**大腿骨の粗線外側唇下方1/2	腓骨頭、下腿筋膜	膝関節の屈曲、膝屈曲時に下腿を外旋、股関節の伸展	**長頭：**脛骨神経（L5～S2） **短頭：**総腓骨神経（L4～S2）
	半腱様筋（はんけんようきん）	坐骨結節の内側面	脛骨粗面の内側（鵞足を形成）	膝関節の屈曲、膝屈曲時に下腿を内旋、股関節の伸展	脛骨神経（L4～S2）

	半膜様筋（はんまくようきん）	坐骨結節	脛骨内側顆の下方	膝関節の屈曲、膝屈曲時に下腿を内旋、股関節の伸展	脛骨神経（L4～S2）

3 下腿の筋

①下腿の伸筋（4筋）

筋名		起始	停止	作用	神経支配
	前脛骨筋（ぜんけいこつきん）	脛骨の外側面、下腿骨間膜	内側楔状骨、第一中足骨底	足関節の背屈、足の内反、足底のアーチの維持	深腓骨神経（L4～S1）
	長趾伸筋（ちょうししんきん）	脛骨上端外側面、腓骨前縁、下腿骨間膜、下腿筋膜	第2～5趾の中・末節骨の背側面（指背腱膜）	足関節の背屈、足の外反、第2～5趾の伸展（MP、PIP、DIP）	深腓骨神経（L4～S1）
	第三腓骨筋（だいさんひこつきん）	腓骨の下前面	第5趾の中足骨底の背側	足関節の背屈、足の外反の補助	深腓骨神経（L4～S1）
	長母趾伸筋（ちょうぼししんきん）	腓骨体前面中央および下腿骨間膜の前面	母趾の末節骨底	足関節の背屈、足の内反、母趾の伸展（IP関節）	深腓骨神経（L4～S1）

②下腿の屈筋（7筋）

筋名		起始	停止	作用	神経支配
下腿三頭筋	腓腹筋（ひふくきん）	**内側頭**：大腿骨の内側上顆 **外側頭**：大腿骨の外側上顆	踵骨隆起	足関節の底屈、膝関節の屈曲	脛骨神経（L4～S2）
	ヒラメ筋（ひらめきん）	腓骨頭、腓骨と脛骨の間のヒラメ筋腱弓、脛骨後面のヒラメ筋線と内側縁	踵骨隆起	足関節の底屈	脛骨神経（L4～S2）
	足底筋（そくていきん）	大腿骨の外側上顆	踵骨隆起	足関節の底屈	脛骨神経（L4～S1）
	膝窩筋（しっかきん）	大腿骨の外側上顆	脛骨の上部後面	膝関節の屈曲、膝屈曲時に下腿を内旋	脛骨神経（L4～S1）

	後脛骨筋	下腿骨間膜・脛骨後面と腓骨の内側面	舟状骨、全楔状骨、立方骨、第2～3（第2～4）中足骨底	足関節の底屈、足の内反	脛骨神経（L5～S2）
	長趾屈筋	脛骨の後面中央部	第2～5趾骨の末節骨底	足関節の底屈・足の内反、第2～5趾の屈曲（MP・PIP・DIP）	脛骨神経（L5～S2）
	長母趾屈筋	腓骨体後面の下方2/3、下腿骨間膜の後面	母趾の末節骨底	足関節の屈曲、足の内反、母趾の屈曲（IP関節）	脛骨神経（L5～S2

4 足部および足関節に関わる筋

①腓骨筋（2筋）

筋名		起始	停止	作用	神経支配
	長腓骨筋	腓骨頭、腓骨外側面（近位2/3）	内側楔状骨、第一中足骨底	足関節の底屈、足の外反	浅腓骨神経（L5～S1）
	短腓骨筋	腓骨の外側面（遠位1/2）	第5中足骨粗面	足関節の底屈、足の外反	浅腓骨神経（L5～S1）

②足背筋（2筋）

筋名		起始	停止	作用	神経支配
	短母趾伸筋	踵骨の前部背側面	母趾の基節骨底	母趾の伸展（MP関節）	深腓骨神経（L4～S1）
	短趾伸筋	踵骨の前部背側面	長趾伸筋膜（腱）	第2～4趾の伸展（5指に存在する場合あり）	深腓骨神経（L4～S1）

③母指球筋（3筋）

筋名		起始	停止	作用	神経支配
	母趾外転筋	踵骨隆起の内側部、屈筋支帯、足底腱膜、舟状骨粗面	母趾基節骨底の内側	母趾の屈曲（MP関節）、外転	内側足底神経（L5～S1）
	短母趾屈筋	長足底靭帯、楔状骨	母趾基節骨底の両側	母趾の屈曲（MP関節）	内側足底神経（L5～S1）外側足底神経（S1～2）

	母趾内転筋（ぼしないてんきん）	**斜頭**：長足底靭帯・立方骨・外側楔状骨、第2・3中足骨 **横頭**：第3～5趾中足指節関節の関節包	母趾基節骨底の外側	母趾の内転	外側足底神経（S1～2）

④中足筋（5筋）

筋名		起始	停止	作用	神経支配
	短趾屈筋（たんしくっきん）	踵骨隆起下面および足底腱膜	第2～5趾骨の中節骨底	第2～5趾の屈曲（MP・PIP）	内側足底神経（L5～S1）
	足底方形筋（そくていほうけいきん）	踵骨の内側突起、外側突起	長趾屈筋指腱の外側縁	長趾屈筋の作用の補助	外側足底神経（S1～S2（S3））
	虫様筋（ちゅうようきん）	長趾屈筋腱	第2～5趾の基節骨内側、指背腱膜に放散	第2～5趾の屈曲（MP）、PIP・DIP関節の伸展	内側足底神経（L5～S1）外側足底神経（S1～2）
	底側骨間筋（ていそくこっかんきん）	第3～5中足骨の内側面	第3～5趾骨の基節骨底の内側	第3～5趾の内転・基節骨の屈曲（MP）	外側足底神経（S1～2）
	背側骨間筋（はいそくこつかんきん）	中足骨の相対する面	第1背側骨間筋は第2基節骨底内側、第2～4背側骨間筋は第2～4基節骨底の外側	第2～4趾の外転・基節骨の屈曲	外側足底神経（S1～2）

⑤小指球筋（3筋）

筋名		起始	停止	作用	神経支配
	小趾外転筋（しょうしがいてんきん）	踵骨隆起、踵骨外側面	小趾の基節骨底外側	小趾の外転と屈曲（MP関節）	外側足底神経（S1～2）
	短小趾屈筋（たんしょうしくっきん）	第5中足骨の骨底および長足底靭帯	第5趾の基節骨底の外側	小趾の屈曲（MP関節）	外側足底神経（S1～2）
	小趾対立筋（しょうしたいりつきん）	第5中足骨の骨底および長足底靭帯	第5中足骨の前方端の外側	小趾の底屈、内転	外側足底神経（S1～2）

監修の言葉

本書は、人体の筋肉を体表から観察する方法について詳細に解説されている。

本書では、筋肉を次の9種に分類している。すなわち、1）肩の痛みに関与する筋肉、2）肘の痛みに関与する筋肉、3）手関節や手指の痛みに関与する筋肉、4）股関節周辺の痛みに関与する筋肉、5）膝関節周辺の痛みに関与する筋肉、6）足部の痛みに関与する筋肉、7）腹部周辺の痛みに関与する筋肉、8）頚部、肩上部、胸背部領域の痛みに関与する筋肉、9）顎関節周辺、前頚部、喉領域の痛みに関与する筋肉である。

これらの筋肉について、その特徴や筋肉の起始と停止をわかりやすく図解するとともに、神経支配、主な働き、該当するADL、該当するスポーツ動作面から紹介している。

また、それらの筋肉の触診法、筋性疼痛による発現部位の触診感、筋性疼痛による症状について述べ、さらに関連する疾患についても解説している。

以上のことから、本書は理学療法や作業療法の専攻学生、体育・スポーツの専攻学生やスポーツ実践者のみならず指導者やトレーナーにとって、体表筋の機能の理解およびリハビリに有用な良書といえる。

中塘 二三生（学術博士）
元 大阪府立大学大学院看護学研究科 教授
元 関西学院大学大学院人間福祉研究科 教授

参考文献

・藤縄理 著『運動・からだ図解 筋と骨格の触診術の基本』マイナビ出版（2013）
・ジェイムズ・H. クレイ, デイビッド・M. パウンズ 著『クリニカルマッサージ改訂版 ひと目でわかる筋解剖学と触診・治療の基本テクニック』医道の日本社（2009）
・鈴木重行 著『ID触診術 Individual Muscle Palpation』三輪書店（2014）
・奈良勲 著『触診解剖アトラス 第3版』医学書院（2018）
・林典雄・青木隆明 著『運動療法のための機能解剖学的触診技術（上肢）改訂第2版』メジカルビュー社（2011）
・林典雄・青木隆明 著『運動療法のための機能解剖学的触診技術（下肢・体幹）改訂第2版』メジカルビュー社（2012）
・工藤慎太郎 著『機能解剖と触診』羊土社（2019）
・竹内義享 著『カラー写真で学ぶ 機能解剖学に基づく手技療法』医歯薬出版（2016）
・河上敬介・礒貝香 編『骨格筋の形と触察法』大峰閣（2013）
・Donald A.Neumann 著『筋骨格系のキネシオロジー』医歯薬出版（2005）
・Clem W. Thompson 著『身体運動の機能解剖』医道の日本社（2002）
・坂井建雄・松村讓兒 監訳『プロメテウス解剖学アトラス解剖学総論 / 運動器系 第2版』医学書院（2011）
・Frank H. Netter 著『ネッター解剖学アトラス 原書第4版』南江堂（2007）
・左明 著『解剖学ハンドブック 早わかり』ナツメ社（2011）
・世界保健機関（WHO）『国際生活機能分類』ICF. 中央法規（2002）
・左明・山口典孝 著『筋肉のしくみ・はたらき事典』西東社（2009）
・鵜尾泰輔・山口典孝 著『リハビリテーションのための解剖学ポケットブック』中山書店（2009）
・飯田恭子 著『運動・動作の英語表現』医学書院（2007）
・フレデリック ドラヴィエ 著『目でみる筋力トレーニングの解剖学―ひと目でわかる強化部位と筋名』大修館書店（2002）
・ロルフ ヴィルヘード 著『目でみる動きの解剖学―スポーツにおける運動と身体のメカニズム』大修館書店（1999）
・河合良訓 監修『肉単（ニクタン）』エヌ・ティー・エス（2004）
・ブラッド・ウォーカー 著『ブラッド・ウォーカーストレッチングと筋の解剖』南江堂（2009）
・竹内修二 著『解剖トレーニングノート』医学教育出版社（2003）
・野村嶬・藤川孝満 訳『骨格筋ハンドブック』南江堂（2007）
・日本解剖学会 編『解剖学用語』丸善（1987）
・ステッドマン医学略語辞典編集委員会 編『ステッドマン医学略語辞典』メジカルビュー社（2001）
・浜家一雄 編『医学用語・略語ミニ辞典第2版』医学書院（2004）
・小川芳男 著『ハンディ語源英和辞典』有精堂（1988）
・伊藤正男・井村裕夫・高久史麿 総編集『医学大辞典 第1版』医学書院（2003）
・佐藤登志郎 監修『スタンダード医学英和辞典』南山堂（2002）

［著者］

山口 典孝（やまぐち のりたか）

兵庫県西宮市生まれ。大阪医療福祉専門学校 講師。日本体育学会、日本トレーニング科学会、日本陸上競技連盟医事委員会等所属。関西学院大学卒業、放送大学大学院 文化科学研究科修了(学術修士)。

体の機能を研究する専門家という立場から、わかりやすく人体の仕組みを解説し、多くの教育・スポーツ現場で活躍。現在は教職の傍ら、各地で国体の強化や高齢者の介護予防トレーニングなどの講演や実技指導を行い、関西学院大学大学院 人間福祉研究科 受諾研究員等を歴任。プロ・アマスポーツ選手、大学・医療・マスコミ関係者にも友人・知人が多く、他業界からの信頼も厚い。

著書に『リハビリテーションのための解剖学ポケットブック』（中山書店）、『小・中学生のための走り方バイブル』（カンゼン）、『早わかりリハビリテーション用語・略語・英和辞典』（ナツメ社）、『動作でわかる筋肉の基本としくみ』（マイナビ）など多数。

［監修者］

中塘 二三生（なかども ふみお）

学術博士

1994年4月～2005年3月 大阪府立看護大学 看護学部 教授、看護学研究科 教授
2005年4月～2008年3月 大阪府立大学（府立系三大学再編統合）看護学部 教授、看護学研究科 教授
2008年4月～2017年3月 関西学院大学 人間福祉学部 教授、人間福祉研究科 教授
2014年4月～2016年3月 関西学院大学 人間福祉学部 副学部長
2007年 大阪体育学会 第46回 大会実行委員長
2010年～2016年 大阪体育学会 副会長
2010年～2016年 日本体育学会 代議員
2015年 第16回 日韓健康教育シンポジウム 兼63回日本教育医学会大会 会長
2016年 日本肥満学会 功労評議員

著書、論文、特許多数あり。

CGイラスト：佐藤　眞一
モデル：豊島　悟
撮影：藤田　玲欧馬

筋肉(きんにく)パルペーション
リハビリ、スポーツのための筋臨床触診学(きんりんしょうしょくしんがく)

発行日　2020年 12月　4日　　第1版第1刷

著　者　山口(やまぐち)　典孝(のりたか)
監　修　中塘(なかども)　二三生(ふみお)

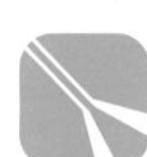

発行者　斉藤　和邦
発行所　株式会社　秀和システム
〒135-0016
東京都江東区東陽2-4-2　新宮ビル2F
Tel 03-6264-3105（販売）　Fax 03-6264-3094
印刷所　三松堂印刷株式会社　　Printed in Japan

ISBN978-4-7980-6131-3 C2047

定価はカバーに表示してあります。
乱丁本・落丁本はお取りかえいたします。
本書に関するご質問については、ご質問の内容と住所、氏名、電話番号を明記のうえ、当社編集部宛FAXまたは書面にてお送りください。お電話によるご質問は受け付けておりませんのであらかじめご了承ください。